Michael Bossle

Die Zukunftsorientierung der deutschen Pflegewissenschaft an der Schnittstelle von Alter(n) und Pflege

Michael Bossle

Die Zukunftsorientierung der deutschen Pflegewissenschaft an der Schnittstelle von Alter(n) und Pflege

hpsmedia

CIP-Kurztitelaufnahme der Deutschen Bibliothek: Michael Bossle: Die Zukunftsorientierung der deutschen Pflegewissenschaft an der Schnittstelle von Alter(n) und Pflege

Die Deutsche Bibliothek verzeichnet diese Publikation in der deutschen Nationalbiografie. Detaillierte bibliografische Angaben sind im Internet unter http://dnb.d-nb.de abrufbar.

Sämtliche Anhänge zu diesem Buch erhalten Sie kostenlos unter **www.pflege-wissenschaft.info/shop** > Buchreihe

1. Auflage 2012
hpsmedia, Hungen

hpsmedia
Reihe Pflegewissenschaft
An den Hafergärten 9
35410 Hungen
www.pflege-wissenschaft.info

Umschlagfoto: www.christophwehrer.de

Layout&Satz: hpsmedia
Herstellung und Druck:
Books on Demand GmbH, Norderstedt
ISBN 978-3-9814259-9-4

Inhalt

	Danksagung	**11**
	Vorwort	**13**
1	**Einleitung**	**17**
1.1	Begründung und Relevanz der Themenwahl	18
1.2	Hintergrund	18
1.3	Intention	20
1.4	Fragestellungen	22
1.5	Vorgehensweise	22
2	**Das Gesundheitswesen mit seinen Wandlungsphänomenen als Rahmenbedingung für Pflege in Deutschland**	**26**
2.1	Organisation und Finanzierung des Gesundheitssystems in Deutschland	27
2.2	Engführung auf den Pflegesektor	30
2.3	Gesetzliche Kranken- und Pflegeversicherung (GKV und GPV)	33
2.3.1	Krankenversicherung	34
2.3.2	Pflegeversicherung	35
2.4	Tiefgreifende Wandlungsphänomene mit Auswirkungen für das System „Pflege"	37
3	**Disziplinäre Identität der deutschen Pflegewissenschaft und ihre Stellung im deutschen Gesundheitswesen**	**40**
3.1	Gegenstandsbestimmung	41
3.2	Methoden	43

3.3 Spezifisches Erkenntnisinteresse 44

3.4 Theorieentwicklung 48

3.5 Science Community 50

3.6 Spezifische Karrierestruktur 52

3.7 Pflegewissenschaft als Handlungs- und/oder Praxiswissenschaft 55

3.8 Pflegewissenschaft an ihrer Schnittstelle von Alter(n) und Pflege 56

3.9 Pflegewissenschaft im interdisziplinären Diskurs 60

3.10 Pflegewissenschaft als anerkannter „Player" im Gesundheitswesen? 63

4 Wissenschaftstheorie: Erkenntnisgewinn als Treiber für Wissen und Wissenschaft 65

4.1 Paradigmatische Veranlagungen im Kontext von Wissenschaft und Zeitgeist 66

4.2 Zur Genese des „Neuen" im wissenschaftlichen Kontext 67

4.3 Die disziplinäre Matrix als paradigmatischer Gradmesser 70

4.4 Der Paradigmabegriff und seine Bedeutung für die Pflege 71

5 Strukturelle und konzeptionelle Klärung zukünftiger Perspektiven: Die Dimension „Zukunft und Trends" 73

5.1 Zukunft: eine Begriffsklärung 73

5.2 Zur Zukunftsforschung und ihren Unterschieden zur Trend- und Marktforschung 77

5.3 Der Zukunftsvierklang nach Pillkahn (2007) 78

5.4 Was ist ein Trend? Begriffsdefinitionen für die vorliegende Arbeit 79

6 Formal konstituierende Publikationsmechanismen im Feld der Pflegewissenschaft 83

6.1 Beschreibung wissenschaftlicher Publikationsriten 83

6.2 Entscheidende Qualitätsmerkmale und „Filter" im Bereich wissenschaftlicher Publikationen 86

7 Zusammenfassung des Theorieteils 87

8 Qualitative Sozialforschung als methodologische Rahmung und Forschungsprogramm 90

8.1 Begründung für eine Methodologie qualitativer Sozialforschung 90

8.2 Forscherblick und -haltung 92

8.3 Gütekriterien qualitativer Sozialforschung 95

8.4 Triangulation als spezifisches Gütekriterium 96

9 Inhaltsanalysen, qualitative Heuristiken und Gruppendiskussion als methodisches Gerüst 98

9.1 Heuristiken zur Eingrenzung der Datenkorpora 98

9.2 Die Qualitative Heuristik nach Kleining und Witt (2000) 100

9.3 Themenanalyse von Zeitschriften als inhaltsanalytisches Substrat (quantitative und qualitative Inhaltsanalyse mit vergleichender Frequenzanalyse) 102

9.4 Gruppendiskussion mit Experten 103

10 Methodik 106

10.1 Vorstellung und Begründung des Gutachtenmaterials 106

10.2 Kategorienbildung 108

10.3 Vorstellung und Auswahlbegründung des Zeitschriftenmaterials 110

10.3.1 Recherche und Festlegung der Ein- und Ausschlusskriterien 111

10.3.2 Abgleichkriterien für die Frequenzanalyse 112

10.4 Expertenworkshop mit ausgewähltem Datenmaterial 114

10.4.1 Vorstellung der Workshop-Expertenteilnehmer 114

10.4.2 Rahmenbedingungen und Ablauf des Expertenworkshops 116

10.4.3 Transkriptions- und Auswertungsregeln 118

11 Ergebnisse Analyse 1: Themenanalyse von Prognosen und Zukunftsszenarien („Megatrendanalyse") 121

11.1 Quantitative Ergebnisse 121

11.2 Darstellung der Ergebnisse 122

12 Ergebnisse Analyse 2: Zeitschriften- und Segmentanalyse 125

12.1 Quantitative Ergebnisse: Zeitschriftenanalyse 125

12.2 Quantitative Ergebnisse: Segmentanalyse 128

13 Ergebnisse Analyse 3: Abgleich der Zeitschriftenbeiträge mit den analysierten Megatrends 132

13.1 Tops und Flops – Megatrends zu Alter(n) und Pflege: Segment Demografischer Wandel 132

13.2 Tops und Flops – Megatrends zu Alter(n) und Pflege: Segment Epidemiologischer Wandel 134

13.3 Tops und Flops – Megatrends zu Alter(n) und Pflege: Segment Ökonomischer Wandel 136

13.4 Tops und Flops – Megatrends zu Alter(n) und Pflege: Segment Sozialer Wandel 139

14 Ergebnisse Analyse 4: Gruppendiskussion mit Experten 142

14.1 Zentrale Ergebnisse I (deskriptiv-reduktive Analyse) 142

14.1.1 Hintergründe im Spannungsfeld „Identität und Interdisziplinarität" 144

14.1.1.1 Wissenschaftstheoretisches- und Theorie-Vakuum vs. empirischen Datenproduktionszwang 144

14.1.1.2 Strukturelle Professionalisierung vs. „Habituelle De-Professionalisierung" 146

14.1.1.3 Thematische Emanzipation vs. inhaltlich-struktureller Assimilation 149

14.1.1.4 Pflegespezifische Fragestellungen vs. methodologische Zwänge 150

14.1.1.5 Wissenschaftliche Handlungsvollzüge der Wirklichkeit vs. Publikationsmechanismen und Herausgeberphilosophien 151

14.2 Zentrale Ergebnisse II (interpretativ-reflektierende Analyse) 152

15 Zusammenfassung der Ergebnisse 158

16 Interpretation und Diskussion der Ergebnisse: Tiefenanalyse 161

16.1 Diskussion der Gutachten („Nachrichten und Signale“) 161
16.2 Diskussion der Zeitschriften („Früherkennungsarchitektur“) 164
16.3 Interpretation des Expertenworkshops („Dynamisches Netzwerk“) 173
16.3.1 Das Identitätsproblem der Pflegewissenschaft 173
16.3.1.1 Gegenstand 174
16.3.1.2 Methoden 177
16.3.1.3 Spezifisches Erkenntnisinteresse 179
16.3.1.4 Theorien und deren systematische und historische Zusammenhänge 181
16.3.1.5 Science community und spezifische Karrierestruktur 183
16.3.1.6 Zusammenfassung zum Status der Disziplinarität und Identität der deutschen Pflegewissenschaft 181
16.3.2 Das Interdisziplinaritätsproblem der Pflegewissenschaft 186
16.3.3 Zusammenfassung zum Interdisziplinaritätsproblem der deutschen Pflegewissenschaft 190

17 Limitierungen und Grenzen: Methodenkritik 191
17.1 Gutachtenanalyse 191
17.2 Zeitschriftenanalyse 192
17.3 Frequenzanalyse 193
17.4 Expertenworkshop (Gruppendiskussion mit Experten). 194

18 Abschluss: Implikationen und Empfehlungen für die deutsche Pflegewissenschaft – Ein Zukunftskatalog 195
18.1 Chancen 195
18.2 Gefahren 199
18.3 Szenarien 201

19 Schlusswort 203

Abkürzungsverzeichnis 207

Literatur- und Quellenverzeichnis 209

Verzeichnis der analysierten Zeitschriften 219

DANKSAGUNG

Nach dreijähriger intensiver Arbeit an dieser Dissertation möchte ich all denen herzlich danken, die mir dabei mit Rat und Tat zur Seite standen.

Vor allem sei meinem Betreuer und Hochschullehrer, Herrn Univ.-Prof. Dr. phil. Hermann Brandenburg, für sein langjähriges pädagogisches und wissenschaftliches Engagement mir gegenüber gedankt. Er war die zentrale Person, die es schon zu meiner Freiburger Zeit geschafft hat, mich tief und ernsthaft für die Pflegewissenschaft und die Gerontologie zu begeistern. Ohne seine Begleitung wäre dieser Schritt zur Vollendung der Dissertation nie möglich gewesen. Meiner Zweitbetreuerin, Frau Jun. Prof. Helen Kohlen, möchte ich ausdrücklich für die kritischen Debatten im Promotionsstudium und die Mühe der Zweitbetreuung dieser Arbeit danken.

Die Teilnahme von Prof. Dr. Hanna Mayer, Prof. Dr. Bernd Seeberger und Prof. Dr. Frank Schulz-Nieswandt an einem Expertenworkshop verlieh der Arbeit interdisziplinären Tiefgang und nötigt mir größten Dank, Respekt und Hochachtung vor dieser unbürokratischen und mit großem Aufwand verbundenen unentgeltlichen Leistung ab. Dem Förderverein der Philosophisch-Theologischen Hochschule Vallendar ist für die Übernahme der Finanzierung dieses Expertenworkshops ebenso Dank auszusprechen wie den Helferinnen und Helfern dieser Veranstaltung, den Doktoranden Stefanie Monke M. Sc., Katarina Planer M. Sc. und Jörg Kleinhenn sowie den Mitarbeiterinnen der Fakultät, Frau Maria Peters M. Sc. und Frau Sabine Darr.

Ohne die Kolleginnen und Kollegen aus der Kolloquiumsgruppe hätte die Arbeit in dieser Form nicht entstehen können. Viele intensive Diskussionen und Anmerkungen trugen maßgeblich zur Aufnahme wichtiger Ideen bei, aber auch zur Verwerfung mancher anderen, und machen die Arbeit dadurch tragfähiger und belastbarer.

Meiner Kommilitonin Elisabeth Linseisen M. Sc. sei für die unzähligen wertvollen Gespräche zur Pflege gedankt. Sie ließen die Motive und das Durchhaltevermögen für diese Arbeit aufrecht erhalten. Frau Bianca Berger M. Sc. danke ich für die gründlichen Kommentierungen des ersten Manuskripts, bei Frau Dr. phil. Helga Leinweber möchte ich mich ausdrücklich und herzlich für das abschließende Korrekturlesen und die Formatierungsarbeiten bedanken.

Manchen Menschen kann man mit Dankesworten allein nicht gerecht werden, weil sie auch die Entbehrungen, Zweifel und Schwierigkeiten eines solchen Prozesses mittragen. Aus diesem Grund möchte ich die Arbeit meiner lieben Familie, meiner Frau Evi und meinen Kindern Julius, Benedikt und Clemens in tiefster Dankbarkeit und Zuneigung widmen. Ohne ihre Geduld, Warmherzigkeit und Liebe hätte diese Dissertation nicht gelingen können.

Michael Bossle
Regensburg, Dezember 2011

Vorwort

Die vorliegende Arbeit ist ein wichtiger Baustein zur Diskussion um die inhaltliche Ausrichtung, Schwerpunktsetzung und mögliche neue Akzentsetzungen der deutschen Pflegewissenschaft. Es ist der Blick eines Forschers, der differenziert und vertiefend mit Hilfe unterschiedlicher methodischer Zugänge seinen Gegenstand analysiert. Und dieser Gegenstand ist die deutsche Pflegewissenschaft an der Schnittstelle zu Fragen des Alterns und der Pflege. Welche Forschungsthemen sind wichtig? Welche Schwerpunkte haben sich im Laufe der Zeit herausgebildet? Wie wird mit dem Spagat zwischen Grundlagenforschung und anwendungsorientierter Forschung umgegangen? Werden die relevanten Zukunftsfragen bearbeitet?

Dies sind nur einige Fragen, die in der vorliegenden Studie aufgegriffen werden. Die Arbeit wurde, verbunden mit einem umfangreichen Anhang, in ihrer ursprünglichen Fassung der pflegewissenschaftlichen Fakultät der Philosophisch-Theologischen Hochschule Vallendar als Dissertationsschrift vorgelegt. Im Fokus steht eine kritische Analyse der Zukunftsorientierung der deutschen Pflegewissenschaft. Vor dem Hintergrund prognostizierter Zukunftstrends hat der Autor zunächst Expertengutachten dahingehend analysiert, ob und inwieweit sich bestimmte „Megatrends" herausarbeiten lassen (Demographie, Ökonomie, Epidemiologie etc.). Aufbauend auf dieser Analyse hat Herr Bossle geprüft, in welcher Art und Weise sich diese Megatrends in pflegewissenschaftlichen Publikationen der Jahre 1999 bis 2008 abbilden. Um Schwerpunktsetzungen zu identifizieren hat der Forscher eine umfangreiche Inhaltsanalyse ausgewählter wissenschaftlicher Fachzeitschriften an der Schnittstelle von Altern und Pflege durchgeführt. Ergänzend wurde eine interdisziplinär zusammengesetzte Gruppendiskussion mit Expertinnen und Experten vertiefend ausgewertet.

Als ein zentrales Ergebnis wurde herausgearbeitet, dass ein Handhabbarkeitsparadigma im Zusammenhang mit Pflegebedarf und Pflegesituation der Betroffenen dominiert, eine kritisch-reflexive Haltung der deutschen Pflegewissenschaft nur ansatzweise vorhanden ist und das Spannungsfeld von Disziplinarität und Interdisziplinarität eine nach wie vor ungelöste Herausforderung der deutschen Pflegewissenschaft darstellt. Das sind drei Befunde, die nachdenklich machen. Warum ist das so? Was steckt dahinter? Und vor allem, wie ist es dazu gekommen?

Der zentrale Befund muss noch einmal akzentuiert werden. Herr Bossle stellt klar heraus, dass grundlegende Nachfragen (Was ist Pflege? Inwieweit wird sie als gesellschaftliches Thema wahrgenommen? Welche Praxis in und durch die Pflege wird gefördert?) nur am Rande in der deutschen Pflegewissenschaft offensiv thematisiert werden. Ein kritisches – und nicht nur affirmatives Verständnis – zum eigenen Gegenstand fehlt häufig. ‚Too busy to think?' – so hieß die kritische Frage vor kurzem in der Zeitschrift „Pflege". Das mag vielen zu weit gehen. Aber es ist eine unbequeme Wahrheit, die nicht ignoriert werden darf.

Eine Erklärung dafür sieht der Autor in der Ökonomisierung der Pflege. Dieses Phänomen muss als ein zentrales Hindernis in der „freien" Gegenstandsbestimmung gewertet werden. Konsequenterweise ist bei den Methoden pflegewissenschaftlicher Forschung, nicht zuletzt aufgrund der politischen Förderpraxis, eine Einengung auf evidenzbasierte Verfahren und ein damit verbundenes Wirksamkeitsparadigma zu beobachten. Hemmend wirken sich auch die Karrierestrukturen aus, die traditionell monodisziplinär in Deutschland verortet sind. Das ist insbesondere für die Pflegewissenschaft herausfordernd, die ihre eigene Disziplinentwicklung nicht ohne Kenntnis anderer Disziplinen (u.a. Soziologie, Psychologie, Philosophie, Medizin etc.) vorantreiben kann.

Michael Bossle hat sich mit großer Kompetenz und unendlichem Fleiß eine komplexe Materie erschlossen. In diesem Umfang und dieser Detailliertheit liegt in Deutschland keine Studie zur Zukunftsorientierung der deutschen Pflegewissenschaft vor. Die Auseinandersetzung mit dieser Frage ist sehr wichtig. Denn die theoretische Ausrichtung, methodische Expertise und erzielten Ergebnisse der Pflegewissenschaft hängen davon ab, ob sie die richtigen Fragen stellt oder ob sie die Probleme anderer bearbeitet.

Univ.-Prof. Dr. **Hermann Brandenburg**

Lehrstuhl für gerontologische Pflege
Pflegewissenschaftliche Fakultät
Philosophisch-Theologische Hochschule Vallendar

Wer in der Zukunft lesen will, muss in der Vergangenheit blättern.

André Malraux

1

Einleitung

Die zukünftigen Entwicklungen im deutschen Gesundheitswesen, die die Rahmenbedingungen und Veränderungen gesundheitlicher Versorgung in der Bundesrepublik Deutschland bestimmen, sind durch tief greifende Wandlungsphänomene im demografischen, epidemiologischen und ökonomischen Sektor sowie im Sektor des sozialen Wandels gekennzeichnet (vgl. Kickbusch 2006, Klusen und Meusch 2009, Schulz-Nieswandt 2000 und 2010). Hierbei nimmt die Pflegewissenschaft seit Beginn der Neunzigerjahre des letzten Jahrhunderts einen immer wichtiger werdenden Platz im akademischen Konzert des deutschen Gesundheitswesens ein. Dies ist unter anderem der Zunahme einer immer älter werdenden Gesellschaft, die unter Mehrfach- und chronischen Erkrankungen leidet und einen damit einhergehenden komplexen Pflegebedarf mit sich bringen kann, geschuldet. Der medizinische und der ihm angeschlossene medizinisch-technische Fortschritt, die Veränderungen in den Strukturen der Familien und ein sich immer stärker ökonomisch ausdifferenzierendes Feld der Gesundheits- und Pflegeversorgung stellen die Beteiligten – ob Betroffene, deren Angehörige oder die Anbieter selbst – vor zunehmende Herausforderungen. Vor diesen hier nur in aller Kürze geschilderten Hintergründen – eine differenzierte Analyse von Prognosen findet sich im weiteren Verlauf dieser Arbeit – stellt sich die Frage, wie sich die deutsche Pflegewissenschaft zu solchen zukünftigen Herausforderungen thematisch-inhaltlich aufstellt, wie sie bislang ihre Grenzen im Feld des Gesundheitssystems abgesteckt hat und welche zukünftigen Potentiale sich daraus ableiten lassen.

Die vorliegende Arbeit untersucht, inwieweit Autoren der deutschen Pflegewissenschaft in ihre publizierten Zeitschriftenartikel Zukunftsprognosen aufnehmen und diese im Sinne einer zukunftsorientierten Wissenschaft zum Gegenstand ihrer Anstrengungen machen. Die Dissertation fokussiert auf die Situation des alten, pflege- und sorgebedürftigen Menschen. Alter(n) und Pflege stehen dabei als zwei Strömungen, die sich in einer sinnlogischen Verbindungslinie innerhalb der gerontologischen Pflegewissenschaft kanalisieren lassen, im Mittelpunkt. Eine Zielrichtung dabei ist es, die Forschungs-, Interventions- und Versorgungssituation rund um diese Zielgruppe zu untersuchen.

1.1 Begründung und Relevanz der Themenwahl

Die deutsche Pflegewissenschaft sollte, will sie auch als kompetenter Ratgeber in Zukunftsfragen eine Stimme erheben, in der Lage sein, zukünftige Entwicklungen zu antizipieren und die prognostizierten strukturellen Veränderungen im Zusammenhang mit Alter(n) und Pflege wissenschaftlich zu durchleuchten und zu diskutieren. Zudem muss sie mittels Theorien potentielle Denk- und Reflexionshilfen für ihre Interessensgegenstände abbilden. Damit können Rückschlüsse gezogen werden, ob eine Disziplin in bestimmten Forschungsfeldern auch für sich Expertise beanspruchen kann. Bereits hier könnte dem kritischen Leser[1] auffallen, dass die bislang vorgenommenen Schilderungen möglicherweise eine Unterstellung beinhalten könnten. Sollte die deutsche Pflegewissenschaft etwa nicht an den zukünftigen Entwicklungen des Gesundheitswesens interessiert sein oder gibt es dafür sogar manifeste Begründungen, dass sich eine solche Denkweise einstellen könnte? Diesbezüglich soll ein kurzer Blick über den Zaun gewagt werden.

1.2 Hintergrund

In anderen Wissenschaftsdisziplinen werden Entwicklungen mit Auswirkungen auf den alten Menschen durchaus kritisch beleuchtet. So wird in den Medien drastisch über die Fokussierung der Pharmaforschung debattiert. Im Nachrichtenmagazin *Frontal21* des ZDF hebt der renommierte Pharmakologe Prof. Frölich aus Hannover hervor:

[1] Gleich zu Beginn wird darauf verwiesen, dass damit beide Geschlechter angesprochen werden und nur der Einfachheit halber im Sinne der besseren Lesbarkeit auf eine männliche und weibliche Ausformulierung verzichtet wird.

> *„Wir haben einfach festzustellen, dass wir zu sehr fokussiert sind auf eine Patientengruppe, die gar nicht die Wirklichkeit widerspiegelt. In der Ausbildung sind wir fokussiert auf jüngere Patienten, in der Arzneimitteltestung sind wir fokussiert auf jüngere Patienten, aber die Wirklichkeit ist der ältere Patient"*[2] (Becker-Wenzel 2008: 4).

Dass Wissenschaft gerade im Bereich der klinischen Forschung diversen anderen Interessen unterliegt als dem eigentlichen Ziel, relevante Fragen zu bearbeiten und dazu ihre (auch oftmals unpopulären) Ergebnisse zu präsentieren, darauf wies bereits 2006 Gerd Antes, der Leiter des anerkannten *Cochrane Instituts Freiburg*, öffentlichkeitswirksam im Magazin FOCUS hin:

> *„Für Wissenschaftler ist es sehr aufschlussreich, zu sehen, welche Studien in den Fachmagazinen nicht auftauchen"*[3] (Bidder in: FOCUS online 2006).

Diese Beispiele geben durchaus Anlass zur Frage, ob sich in der Pflegewissenschaft hinsichtlich einer Zukunftsorientierung ähnliche Verhältnisse anbahnen oder möglicherweise schon eingestellt haben. Diese Perspektive verdient zu Beginn auf jeden Fall eine Erwähnung, denn – wenn auch nur wenige – kritische Publikationen und Debatten, die das Pflegefeld berühren, zeigen, dass Wissenschaftsdisziplinen auch diskursiv herrschenden Reglements gehorchen. Gröning (2005) stellt hierzu beispielsweise heraus, dass sich die Diskurse in der familiären Pflegesituation in drei Hauptstränge formieren: im Modernisierungsdiskurs, im Therapeutisierungsdiskurs und im Belastungsdiskurs. Durch die wissenschaftliche Fokussierung dieser drei Blickwinkel werde das Bild der häuslichen Pflege und der familialen Unterstützung im Alter entscheidend geprägt. Demgegenüber stellt Gröning Befunde der Realität, die zeigen, dass „(...) trotz dieser strukturellen Veränderungen die Pflegebereitschaft sehr hoch ist" (Gröning 2005: 69).

Es stellt sich deswegen auch die Frage nach potentiell thematischen Verzerrungen und Möglichkeiten, sowie ob und auf welche Weise wissenschaftliche Disziplinen damit umgehen. Ein derzeit aktuelles Potential wäre es, eine Übereinkunft hinsichtlich von Forschungsbedarfen zu erzielen. In einer Publikation aus dem Jahr 2009 zu Stand und Entwicklung der pflegewissenschaftlichen Disziplin werden eben ein solches Fehlen systematischer Forschungsagenden und methodischer Diskussionen beklagt. Dies führe dazu, dass pflegewissenschaftlichen Arbeiten – vor allem aus dem qualitativen Bereich – die Anerkennung verwehrt bliebe, was wiederum zur fehlenden Wahrnehmung pflegewissenschaftlicher Anstrengungen im Bereich staatlich geförderter Forschungsgroßprojekte führe (vgl. Mayer 2009: 40 f.).

Für die Schweiz liegen seit 2008 Forschungsprioritäten für die gerontologische Forschung vor (Imhoff et al. 2008). Während des Entstehens dieser Arbeit wurden über-

[2] Originalton Professor Dr. Jürgen Frölich, Klinischer Pharmakologe, Med. Hochschule Hannover in Frontal21 vom 04.11.08.

[3] Gerd Antes in *FOCUS Online* vom 06.10.06 http://www.focus.de/gesundheit/ratgeber/medikamente/news/klinische-studien-im-zweifelsfall-fuer-den-sponsor_aid_116924.html (Zugriff vom 09.11.08).

dies auch in Österreich und in Deutschland[4] Bestrebungen zur Begründung von Forschungsagenden ins Leben gerufen. Dies mag ein deutlicher Hinweis darauf sein, dass eine systematische und zielführende Abarbeitung von Forschungsthemen notwendig wird, um als noch junges Fach zukünftig einen legitimen Anspruch als wissenschaftlicher „Player" im System des Gesundheitswesens erheben und möglichen Beliebigkeitsvorwürfen an bestehende Forschungsvorhaben begegnen zu können. Inwieweit in solchen Gremien Zukunftsperspektiven thematisch eine Rolle spielen oder gespielt haben und inwiefern der Status quo des bislang erarbeiteten und publizierten Forschungsstands des jeweiligen Landes eine Rolle spielt, geht daraus allerdings nicht hervor.

1.3

INTENTION

Die vorliegende Arbeit versteht sich vor dem Hintergrund prognostizierter Zukunftstrends besonders als Chance, mögliche Schwerpunktsetzungen und Auslassungen in den Zeitschriftenpublikationen der deutschsprachigen Pflegewissenschaft[5] darzustellen. Der Hinweis auf sogenannte Auslassungen oder nicht berücksichtigte Themen erfolgt, um intensiver darüber nachzudenken, warum gewisse Themen oder Forschungsanstrengungen nicht ins Visier von Publikationen deutscher pflegewissenschaftlicher Zeitschriften geraten, und welche Konsequenzen daraus zu ziehen sind. Dazu werden exemplarisch vier Zeitschriften im Zeitraum von zehn Jahren inhaltsanalytisch untersucht, einerseits um die Bedeutung des Feldes „Alter(n) und Pflege im Bereich der deutschen Pflegewissenschaft" über einen längeren Zeitraum zu beobachten und andererseits, um thematische Schwerpunktsetzungen zu eruieren.

[4] Eine erste vom Expertenpanel (Prof. Dr. Bartholomeyczik, Prof. Dr. Behrens, Prof. Dr. Görres, Prof. Dr. Schaeffer und Prof. Dr. Stemmer) einberufene Konferenz fand dazu am 23.02.2011 in Mainz statt.

[5] Ein wichtiger Hinweis soll schon an dieser Stelle vorweggenommen werden: Ist in dieser Arbeit von deutscher Pflegewissenschaft die Rede, so bezieht sich die empirische Erkenntnis zuvorderst auf die wissenschaftliche Zeitschriftenlandschaft, die exemplarisch durchleuchtet wurde. Insgesamt soll trotzdem ein Rückschluss auf die Entwicklung in der deutschen und deutschsprachigen Pflegewissenschaft gewagt werden. Dass die Publikationslandschaft auf dem Büchermarkt nochmals andere Züge trägt als in den einschlägigen wissenschaftlichen Zeitschriften, darf hier durchaus gemutmaßt werden. Eine intensivere inhaltlich-empirische Untersuchung wissenschaftlicher Buchpublikationen oder Lehrbücher ist allerdings dem Umfang und den eingeschränkten Möglichkeiten der Bearbeitbarkeit geschuldet. Trotzdem: Eine Vergleichsanalyse inhaltlicher und methodischer Schwerpunktsetzungen zwischen wissenschaftlichen Buchpublikationen und Zeitschriften dürfte zu noch haltbareren Erkenntnissen im Bezug auf die gesamte deutsche Pflegewissenschaft führen.

Der Titel der Arbeit lässt möglicherweise ausschließlich einen Blick in die Zukunft vermuten. Dem ist allerdings nur zum Teil so. Es geht vielmehr um Vergangenheit *und* Gegenwart. Aus den retrospektiven Erkenntnissen werden Indikatoren für die Sachlage der dargestellten Forschungsergebnisse extrapoliert. Daraus können wiederum Chancen, Gefahren, Szenarien oder möglicherweise neue Trends in der Zukunft erschlossen werden. Der Blick zurück geht deswegen nicht nur in die wissenschaftliche Zeitschriftenlandschaft der Pflegewissenschaft, sondern auch in wissenschaftliche Sachverständigenmeinungen hinein.

Zum einen wurden Expertengutachten der Jahre 1996–2001 zu Rate gezogen (SVR-Gutachten 1996/1997, 2000/2001, 2. und 3. Altenbericht von 1998 und 2001 sowie die Gesundheitsberichterstattung des Bundes aus dem Jahr 1998), um Prognosen für die Zukunft zu erheben. Die Ergebnisse dieser Gutachtenanalyse gehen in eine Aufstellung von Zukunftsprognosen und Trends ein, die wiederum an die Ergebnisse der Zeitschriftenanalyse vergleichend angelegt werden.

Zum anderen wurde in einer interdisziplinären Gruppendiskussion mit Experten eine interpretative Innenschau auf die hier vorliegenden Ergebnisse gewagt. Dies weitet nicht nur den exklusiven Forscherblick des Autors dieser Arbeit, sondern ermöglicht es auch, den Kreis von Expertenmeinungen von der Vergangenheit bis zur Gegenwart zu schließen. Die Gruppendiskussion mit Experten bezieht zu den Ergebnissen der vorab genannten Analysen unterstützend Stellung. Die Zielsetzung hierbei ist es, in interprofessioneller Perspektive einen Blick auf das bearbeitete Feld zu nehmen und zu den hier vorliegenden Forschungsergebnissen weitere Ursachenforschung vornehmen zu können. Dies geschieht in den Bereichen der Pflegewissenschaft, der Gerontologie sowie im Feld der Gesundheits- und Sozialpolitik.

Angesichts der vorherrschenden Fragestellung einer Zukunftsorientierung der deutschen Pflegewissenschaft setzt sich diese Untersuchung Folgendes zum Ziel:

- Eine Analyse und Zusammenschau prognostizierter Zukunftsszenarien und Trends aus staatlichen Gutachten der Jahre 1996–2001;
- eine Rückschau auf die bearbeiteten Themenfelder der wissenschaftlichen Zeitschriftenorgane der Pflegewissenschaft und – mit Einschränkung – der Gerontologie mit pflegewissenschaftlicher Herkunft an der Schnittstelle von Alter(n) und Pflege der Jahre 1999–2008;
- eine Interpretation der Ergebnisse aus der Sicht von Experten, die im Rahmen einer Fokusgruppendiskussion zu den Befunden Stellung beziehen, sowie
- eine dezidierte Analyse disziplinärer Merkmale der deutschen Pflegewissenschaft, die die Schnittstelle „Alter(n) und Pflege“ umgibt.

1.4 Fragestellungen

Die Fragestellung dieser Arbeit lautet:

> *Wie schlagen sich die prognostizierten Megatrends des Gesundheitswesens der Jahre 1996 bis 2001 in den Publikationen der Pflegewissenschaft an der Schnittstelle von Alter(n) und Pflege in den deutschsprachigen pflegewissenschaftlichen Journals der Jahre 1999 bis 2008 nieder?*

Weitere, tiefer gehende Fragen sind:

a) Welche Megatrends zur Zukunft des alten und pflegeabhängigen Menschen wurden von den Experten ausgewählter Gutachten der Jahre 1996 bis 2001 prognostiziert?

b) Wie viele Artikel wurden in den Jahren 1999 bis 2008 zum Thema „Alter(n) und Pflege" in ausgewählten pflegewissenschaftlichen und gerontologischen Zeitschriftenorganen veröffentlicht?

c) Welche Schwerpunktthemen erschienen korrespondierend mit den identifizierten zukünftigen Megatrends in den Jahren 1999 bis 2008? Welche thematischen Auslassungen gibt es?

d) Welche Begründungen und Interpretationen lassen sich daraus ableiten?

1.5 Vorgehensweise

Die Dissertation beschreibt in einem ersten theoretischen Teil ihre konstituierenden Grundbegriffe und -konzepte. Ein Ziel ist es, die grundsätzliche wissenschaftliche Denk- und Forschungshaltung zu dieser Arbeit transparent zu machen und wichtige Argumentationslinien im Rahmen von Begriffs- und Zusammenhangserklärungen vorzuzeichnen. Konkret wird hierzu auf die tief greifenden Wandlungsszenarien der Rahmenbedingungen für Pflege in Deutschland eingegangen. Dabei steht das Gesundheitssystem der Bundesrepublik Deutschland in Verengung auf den Pflegesektor im Mittelpunkt. Es werden zentrale und wegweisende Bedingungen, welche die Pflege politisch, finanziell, epidemiologisch und gesellschaftlich bestimmen, beleuchtet.

Im darauf folgenden Kapitel 3 werden der disziplinäre Status der deutschen Pflegewissenschaft mit ihrem Erkenntnisinteresse, ihrer Gegenstandsbestimmung, ihrer Theorie- und Methodenentwicklung, ihrer Science community und Karrierestruktur wie auch der Kerngegenstand dieser Untersuchung, die Schnittstelle von Alter(n) und Pflege, sowie ihre interdisziplinären Möglichkeiten abgehandelt.

Eine erste wissenschaftstheoretische Markierung wird im darauf folgenden Abschnitt 4 offengelegt. Welche Kriterien führen in wissenschaftlichen Disziplinen zu Erkenntnisgewinn und Fortschritt? Wie werden neue Erkenntnisse oder das „Neue" entdeckt und in eine Disziplin integriert? Welche Rolle spielen hierbei spezifische Denkarten, und wann kommt es zu einem Wandel bestehender wissenschaftlicher Denkideen und Überzeugungen? All dies sind theoretische Hintergründe, die in ein Zeitkontinuum einer wissenschaftlichen Untersuchung hineinwirken.

Eine Dissertation zu Fragen und Themen der Zukunft kann und darf aber auch nicht die Beschreibung eines grundlegenden Verständnisses der Zukunftsforschung aussparen, das für die vorliegende Forschung leitend geworden ist. Insofern ist es auch wichtig, zur populärwissenschaftlichen Trendforschung eine Trennlinie zu ziehen und begriffliche Ebenen und Unterscheidungen von Trends, Mega- und Metatrends zu berücksichtigen, um die Terminologie und das Verständnis von derart verwendeten Zuschreibungen in dieser Arbeit zu klären.

Ohne Formalisierungen, Reglements und einer funktionierenden Infrastruktur sind Veröffentlichungen, Wissenszuwachs und Austausch innerhalb einer wissenschaftlichen Gemeinschaft nicht möglich. Welchen Voraussetzungen unterliegt die Publikationslandschaft in wissenschaftlichen Disziplinen, insbesondere die pflegewissenschaftliche Zeitschriftenlandschaft? Diesen Hintergrund beschreibt das darauf folgende sechste Kapitel.

Zum Abschluss des ersten Hauptteils wird es aufgrund der Fülle theoretischer Termini, Denkkonzepte und Bedingungen für Zukunftsfragen nötig sein, dem Leser als letztes Kapitel eine Zusammenfassung des Theorieteils zur Verfügung zu stellen.

Im zweiten Hauptabschnitt der Dissertation, dem empirischen Teil, werden nach grundsätzlichen methodologischen Kapiteln empirische Befunde präsentiert, die sich aus dem gewonnenen Datenmaterial und den theoretisch entwickelten Grundkonzepten generiert haben.

Die Dissertation bedient sich als theoretischer Rahmung einem Vierklang der Zukunftsforschung (Pillkahn 2007). Darin werden nach der Struktur sogenannte „Nachrichten und Signale", „Früherkennungsarchitektur", „Dynamisches Netzwerk" und „Konsequenzen" analysiert (vgl. Pillkahn 2007: 150). Im Bereich der Konsequenzen werden Hypothesen generiert, die Hilfestellung geben können, um Diagnosen für eine Zukunft treffen zu können. Sie münden in einen Zukunftskatalog, der der Science community als Diskussionsgrundlage in den Bereichen „Chancen", „Gefahren" und „Szenarien" dienen kann. In den ersten drei Schritten werden Befunde und Diagnosen erhoben, die – zusätzlich im ‚Dynamischen Netzwerk' ausgeführt – auf den Prüfstand gestellt und diskutiert werden. Demzufolge stellt sich die Arbeit in diesem differenzierten Methodenset folgendermaßen dar:

(1) Um die Zukunftstrends zu ermitteln, ist der Zeitschriftenanalyse eine retrospektive Analyse verschiedener statistisch-prognostischer Gutachten der vergangenen Dekade vorgeschaltet. Ausgehend von Naisbitts These, dass ein Megatrend, wenn er einmal wirksam geworden ist, seinen Einfluss zwischen sieben und zehn Jahren ausübt (vgl. Naisbitt et al. 1990: 10), wird der Blick dementsprechend auf die Prognosen zwischen 1996 und 2001 gerichtet. Eine retrospektive Vorgehensweise ist auch deshalb nötig, da eine prospektive Vorausschau in die Publikationen der Pflegewissenschaft zum jetzigen Zeitpunkt nicht möglich ist. Die Auswahl der Gutachten geht ausreichend weit zurück, sodass ein zu erwartender Time-Lag ebenfalls berücksichtigt ist. Diese erste Teiluntersuchung beschäftigt sich ausführlich mit der Gesundheitsberichterstattung des Bundes aus dem Jahr 1998 (epidemiologischer Fokus), dem 2. Altenbericht 1998 (Fokus „Sozialer Wandel" am Schwerpunktthema „Wohnen und Alter"), dem 3. Altenbericht (Fokus „Altern unter soziologischen Bedingungen") sowie den Sondergutachten des SVR von 1996 (Band I, Schwerpunkt „Ökonomie unter demografischer Perspektive") und 1997 (Band II, Schwerpunkt „Ökonomie unter Fortschrittlichkeitsbedingungen"). Hieraus werden die entsprechenden Zukunftsszenarien/Megatrends im Bezug auf den alten pflegebedürftigen Menschen analysiert.

(2) Für die Zeitschriftenanalyse dienen als Untersuchungsausschnitt einschlägige wissenschaftliche Zeitschriften (Zeitschriften mit Peer Review und das Zentralorgan der *DG Pflegewissenschaft*) sowie die originär pflegewissenschaftlichen Beiträge der *Zeitschrift für Gerontologie und Geriatrie*, des Zentralorgans der *Deutschen Gesellschaft für Gerontologie*. Es werden diejenigen Beiträge analysiert, die sich nach einschlägigen Kriterien an der Schnittstelle von Alter(n) und Pflege bewegen; diese werden nach Zeitschriften und Jahrgängen quantifiziert (siehe auch Tabelle 2–5).

(3) In einer vergleichenden Frequenzanalyse wird hinterfragt, welche Befunde in der Zeitschriftenlandschaft der Pflegewissenschaft im Hinblick auf die prognostizierten Megatrends auftreten, welche Themen unterrepräsentiert und welche möglicherweise ganz ausgeblendet werden.

(4) In einem letzten empirischen Schritt werden einem Expertengremium diese Ergebnisse vorgestellt: Welche Gründe gibt es nach deren Meinung für spezifische diskursive Schwerpunktsetzungen? Ausgehend vom langjährigen Blick der Experten in die deutschsprachige Landschaft der Pflegewissenschaft, der Gerontologie oder der Gesundheitsökonomie und der Sozialpolitik werden weitere Perspektiven zur Interpretation des Datenmaterials eröffnet.

(5) Der letzte Abschnitt des Methodenteils beschäftigt sich mit der tiefergehenden Interpretation der Forschungsergebnisse. Diese Interpretation setzt sich aus den Befunden der Analysen und den Interpretationen der Experten zusammen. Sie werden im Rahmen einer „Tiefenanalyse“ in einen Zukunftskatalog transferiert, den insbesondere die gerontologische Pflegewissenschaft zukunftsorientiert als Diskussionsgrundlage nutzen kann.

2

Das Gesundheitswesen mit seinen Wandlungsphänomenen als Rahmenbedingung für Pflege in Deutschland

Dieses Kapitel beschäftigt sich mit den Rahmenbedingungen der gesundheitlichen Versorgung und damit auch der Pflege in der Bundesrepublik Deutschland. Der berücksichtigte Zeitraum der hier vorgenommenen Schilderungen lässt sich mit dem Zeitpunkt „Wiedervereinigung der Republik" bis zum Pflegeweiterentwicklungsgesetz im Jahr 2008 bestimmen, ohne hierzu einen vollständigen geschichtlichen Abriss liefern zu wollen.[6]

Unter Wandlungsphänomenen werden einerseits Interventionen in Form sogenannter gesundheitspolitischer Reformen verstanden. Unabhängig von der jeweilig bestimmenden Regierung verfolg(t)en alle das Ziel der Kostendämpfung. Mit jeder Reform kam es zu spezifischen Einschnitten für die Versicherten und Veränderungen im Bereich der Versorgungs- und Finanzierungsmodi, was auch zu entsprechenden Konsequenzen für die Pflege führte. Die Reformen schlagen sich auch in den jeweilig untersuchten Gutachten des SVR und der Altenberichtskommissionen nieder.

Andererseits wird in diesem Kapitel – wenn auch nur im kurzen Abriss – der Wandel in der Struktur der pflegebedürftigen Menschen in unserem Land dargestellt. Darunter werden hier größtenteils demografische und epidemiologische Wandlungsphänomene subsummiert.

[6] Die hier vorgenommenen Schilderungen orientieren sich dabei eng an einer Einteilung von Simon (2010).

2.1

Organisation und Finanzierung des Gesundheitssystems in Deutschland

Die zuerst benannten Reformbemühungen sind eng mit der Organisation und Finanzierung des deutschen Gesundheitswesens[7] verknüpft, denn dieses lässt sich, ähnlich wie das der Niederlande und Frankreich, zu den Sozialversicherungsmodellen zählen. Die Besonderheit eines solchen Modelles ist die Finanzierung der Leistungen durch Sozialversicherungsbeiträge. Wichtigster Vertragspartner der Leistungserbringer sind dabei die gesetzlichen Krankenversicherungen (GKV). Der Staat tritt in regulierender Funktion auf. Für die deutsche Situation ist dabei von einem hohen Ausmaß staatlicher Regulierung auszugehen, denn sowohl die Leistungen der GKV als auch die Vergütungssysteme sind „sehr detailliert geregelt" (Simon 2010: 97).

Darüber hinaus ist auf drei Grundmerkmale des Gesundheitssystems hinzuweisen, nämlich auf Regulierung, Finanzierung und Leistungserbringung, sowie auf das Zusammenspiel dieser drei Merkmale. Die staatliche Einflussnahme und Regulierung ist der föderalen Struktur der Bundesrepublik geschuldet, auf vielfältige Schultern verteilt und von einem komplexen Verwaltungsapparat gekennzeichnet. Als oberste Behörde für das Gesundheitswesen ist auf das *Bundesministerium für Gesundheit* (BGM) hinzuweisen, das dem Grundgesetz entsprechend, spezifische Aufgaben auf mehrere Institute übertragen hat.[8] Für die Politikberatung beruft das Ministerium einen Sachverständigenrat zur Begutachtung der Entwicklung im Gesundheitswesen, vormals Sachverständigenrat für die konzertierte Aktion des Gesundheitswesens (SVR)[9], ein. Auf Länderebene sind die jeweiligen Sozial- oder Gesundheitsministerien als oberste Behörden zuständig; ihnen unterstellt sind die Landesgesundheitsämter oder auch andere Landesbehörden, je nach landesüblicher Prägung. Den Verbänden kommt traditionell eine bedeutsame

[7] Ergänzend zum Stellenwert des Sozialstaats im EU- Verfassungsverbund und zur Bedeutung sozialer Dienstleistungen sei hier noch auf Schulz-Nieswandt (2006) hingewiesen (vgl. Schulz-Nieswandt 2006: 247 ff.).

[8] Diese sind: Robert Koch Institut (RKI), Paul Ehrlich Institut (PEI), Deutsches Institut für medizinische Dokumentation und Information (DIMDI), Bundeszentrale für gesundheitliche Aufklärung (BZgA), Bundesinstitut für Arzneimittel und Medizinprodukte (BfArM), Bundesversicherungsamt (vgl. Beske und Hallauer 2004: 50 ff.).

[9] Im Internet unter: www.svr-gesundheit.de (Zugriff vom 02.10. 2011). Seit 2010 gehört auch Frau Prof. Dr. Schaeffer als Vertreterin der Pflegewissenschaft diesem Gremium an.

Rolle zu; sie werden als Körperschaften des öffentlichen Rechts bezeichnet, die einen spezifischen Gesetzesauftrag verfolgen und als mittelbare Staatsverwaltung ein gewisses Maß an Autonomie gegenüber der staatlichen Verwaltung genießen (vgl. Beske und Hallauer 2004: 49 ff.; vgl. Simon 2010: 97 ff.).

Als wichtige Regulierungsstruktur ist außerdem die gemeinsame Selbstverwaltung zu erwähnen. In ihrem Rahmen werden von Vertretern der Leistungserbringer und der Krankenkassen Fragen zu Leistungen und Vergütung diskutiert und entschieden. Als wichtigstes Gremium gilt hier der *Gemeinsame Bundesausschuss* (G-BA)[10], dessen Bestimmungen sowohl für die Leistungserbringer als auch für die Kassen und deren Versicherte in der GKV bindend sind; die Rechtsaufsicht über den G-BA hat das BGM. Seit 2004 hat der G-BA zu seiner eigenen Unterstützung und auf gesetzlichen Auftrag hin das *Institut für Qualität und Wirtschaftlichkeit im Gesundheitswesen* (IQWiG) gegründet, dessen Aufgabengebiet als unabhängiges Institut wissenschaftliche Recherchen, Gutachten und Stellungnahmen zu Fragen des Nutzens, der Qualität und Wirtschaftlichkeit diagnostischer und therapeutischer Verfahren sind; es soll Entscheidungen des G-BA vorbereiten, indem zum Beispiel der internationale Forschungsstand zu Verfahren oder Arzneimitteln recherchiert und bewertet wird (vgl. Simon 2010: 102 f.).

Das Gros der Finanzierung (ca. 2/3) wird durch die Sozialversicherungsbeiträge abgedeckt. Im Rahmen dieses Zweidrittelanteils entfielen 57 % der Gesamtausgaben im Jahr 2004 auf die GKV. Das andere Drittel teilen sich öffentliche Haushalte, private Kranken- und Pflegeversicherungen, Arbeitgeber und private Haushalte unter sich auf. In den Jahren 1992–2000 ist ein Anstieg der Sozialversicherungsbeiträge von 66,7 % auf 69,6 % zu konstatieren. Gleichzeitig fielen die Investitionen der öffentlichen Hand[11] im gleichen Zeitraum von 11,2 % auf 6,2 %. Diese Verschiebung ist der Einführung der Pflegeversicherung im Jahr 1995 geschuldet. Bei der Gesetzlichen Rentenversicherung (GRV) ist ein weiterer signifikanter Rückgang im Sozialversicherungsanteil auffallend: Dieses Phänomen ist auf Kürzungen im Bereich der Rehabilitation durch die „Dritte Stufe der Gesundheitsreform" im Jahr 1996/97 zurückzuführen. Insgesamt ist seit Mitte der 1990er-Jahre eine deutliche Zunahme der Erhöhung der Zuzahlungen für die privaten Haushalte festzuhalten. Die von der rot-grünen Bundesregierung im Jahr 2000 beschlossene Gesundheitsreform hat hierzu nochmals zu einer erhöhten Finanzierungslast der Versicherten in der GKV beigetragen (vgl. Simon 2010: 103 ff.).

Zur Finanzierung sei hier abschließend angeführt:

> *„Waren zu Beginn der 1990er-Jahre noch die öffentlichen Haushalte zweitwichtigster Finanzierungsträger, so sind es mittlerweile die privaten Haushalte. An dritter Stelle steht nun die private Krankenversicherung und die öffentlichen Haushalte folgen erst an vierter Stelle. Der Ausgabenanstieg in der PKV ist dabei weniger auf eine Ausweitung*

[10] Im Internet unter: www.g-ba.de (Zugriff vom 02.10.2011). Aufseiten der Leistungserbringer gibt es derzeit kein stimmberechtigtes Vertretungsmitglied aus der Pflege.

[11] Hierzu ebenfalls Simon (2010): „Der Anteil der Steuerfinanzierung im deutschen Gesundheitssystem liegt unter dem EU-Durchschnitt" (Simon 2010: 104).

ihres Anteils an der Zahl der Krankenversicherten zurück zu führen, als vielmehr Folge von Leistungsausweitungen und Honorarerhöhungen in der ambulanten ärztlichen Versorgung. Zahlreiche niedergelassene Ärzte haben Einkommenseinbußen bei GKV-Patienten offensichtlich bei der Behandlung von Privatpatienten ausgeglichen" (Simon 2010: 105).

Zur Leistungserbringung im deutschen Gesundheitssystem ist fest zu halten, dass sie durch die verschiedenen Trägerschaften der jeweiligen Anbieter gekennzeichnet ist. Es lassen sich dabei öffentliche, freigemeinnützige und private Träger unterscheiden.

Laut Simon (2010) befindet sich der weit überwiegende Teil der öffentlichen Kliniken in der Trägerschaft von Gemeinden, Städten oder Kreisen, also im Kommunalbereich; für das Jahr 2007 stellten diese öffentlichen Träger 50 % des Bettenangebotes in der Bundesrepublik. Rückläufig dagegen sind auf der Ebene der öffentlichen Träger im Gemeindewesen die ambulanten Pflegeeinrichtungen (nur noch 1,5 %!) und auch der Anteil der Pflegeheime in öffentlicher Trägerschaft ist seit Jahren rückläufig (für 2007: 6 %). Eine sehr wichtige Rolle spielen dagegen die freigemeinnützigen Träger[12] im Bereich der Kranken- und Pflegeversorgung. Die Verteilung deren Anteile in den Versorgungssektoren der Bundesrepublik war hier: Feigemeinnützig decken 40 % aller Krankenhäuser rund 35 % des Bettenangebotes ab, 40 % ambulante Pflegeeinrichtungen und Pflegeheime 55 %. Der überwiegende Teil der Leistungen im Gesundheitswesen wird inzwischen in privater Trägerschaft erbracht; besonders im Sektor der Krankenhausversorgung nahm in den letzten 15 Jahren die Bedeutung der privaten Träger deutlich zu. Rund 30 % aller Krankenhäuser (Jahr 2007) – mit zunehmender Tendenz – befanden sich in privater Hand, was auf die Übernahme vieler kommunaler Krankenhäuser zurückzuführen ist. Der Teil der ambulanten Pflegeeinrichtungen bei den Privaten liegt (Stand 2007) bei 60 %, bei den Heimen lag deren Marktanteil bei 39 % (vgl. Simon 2010: 107).

Zu den Kosten zeigt Ryll (2000) in einem Überblick der Gesundheitsausgaben von 1970–1996, dass die Gesundheitspolitik seit Mitte der 70er-Jahre des letzten Jahrhunderts mit der „Kostendämpfung" im Gesundheitswesen beschäftigt ist (vgl. Ryll 2000: 34). Daran hat sich bis in die Gegenwart nichts geändert. Aktuell stellte sich die Verteilung der Ausgaben im Jahr 2007 folgendermaßen dar:

Insgesamt wurden 253 Mrd. Euro ausgegeben. Laut Simon (2010) entfielen davon knapp 50 % auf die ambulante Versorgung[13] (49,2 %) und 36,3 % auf die stationäre Versorgung. Das entspricht einer Summe von ca. 92 Mrd. Euro; 26 % dieser Ausgaben flossen in die Krankenhausbehandlung. Für die stationäre Pflege im Heim wurden 20 Mrd. Euro ausgegeben (7,7 % der Gesamtausgaben), für die stationäre Rehabilitation waren es 7,7 Mrd. Euro oder 3,1 % (vgl. Simon 2010: 116).

[12] Zur Wettbewerbsdebatte der freien Wohlfahrtsträger im europäischen Rechtsraum, siehe auch Schulz-Nieswandt (2006).

[13] Die größten Anteile entstehen dabei aus Behandlungen in Arzt- und Zahnarztpraxen und der Arzneimittelversorgung durch Apotheken.

Die Entwicklung der Ausgaben ist weder als Kostenexplosion noch als überproportional einzuschätzen (vgl. Simon 2010: 117; vgl. Reiners 2011: 17 ff.). Gemessen an der Entwicklung des Bruttoinlandsproduktes (BIP, vormals Bruttosozialprodukt), blieben die Ausgaben der Gesetzlichen Krankenversicherung über den Zeitraum von 1992 bis 2004 konstant und sind prozentual mit 6 % zu benennen. Lediglich Mitte der 1990er-Jahre gab es aufgrund der steigenden Kosten der Arzneimittelversorgung und der damals neu eingeführten Pflegeversicherung einen leichten Anstieg von 6,2 %. Als Hauptprobleme der GKV[14] müssen deswegen die anhaltend lange Arbeitslosigkeit, eine unterproportionale Entwicklung der Löhne und Gehälter, die Zunahme von Teilzeitbeschäftigungen und des NiedriglohnPlatz ein, was aber auch der Wiedervereinigung und der damit einhergehenden niedrigeren Wirtschaftskraft der neuen Bundesländer geschuldet ist. Im EU-Vergleich hat Deutschland hinter Frankreich, aber in der Größenordnung anderer Länder, wie Belgien, Österreich, Griechenland oder Portugal, den zweiten Platz inne (Jahr 2005) (vgl. Simon 2010: 123).

2.2 Engführung auf den Pflegesektor

Für die Pflege gilt, dass sie über die Sozialgesetzgebung geregelt wird. Die Aufgaben der für die Pflege zuständigen Versicherungen sind vor allen Dingen in den Sozialgesetzbüchern (SGB) V (Gesetzliche Krankenversicherung), SGB IX (Rehabilitation und Teilhabe behinderter Menschen) und besonders auch im SGB XI[15] (Gesetzliche Pflegeversicherung) niedergelegt. Dort wird Pflege als ein Bestandteil staatlicher Fürsorge definiert.

Nach Müller (2009) gehe es bei den Leistungen nicht um einen Maximalstandard oder bestmögliche Leistungen, sondern vielmehr darum, dass sich der Staat für die Grundsicherung seiner Bürger verantwortlich zeigt und Leistungen entsprechend gerecht und ohne Ansehen der Person gewährt würden. Demnach seien einzuklagende

[14] Im Zentrum war dabei immer die Bemühung des Gesetzgebers zu sehen, vor allem die ökonomische Dynamik der verschiedenen Sektoren der GKV zu beeinflussen und auf Rückwirkungen aus anderen Bereichen der sozialen Sicherung zu reagieren. Somit ist eine gesundheitspolitische Reformdiskussion immer im Zusammenhang mit den restlichen Teilen der Sozialpolitik zu betrachten, insbesondere mit der Arbeitslosen- und Rentenversicherung. Zudem ist die damals intensiv beginnende sozialpolitische Reformdiskussion mit der Umbaudiskussion des Sozial- und Wohlfahrtsstaates verknüpft (vgl. Ryll 2000: 33 f.).

[15] Zur GKV und GPV im nächsten Kapitel mehr.

Ansprüche immer mit den Eigenschaften „notwendig, ausreichend, wirtschaftlich und zweckmäßig" (Müller 2009: 122) verbunden.

Die Definition von Pflege und die Konkretisierung der Ausgestaltung ist überdies in erster Linie eine gesellschaftlich politische Aufgabe, bei der auch Werte, gesellschaftlicher Konsens und politisches Kalkül über das Verständnis von Pflege entscheiden. Der Grad ethischer Reflexion innerhalb einer Gesellschaft ist deswegen maßgeblich für eine zukünftige Pflege alter Menschen, die im Sinne einer humanen Pflege[16] nicht gesichert sei (vgl. Müller 2009: 123 ff.).

Warum eine „humane Pflege" überhaupt infrage steht, zeigt der folgende Blick auf Reformen, die zyklisch wiederkehrend tiefgreifende Auswirkungen auf die Pflegesituation in der Bundesrepublik hinterlassen haben.

Krampe (2009) weist in ihrer Dissertation am Beispiel des Gesundheits-Reformgesetzes von 1988 darauf hin, dass dieses besonders dazu benutzt wurde, um Effektivität und Effizienz einzuführen, was an maßgebenden Kriterien, wie Beitragssatzstabilität oder Wirtschaftlichkeitsreserven, offensichtlich wurde. Der Beginn dieser zunehmenden und nachhaltigen Ökonomisierung des Gesundheitswesens brachte für die Pflege zum damaligen Zeitpunkt einige interessante neue Perspektiven (vgl. Krampe 2009: 54):

1. Die Gründung privater Pflegedienste oder freiberuflicher Pflege stand im Wettbewerb zu den Einrichtungen der Freien Wohlfahrtsverbände und erweckte den Eindruck des Pflegenotstands, da für immer mehr Aufgaben scheinbar immer weniger Pflegekräfte zur Verfügung standen.
2. Über die Vorbereitung gewisser Instanzen zur Pflegebegutachtung, einer wichtigen Basis für die Pflegegesetzgebung, wurde in Gremien wie dem MDK weitere Fachkompetenz notwendig.

Weitere erhebliche Änderungen brachte das *Gesundheitsstrukturgesetz* von 1992, das den endgültigen Einzug von Markt und Wettbewerb für das Gesundheitswesen beschloss. Dieser drückte sich in diesem Rahmen besonders in der Wahlfreiheit der Versicherten für Krankenkassen und auch im Rahmen des *Krankenhausfinanzierungsgesetzes* mit der Abschaffung des Selbstkostendeckungsprinzips und der stufenweisen Vergütung und Einführung von Fallpauschalen und Sonderentgelten für die deutschen Kliniken aus. Für die Pflege wurde überdies eine neue Methode zur Bestimmung der Personalausstattung eingeführt, die als sogenannte *Pflege-Personalregelung* (PPR) bekannt wurde (vgl. Krampe 2009: 55 ff.).

1995 wurde dann die Pflegeversicherung im SGB XI verankert und als fünfte Säule des deutschen Sozialversicherungssystems eingeführt.

Die PPR wurde 1997 mit dem *Ersten und Zweiten Gesetz zur Neuordnung von Selbstverwaltung und Eigenverantwortung in der gesetzlichen Krankenversicherung* wieder außer

[16] Der Begriff „human" ist unter der Prämisse von „Humanität als Ziel der vollkommenen Menschlichkeit und einer allein der Würde des Menschen verpflichteten Gesinnung" (Müller 2009: 121) zu verstehen.

Kraft gesetzt, da dort die bereits angesprochenen markt- und betriebswirtschaftlichen Elemente nochmals weiter gestärkt wurden. Dazu zählten der Wettbewerbsausbau zwischen den Kassen, die endgültige Auflösung des Selbstkostendeckungsprinzips für die Krankenhäuser und die Erhöhung der Zuzahlungspflichten für die Versicherten in allen Bereichen. Mit dem *Gesetz zur Stärkung der Solidarität in der GKV* im Jahr 2000[17] kam es dann zur Einführung einer verpflichtenden Qualitätssicherung der Leistungserbringer und zur gesetzlichen Stärkung der Prävention und Gesundheitsförderung, um nur einige wenige Änderungen zu nennen (vgl. Krampe 2009: 59 ff.).

> *„Für die Pflegeberufe waren alle Maßnahmen, die die Qualitätssicherung und -kontrolle betrafen, von besonderer Bedeutung. Sie wurden im stationären Bereich in die Entwicklung angemessener Kriterien und Methoden einbezogen, allerdings immer als Teil der gesamten Qualitätssicherung. Damit ergänzten die Entwicklungen im stationären Bereich die in der ambulanten Pflege, die durch die Pflegeversicherung SGBXI § 80 vorgegeben wurden"* (Krampe 2009: 62).

Die endgültige Einigung auf ein pauschaliertes Entgeltsystem, der sogenannten *Diagnosis Related Groups* (DRGs), angelehnt an die australischen AR-DRGs, wurde im Jahr 2002 im *Fallpauschalengesetz*[18] beschlossen (vgl. Simon 2010: 57).

Die nächstgrößere Gesundheitsreform (das sogenannte *GKV-Modernisierungsgesetz*), im Jahr 2004 in Kraft getreten, brachte weitere Neuregelungen im Bereich der Zuzahlungen der Versicherten mit sich (beim Zahnersatz und bei der Übernahme von allgemein zuzahlungspflichtigen Leistungen in Höhe von 10 %) sowie eine Anschubfinanzierung für die integrierte Versorgung, um hier nur einige wenige zu nennen. Unter der großen Koalition kam es 2007 zum *GKV-Wettbewerbsstärkungsgesetz* (GKV-WSG) mit einer Strukturreform der GKV (Kassen können seitdem fusionieren), mit dem 1. Januar 2009 zur Umstellung der Finanzierung der GKV auf einen Gesundheitsfonds[19] oder zur Änderung der ambulanten Vergütung der Vertragsärzte, um auch hier nur einige wenige Reformen stichpunktartig zu nennen (vgl. Simon 2010: 57 ff.).

[17] Im genannten Zeitraum die erste große Gesundheitsreform unter rot-grüner Regierung.

[18] Gesetz zur Einführung des diagnose-orientierten Fallpauschalensystems für Krankenhäuser (Fallpauschalengesetz – FPG) von 2002.

[19] Zum Gesundheitsfonds: Er orientiert sich in der Finanzierung am Regelwerk eines neuen, morbiditätsorientierten Risikostrukturausgleiches (Morbi-RSA) und ist der institutionelle Ort, an den die Beitragseinnahmen aller Krankenkassen sowie der Bundeszuschuss überwiesen werden, eine Art Gemeinschaftskonto der Kassen bei der Bundesbank. Die Krankenkassen erhalten je nach festgelegten Kriterien und Regeln verschiedene Zuweisung je Versicherten zur Deckung der Ausgaben. Zentrale Regeln für den Risikostrukturausgleich finden sich in der Risikostrukturausgleichsverordnung (RSAV). Die wichtigsten Zuweisungen aus dem Fonds sind: eine einheitliche Monatspauschale von 185 Euro, eine Pauschale pro Versicherten für den Verwaltungsaufwand von 5 Euro, eine Pauschale von 15 Euro für jeden Patienten, der an einem Disease-Management-Programm teilnimmt (15 Euro) sowie unterschiedlich hohe Zuweisungen, Zu- und Abschläge je nach Alter, Geschlecht und Erkrankung (alle Werte Stand 2009; vgl. Simon 2010: 156).

An dieser Stelle muss noch auf das *Pflegeweiterentwicklungsgesetz* (PfWG) hingewiesen werden. Simon (2010) schildert es als erste größere Reform des Pflegeversicherungsgesetzes mit folgenden zentralen Inhalten:

- Beitragssatzerhöhung von 1,7 % auf 1,95 % (§ 55 SGB XI),
- Erhöhung der Dynamisierung der Leistungssätze für Sach- und Geldleistungen (§§ 36–43 SGB XI) und verbesserte Leistungen für Menschen mit erheblichem allgemeinem Betreuungsbedarf (Demenz) (§§ 45a und 45b SGB XI),
- Ausweitung der externen Qualitätssicherung für ambulante und stationäre Pflegeeinrichtungen und Veröffentlichung der Ergebnisse von Qualitätsprüfungen im Internet (§ 115 SGB XI),
- Einführung eines gesetzlichen Anspruchs auf Pflegeberatung (§ 7a SGB XI),
- Aufforderung der Länder und Pflegekassen zur flächendeckenden Einführung von Pflegestützpunkten durch die Pflegekasse[20] (§ 92c SGB XI) und
- Einführung eines Anspruchs abhängig Beschäftigter auf Pflegezeit für sechs Monate, um die Pflege eines Angehörigen zu ermöglichen (Pflegezeitgesetz, Art. 3 PfWG) (vgl. Simon 2010: 62).

2.3 Gesetzliche Kranken- und Pflegeversicherung (GKV und GPV)

Wie bereits im vorigen Abschnitt angedeutet, sind die Gesetzliche Kranken- und Pflegeversicherung[21] (GKV und GPV) im Zusammenhang mit Pflege und Pflegebedürftigkeit die besonders belasteten Kassen im Gesundheitssystem. Auf die zunehmende Bedeutung von privatem Krankenversicherungs- und Pflegeversicherungsschutz wird hier nicht näher eingegangen; zu den wichtigsten Merkmalen und Unterscheidungskriterien zur GKV sei hier aber auf Reiners (2011) verwiesen (Reiners 2011: 130 ff.).

[20] Zum Thema „Pflegestützpunkte" sei hier besonders auf den Beitrag von Lang (2009) hingewiesen.

[21] Die Bezeichnungen „Gesetzliche Pflegeversicherung" (GPV) und „Soziale Pflegeversicherung" sind dabei synonym zu verstehen.

2.3.1

Krankenversicherung

Für die Gesetzliche Krankenversicherung sind die wichtigsten Rechtsvorschriften im SGB IV und V zu finden. Wesentliches Strukturmerkmal der GKV ist das Solidaritätsprinzip, gemäß dem Jung für Alt und finanziell Starke für finanziell Schwache eintreten, außerdem ist sie wie alle Sozialversicherungsträger eine Selbstverwaltungskörperschaft des öffentlichen Rechts mit Verwaltungsrat und Vorstand (vgl. Beske und Hallauer 2004: 81 ff.).

Versicherte werden in Pflicht-, freiwillig Versicherte und beitragsfrei mitversicherte Familienangehörige unterschieden. Die Strukturen der verschiedenen Kassen sind äußerst unterschiedlich. Dies macht sich in der Versichertenstruktur (Pflichtversicherte, Rentner etc.) bemerkbar, was darauf zurückzuführen ist, dass spezifische Berufszweige erheblich an Bedeutung verloren haben (z. B. Bergbau). Um diese Ungleichheiten auszugleichen, erhielt beispielsweise die *Bundesknappschaft* Bundeszuschüsse zur Subventionierung, um die verbleibenden Beschäftigten nicht über die Maßen zu belasten. Eine besondere Bedeutung im System haben diesbezüglich freiwillig versicherte Personen, da den Kassen dadurch oftmals durch überdurchschnittliche Verdienste überdurchschnittliche Beiträge zufließen (vgl. Simon 2010: 139 ff.).

Bei den Leistungen gilt das *Bedarfsdeckungsprinzip*, verstanden als der gesetzliche Anspruch auf alle medizinisch notwendigen Leistungen, die ausreichend, zweckmäßig, dem allgemeinen Stand der medizinischen Erkenntnisse entsprechend, das Maß an Notwendigkeit nicht überschreitend und wirtschaftlich erbracht werden. Damit sind die Versicherten ausdrücklich nicht von der Eigenverantwortung für ihre eigene Gesundheit entlastet. Daneben gilt das *Sachleistungsprinzip*, das auch durch Kostenerstattung ersetzt werden kann. Im gesetzlichen Leistungskatalog (für alle Gesetzlichen Krankenkassen gleich) finden sich Aufgaben zur Verhütung und Früherkennung von Krankheiten und die Krankenbehandlung; dazu zählen:

- Ärztliche Behandlung einschließlich psychotherapeutischer,
- zahnärztliche Behandlung einschließlich Zahnersatz,
- Versorgung mit Arznei-, Heil-, Hilfsmitteln,
- häusliche Krankenpflege und Haushaltshilfe,
- Krankenhausbehandlung,
- ambulante und stationäre Palliativversorgung,

- Leistungen zur Rehabilitation, Belastungserprobung und Arbeitstherapie, und noch zum Teil
- Fahrtkosten (vgl. Simon 2010: 146 ff).

Ausmaß und Dauer der Leistungen sind gesetzlich fest gelegt. Ähnlich wie in der GPV (Kap. 2.3.2) übernimmt der Medizinische Dienst der Krankenversicherung (MDK) in bestimmten Fällen gutachterliche Aufgaben zur Feststellung der Leistungserbringung und Aufgaben der Beratung (vgl. Beske und Hallauer 2004: 89).

Für unzumutbare Belastungen für Versicherte mit geringem Einkommen oder chronisch Kranke besteht eine Belastungsgrenze im SGB V (§ 62), die einen gewissen Anteil, gemessen am Bruttoeinkommen dieser Personen, nicht übersteigen darf (vgl. Simon 2010: 149).

Die Anzahl der Krankenkassen wird in Zukunft überdies weiter deutlich abnehmen, was an der Fusionierung und Schließung einzelner Kassen liegt und auf die Impulse der GKV-Reform 2007 zurückzuführen ist (vgl. Reiners 2011: 15).

2.3.2

Pflegeversicherung

Nach rund 20-jähriger Diskussion wurde 1994 stufenweise die Pflegeversicherung eingeführt. Die Beitragszahlung erfolgte ab 1.1. 1995, für den ambulanten Bereich ab 1.4 1995 und für den stationären Bereich zum 1.7.1996 (vgl. Rothgang 2000:59; vgl. Beske und Hallauer 2004: 99).

Bei der Pflegeversicherung geht es um die Finanzierung einer pflegerischen Grundversorgung[22]; sie umfasst keine Deckung aller notwendigen Leistungen. Nicht selten wird deswegen die Formulierung einer „Teilkaskoversicherung" in Anlehnung an die KFZ-Versicherung bemüht. Kost und Logis sind Kosten, die über die pflegerische Grundversorgung hinausgehen und sind von den Pflegebedürftigen selbst zu tragen.[23] Im Gegensatz zur Gesetzlichen Krankenversicherung hat in der Pflegeversicherung die Beitragssatzstabilität Vorrang vor der Bedarfsdeckung; insofern sind ihr bei der Leistungsgewährung Grenzen gesetzt. Die Leistungsbeiträge wurden – von kleineren Ausnahmen abgesehen – bis ins Jahr 2008 mit dem PfWG nicht erhöht; parallel dazu wurden damit im Jahr 2008 jedoch die Beitragssätze um 1,95 % erhöht (vgl. Simon 2010: 324).

[22] Ihr Leistungsspektrum umfasst die erforderliche Grundpflege und die hauswirtschaftliche Versorgung.

[23] Das gilt für den Heim- wie auch den häuslichen Bereich.

Versicherungspflicht besteht für Versicherte in der GKV und der Privaten Krankenversicherung (PKV); freiwillig in der GKV-Versicherte haben zu Beginn ihrer freiwilligen Mitgliedschaft ein Wahlrecht zwischen Gesetzlicher Pflegeversicherung oder Privater Pflegeversicherung (vgl. Beske und Hallauer 2004: 101)

Der jeweilige Pflegebedarf wird von einer Institution, die sich in Trägerschaft der Kranken- und Pflegekassen befindet, festgestellt. Voraussetzung für die Gewährung von Leistungen ist ein Gutachten des *Medizinischen Dienstes der Krankenversicherung* über Art und Umfang der Pflegebedürftigkeit. Da es sich um einen Verwaltungsakt handelt, gilt der Klageweg vor dem Sozialgericht. Erst wenn es zu Streitigkeiten vor dem Sozialgericht kommt, werden in der Regel unabhängige Pflegesachverständige hinzugezogen (vgl. Simon 2010: 326 f.).

Das Leistungsspektrum der Pflegeversicherung umfasst Dienst-, Sach- und Geldleistungen und orientiert sich am Pflegebedürftigkeitsbegriff[24] § 14 SGB XI. Als Verrichtungen sind in der Pflegeversicherung vier Bereiche zusammen gefasst: Körperpflege, Ernährung, Mobilität und hauswirtschaftliche Versorgung. Die Feststellung des Grades der Pflegebedürftigkeit obliegt dem MDK, der aber auch nach § 18 SGB XI geeignete externe Fachkräfte damit beauftragen kann. Bei der Begutachtung sind Pflegebedürftigkeits- und Begutachtungsrichtlinien der Spitzenverbände der Pflegekassen zu beachten. Der Grad der Pflegebedürftigkeit richtet sich nach den drei Pflegestufen (I–III) „erhebliche Pflegebedürftigkeit“, „Schwerpflegebedürftigkeit“ und „Schwerstpflegebedürftigkeit“ und ist an erforderliche Zeitaufwände gekoppelt. Die jeweiligen Leistungen der Pflegekasse sind als Geldbetrag entweder als Pflegegeld (Geldbetrag für häusliche oder familiale Pflege) und/oder Pflegesachleistungen (für professionelle Pflege oder professionelle hauswirtschaftliche Leistungen), die auch in Kombination in Anspruch genommen werden können, verfügbar. Zudem besteht für Pflegebedürftige die Möglichkeit, Leistungen zu Pflegehilfsmitteln oder technischen Hilfen oder Maßnahmen zur individuellen Wohnanpassung zu beantragen (vgl. Simon 2010: 327 ff.).

Settings des Leistungsanspruchs sind teilstationäre Tages- und Nachtpflege, Kurzzeitpflege, vollstationäre Pflege, Pflege in vollstationären Einrichtungen der Behindertenhilfe und die häusliche Pflege (vgl. Beske und Hallauer 2004: 103 f.).

Das Pflegeversicherungsgesetz ist somit kein Gesetz für die Altenpflege, sondern es sichert das Risiko der Pflegebedürftigkeit in jedem Lebensalter ab.

[24] Eine Neuformulierung des Pflegebedürftigkeitsbegriffs liegt seit mehreren Jahren vor. Der Neuentwurf des Pflegebedürftigkeitsbegriffes hängt eng mit der Entwicklung eines diesbezüglichen Begutachtungsverfahrens zusammen. Das neue Begutachtungsassessment (NBA) des *Institutes für Pflegewissenschaft* aus Bielefeld berücksichtigt einerseits ein umfassenderes Verständnis von Pflegebedürftigkeit und vermeidet somit eine Verengung auf den Hilfebedarf bei den Alltagsverrichtungen, wie es im jetzigen SGB XI der Fall ist. Der wesentlichste Unterschied zum derzeit gültigen Begutachtungsinstrument ist der, dass der Maßstab zur Einschätzung von Pflegebedürftigkeit an den *Grad der Selbstständigkeit bei der Durchführung von Aktivitäten oder der Gestaltung von Lebensbereichen* angelegt wird (vgl. Wingenfeld, Büscher, Schaeffer et al. 2007).

2.4

Tiefgreifende Wandlungsphänomene mit Auswirkungen für das System „Pflege“

Die Gesundheitsberichterstattung des Bundes aus dem Jahr 2004 prognostizierte, dass die Gesamtbevölkerung nach Vorausrechnungen des Statistischen Bundesamtes bis zum Jahr 2040 von heute ca. 82,5 Mio. auf 78,5 Mio. Menschen abnehmen werde. Verantwortlich dafür seien die Schrumpfung der Gesamtbevölkerung in den Altersgruppen der unter 20-Jährigen (–24,7 %) und der 20- bis 60-Jährigen (–16,2 %). Demgegenüber werde die Altersgruppe der über 60-Jährigen um 37,6 % wachsen. Besonders hohe Zunahmen seien bei den über 75-Jährigen zu erwarten, also in denjenigen Altersgruppen, die im starken Maße von Pflegebedürftigkeit betroffen sind (vgl. Statistisches Bundesamt 2004: 45).

Im Jahr 2007 war nach Angaben des Statistischen Bundesamtes von 2,25 Millionen Pflegebedürftigen auszugehen; davon erhielten rund 90 % Leistungen aus der Pflegeversicherung. Mit zunehmendem Alter steigt das Risiko, pflegebedürftig zu werden. In den Alterskohorten liegt die Verteilung bei den 75- bis 85-Jährigen bei 14,2 %, unter derjenigen der 85- bis 90-Jährigen bei 37,2 %; bei den über 90-Jährigen steigt sie überproportional auf 61,6 % an. 68 % der pflegebedürftigen Menschen in der Republik sind weiblich. Die Versorgung der pflegebedürftigen Bevölkerung findet größtenteils im häuslichen Bereich statt. Dies trifft für 68 % der Pflegebedürftigen zu. In den Altenheimen wurden im Jahr 2009 rund 709 000 Menschen versorgt. Angehörige tragen noch immer die die Hauptlast der Versorgung (vgl. Simon 2010: 339).

Saß et. al. (2009) beschreiben Herz-Kreislauf-Erkrankungen und Erkrankungen des Bewegungsapparats (hierzu zählen vor allem auch muskoloskelettale Erkrankungen) als aktuell dominierende stationär-behandlungsinduzierte Gründe bei älteren Menschen. Herzinsuffizienz, Angina Pectoris und Hirninfarkt seien 2006 die häufigsten Diagnosen bei älteren Menschen bei Krankenhausaufenthalten gewesen. Von allen neu diagnostizierten Krebserkrankungen entfielen nach einer Schätzung aus dem Jahr 2004 knapp zwei Drittel auf die 65-Jährigen und Älteren. Dabei wären Tumore des Darms und der Lunge am bedeutendsten gewesen. Schätzungsweise leidet zudem mindestens ein Viertel aller 65-Jährigen und Älteren (der Anteil entspricht in der Prävalenz denen des mittleren Alters) unter einer psychischen Erkrankung. Dominant seien hier vor allen Dingen dementielle Erkrankungen und depressive Störungen. Überdies werden die

Bewältigungs- und Anpassungspotentiale Älterer betont; solch hohe Ressourcen zur Bewältigung schwieriger Lebenssituationen stellen eine bedeutende Ressource im Zusammenhang mit Präventionsmaßnahmen dar (vgl. Saß et al. 2009: 31).

Ein besonderes Augenmerk ist dabei auf die Multimorbidität zu legen: Sie steigt mit zunehmendem Lebensalter an; bei den Frauen ist die Zunahme stärker ausgeprägt als bei Männern gleichen Alters. Erschwerend kommt hinzu, dass sich gleichzeitig vorliegende Erkrankungen gegenseitig beeinflussen, was wiederum zur erschwerten Diagnostik und Therapie führt (vgl. Ding-Greiner und Lang 2004: 198).

Äußerst entscheidend ist dabei die Tatsache, dass die Symptomatik beim geriatrischen Patienten häufig verändert und die Empfindlichkeit gegenüber Medikamenten gesteigert ist, was somit zu Überdosierung und unerwünschten Nebenwirkungen führen kann[25] (Oster und Schlierf in: Ding-Greiner und Lang 2004: ebd.).

Angaben zur Verbreitung von Multimorbidität sind in Deutschland immer noch nur sehr eingeschränkt verfügbar. Eine wichtige Rolle für die Bedingungen von Multimorbidität spielt die Entstehung von Mehrfacherkrankungen. Sie sind sehr oft in einem Zusammenspiel von physiologischen Alterungsprozessen, die durch spezifische externe Einflüsse zu akuten und behandlungsbedürftigen manifesten Erkrankungen führen, begründet.

Diesbezüglich kommt einer lebensbegleitenden Prävention[26] besondere Bedeutung zu: Hubert et al. führen dazu aus, dass ein

> *„(...) von Risikofaktoren unbelasteter Organismus erst in höherem Alter erkranken wird und das Auftreten funktioneller Einschränkungen somit hinausgezögert wird. Es werden weniger Jahre vor dem Lebensende mit Krankheit und Behinderung belastet, wenn ein gesundheitsbewusstes Verhalten übernommen wird"* (Hubert et al. in: Ding-Greiner und Lang 2004:199).

Ein weiteres spezifisches epidemiologisches Phänomen bei älteren Menschen bezeichnet man als „Frailty"[27]. Es ist umschrieben als ein Zustand hochgradig reduzierter Reservekapazität und erhöhter Vulnerabilität. Klinische Zeichen bei „Frailty" sind:

(1) Untergewicht, schlechter Ernährungs- und Allgemeinzustand, Wasserverlust und/oder Zeichen der Kachexie[28];

(2) eingeschränkte Mobilität oder Bettlägerigkeit, Neigung zu Stürzen bei allgemeiner Muskelschwäche und Verminderung der Muskelmasse;

[25] Auf entsprechende Konsequenzen für die Arzneimittelforschung und -erprobung wurde bereits in Kap.1 hingewiesen.

[26] Im Sinne einer Primärprävention, d. h. Gesundheitsförderung bei gesunden Menschen.

[27] „Frail" (engl.) bedeutet hinfällig, gebrechlich; physiologisch und pathophysiologisch beschreibt der Begriff ein labiles und leicht störbares Gleichgewicht der inneren Homöostase, das sich in einer vermehrten Expression kataboler Zytokine (= regulatorische Proteine, die von Leukozyten und anderen Zellen produziert werden) und einer Störung des Stoffwechselgleichgewichts mit verminderter Produktion anaboler Hormone äußert (Ding-Greiner und Lang 2004: 200).

[28] Kachexie = Auszehrung mit Abnahme des Körpergewichts um mehr als 20% des Sollgewichts

(3) eingeschränkte kognitive Leistungsfähigkeit, manchmal Demenz;

(4) chronische Entzündungen, Anämie[29], Lymphopenie[30], Hypoalbuminämie[31], Hypercholesterinämie[32], verminderte Glukosetoleranz[33], Herzschwäche, pathologische Veränderungen des Herzmuskels, Infektionen und Dekubitalulzera;

(5) Stoffwechselstörungen;

(6) Unterstützungsbedarf im Alltag, partielle oder vollständige Pflegeabhängigkeit (Hamerman in: Ding-Greiner und Lang 2004: 200).

Ein Schwerpunkt der Alterserkrankungen entfällt auf die dementiellen Erkrankungen und Störungen im Alter. Das Risiko, an einer Demenz zu erkranken, steigt von etwa 1 % bei den 65-Jährigen auf über 30 % bei den 90-Jährigen an. Unter Berücksichtigung der demografischen Entwicklung wird damit gerechnet, dass jährlich über 200 000 Menschen neu hinzukommen. Somit stiege die Zahl demenzkranker Menschen auf über 1,4 Millionen im Jahr 2020. Die Demenz gilt als der am häufigsten genannte Grund für einen Heimeintritt (vgl. Brandenburg und Huneke 2006: 415).

Die Alzheimerdemenz ist die am häufigsten vorkommende Demenzform und zeigt in allen Studien eine deutliche Altersabhängigkeit. Sie ist die häufigste Erkrankung des Gehirns im höheren Lebensalter (vgl. Weih und Wiltfang 2006: 136).

[29] Anämie = Blutarmut

[30] Lymphopenie = Verminderung weißer Blutzellen

[31] Hypoalbumninämie = Verminderung von Bluteiweißzellen (Albumine)

[32] Hypocholesterinämie = Verminderung der Cholesterine im Blut

[33] Verminderte Glukosetoleranz = diabetische Stoffwechsellage (vgl. Ding-Greiner und Lang 2004: 200).

3

Disziplinäre Identität der deutschen Pflegewissenschaft und ihre Stellung im deutschen Gesundheitswesen

Einleitend müssen zu diesem Kapitel drei Vorannahmen fest gehalten werden, die entscheidend für die nun folgenden Abhandlungen stehen:

1. *Es wird vorausgesetzt, dass sich die deutsche Pflegewissenschaft des Jahres 2011 als eigenständige Disziplin begreift und damit ein Mitspracherecht im wissenschaftlichen Betrieb des deutschen Gesundheitswesens für sich beanspruchen kann.*
2. *Die Schnittstelle von Alter(n) und Pflege soll hier besonders an den Berührungspunkten zur Pflegewissenschaft betrachtet werden und weniger im Rahmen der etablierten deutschsprachigen Gerontologie, da in der Gerontologie dieses Areal auch von anderen Disziplinen bearbeitet wird.*
3. *Die Disziplinarität eines wissenschaftlichen Faches ist maßgebend dafür, inwieweit interdisziplinäre Zusammenarbeit möglich und wie diese gestaltet wird. Es gilt daher, „dass gute Disziplinarität eine Voraussetzung für gute Interdisziplinarität ist" (Krüger in Sukopp 2010: 19).*

Zu diesem Zweck wird an dieser Stelle die deutsche Pflegewissenschaft in aller Kürze anhand unterschiedlicher disziplinärer Merkmale betrachtet[34]. Krüger nennt dazu die Kriterien

- Gegenstand
- Methoden
- Spezifisches Erkenntnisinteresse sowie
- Theorien und deren systematische und historische Zusammenhänge (Krüger in: Sukopp 2010: ebd.)

[34] Diese Betrachtung wird im empirischen Teil der Arbeit nochmals adaptiert und anhand der eruierten Ergebnisse einer vertieften Analyse unterzogen (siehe Kap.16)

Defila und Di Giulio erweitern diese Merkmale unter anderem um die

- „scientific community“ oder Science community, und die
- „spezifische Karrierestruktur mit institutionalisierten Sozialisationsprozessen“ (vgl. Defila und Di Giulio in: Sukopp 2010: 21).

Darüber hinaus sind in diesem Kapitel noch wissenschaftstheoretische Bestimmungen zum Verhältnis von Theorie und Praxis notwendig, die nähere Bestimmung der Schnittstelle von Alter(n) und Pflege sowie die Betrachtung der Potentiale der deutschen Pflegewissenschaft als Player im deutschen Gesundheitswesen.

Die nun folgenden Beschreibungen sind als kurze Bestandsaufnahme disziplinärer Kriterien der Pflegewissenschaft zu verstehen. Sie führen in das Verständnis der einzelnen Merkmale ein. Dies ist deshalb von Belang, da zu einem späteren Zeitpunkt dieser Arbeit der disziplinäre Status der Pflegewissenschaft (Kap. 16.3.1.6) vertieft analysiert werden muss, um daraus entsprechende Zukunftskonsequenzen abzuleiten.

3.1 Gegenstandsbestimmung

Wenn man in puncto Gegenstandsbestimmung in die Lehrbuchliteratur der Pflegewissenschaft blickt, so trifft man hier auf verschiedene Bestimmungen. Je nach Autor finden sich unterschiedliche Einteilungsmöglichkeiten: Bartholomeyczik (2004, 2011) bemüht eine von der Robert Bosch Stiftung eher handlungsleitend-thematische Bündelung, die dazu dient, das Forschungsfeld abzustecken. Hiervon lassen sich weitere Pflegeforschungsbedarfe ableiten, jeweils in der Mikroebene „Pflegepraxis“, der Mesoebene „Pflege als Organisation und Institution“, der Makroebene „Pflegepolitik“ sowie im Bereich der „Historischen Pflegeforschung“ und der „Pflegebildungsforschung“ (vgl. Bartholomeyczik 2004: 26; vgl. Bartholomeyczik 2011: 78).

Mayer (2009) fächert die einzelnen Ebenen noch weiter auf und illustriert sie mit Forschungsbeispielen. In der Mikroebene sind dies Forschungsvorhaben zur Pflegepraxis, wie einzelne Pflegephänomene, -methoden und -handlungen, Bedürfnisse und Befindlichkeiten sowie Kommunikation und Interaktion. In der Mesobene sind es Analysen zur Gestaltung und Evaluierung von Pflegeeinrichtungen oder der Pflegeorganisation, in der Makroebene Forschungen zur Berufsgruppe, der Berufsausübung und zur Pflegeausbildung sowie gesellschaftspolitische Strukturen pflegerischer Versorgung (vgl. Mayer 2009: 34).

Insgesamt nimmt Mayer (2009) auch eine grundlegendere Sichtweise ein; einerseits mittels einer Einteilung in Schwerpunkte und Aufgaben: „Schaffung von Wissensgrundlagen zur Verbesserung der Pflege“, „Schaffung von Grundlagen für die Theorieentwicklung“, „Anpassung und Weiterentwicklung des Methodenrepertoires der Forschung“ sowie „Professionalisierung und berufliche Emanzipation der Pflege“ (Mayer 2009: 28); daraus geht sowohl ein Nachholbedarf als auch eine notwendige Entwicklungsperspektive zu grundlagentheoretischen Fragen hervor. Andererseits nimmt sie auch dezidiert Stellung zum Gegenstand der Pflegewissenschaft und bezieht sich dabei auf Görres, der die Schlüsselkonzepte „Person, Umwelt, Wohlbefinden und pflegerisches Handeln“ in den Fokus pflegewissenschaftlicher Fragestellungen und Theorieentwicklung rückt (vgl. Mayer 2009: 29):

Der Fokus der Pflegewissenschaft sei zunächst einmal auf das menschliche Individuum gerichtet, das sich in einem Kontinuum zwischen Krankheit und Gesundheit bewegt, benannt als „Schlüsselkonzept mit Wohlbefinden“. Krankheit allein sei hierzu nicht ausreichend, da es Menschen mit besonderen Bedürfnissen, wie beispielsweise Hörbeeinträchtigungen im Zusammenhang mit einer Krankheit oder chronisch Kranke, ausschließen würde, weil diese sich – subjektiv gesehen – nicht immer als krank bezeichnen würden. Gesundheit und Krankheit sollten dabei als dynamischer Prozess betrachtet werden, in dem sich der Mensch befinde. Da sich dabei kein Mensch in einem psychischen oder physischen, sozialen und ökologischen Vakuum befinden würde, werde diese Tatsache als Umwelt beschrieben. Person und Umwelt stünden als offene Systeme miteinander in Wechselwirkung und in Beziehung. Pflegerisches Handeln sei nun auf den Einzelnen gerichtet, der sich auf diesem Kontinuum zwischen Krankheit und Gesundheit befinde. Die Kernaufgabe von Pflege sei es dabei, Wohlbefinden zu erhalten oder ein verändertes Wohlbefinden in die Lebensgestaltung der Patienten zu integrieren, das heißt auch, dass die wissenschaftlichen Fragestellungen darauf fokussiert seien. Die Umwelt muss dabei in die Betrachtungen mit einbezogen werden. Daher richte sich pflegerisches Handeln auch auf Angehörige kranker Menschen oder auf die Familie als Ganzes und deren Wohlbefinden (vgl. Görres in: Mayer 2009: 29 f.).

Eine vielfach zitierte und weiterentwickelte Typologie ist die der australischen Pflegewissenschaftlerin Kim, die zuerst die drei Bereiche „Patient, Umwelt, pflegerisches Handeln“ unterschied und letztere später erweiterte auf die Terminologie „Patient, Patient-Pflegende, Praxis, Umwelt“ (Kim in: Seidl 1993: 107).

Diese Einteilung hat die österreichische Pflegewissenschaftlerin Seidl (1993) dazu bewogen, für die deutschsprachige Entwicklung fünf Bereiche zu entwerfen, die sich in folgenden Dimensionen darstellen: „Der Mensch in Bezug auf Gesundheit und Krankheit“, „Interaktion in bezug auf Gesundheit und Krankheit“, „Pflegende als ExpertInnen“, „Pflegerische Handlungen“ und „Umwelt“ (Seidl 1993: 107 f.).

Die getätigten Schilderungen zeigen die Vielfalt von Eingrenzungsversuchen des Gegenstandsbereiches der Pflegewissenschaft. Allen gemeinsam ist die Herausforderung Pflege als Gegenstand wissenschaftlich und konzeptionell zu bündeln und Komplexität so zu reduzieren, das pflegerisches Handelns einerseits, die Vielfalt des Krankheitspanoramas andererseits sowie nicht endgültig zu klärende subjektive Gesundheitsverständnisse erfasst sind. Remmers (2011) begegnet diesem stets dem Wandel unterworfenen Gegenstandsverständnis mit einem grundsätzlich wissenschaftstheoretischen und -soziologischen Verständnis, indem er die Überschneidung des Gegenstandsbereiches mit dem Erkenntnisinteresse der Pflegewissenschaft ans Tageslicht befördert (vgl. Remmers 2011). Eine genauere Erläuterung dieses Ansatzes findet sich nochmals in Kapitel 3.9 dieser Arbeit. Ein allseits verbindliches Verständnis oder gar Metaparadigma zum Gegenstandsbereich der Pflegewissenschaft zu erwarten wäre vermessen und dem Gegenstand der Pflegewissenschaft sicher auch nicht (mehr) angemessen. Es gilt daher die bestehenden Ansätze zu nutzen und an Veränderungen angepasst laufend weiter zu entwickeln.

3.2 Methoden

Methodologisch ist die deutsche Pflegewissenschaft in drei große Hauptströmungen einzuordnen: in die empirisch-analytische Position, die kritische Position und in das interpretative Paradigma (vgl. Brandenburg und Dorschner 2003: 6).

Methodisch lassen sich die einzelnen wissenschaftstheoretischen Strömungen größtenteils in quantitative und qualitative Verfahren unterteilen. Während in der empirisch-analytischen Tradition die wissenschaftliche Erkenntnis besonders durch die Testung, Weiterentwicklung und Modifikation vorhandener Theorien aufscheint, intendieren die qualitativen Methoden eher die Generierung von Theorien, das heißt, während erstere deduktiv von Theorien ableitend vorgehen, entwickeln die qualitative Methoden oftmals induktiv Theorien oder Theorieansätze (vgl. Brandenburg und Dorschner 2003: 88).

Die kritische Position zielt auf die gesellschaftpolitischen Fragen und Kontroversen unserer Zeit ab; sie hat sich in der Tradition der *Frankfurter Schule* in enger Verbindung mit der Gesellschaftskritik etabliert. Die Phänomenologie wiederum lässt sich zwar, ähnlich der *Kritischen Theorie*, auch als Grundkritik am Postulat empirisch-analytischer Forschung verstehen, ist allerdings eher den subjektiven Sichtweisen von Lebensformen und Lebenswelten von Individuen verpflichtet. Hier gilt es, unvoreingenommen durch exakte phänomenologische Analyse zu beschreiben (vgl. Brandenburg und Dorschner 2003: 89; vgl. Uzarewicz 2010).

Hausner et al. (2010) befassten sich exemplarisch für die wissenschaftliche Fachzeitschrift PFLEGE (Verlag Hans Huber) mit der Frage der Methodenanwendung. Die Untersuchung erstreckte sich vom Ersterscheinungsjahr 1988 bis ins Jahr 2007. Die Kolleginnen analysierten dazu die Artikelstruktur der Zeitschrift sowie die Designs quantitativer Forschungstexte.

Die Untersuchung zeigt, dass die angewandten Kernmethoden empirischer Natur sind und für den Untersuchungszeitraum dem quantitativen und dem qualitativen Paradigma gleichberechtigt anhängen. Mit der Zunahme der Literaturreviews drückt sich die Übernahme des Evidence-Based-Paradigmas aus, aber auch die Entwicklung hin zur Methoden-Triangulation ist, wenn auch nur gering, erkennbar. Diese Bestandsaufnahme kann zweifellos als Trend für die gesamte Pflegewissenschaft gewertet werden, wenn auch nicht in gleichem Ausmaß für den Pool der wissenschaftlichen Zeitschriften, den Buchmarkt und den Bereich grauer Literatur. Zweifelsfrei belegt sie aber, dass in Anlehnung an Dornheim et al. (1999) ein wichtiger methodologischer Schluss für die Analyse der Zeitschrift PFLEGE gezogen werden kann. Sie zeigt, dass sich die methodischen Auffassungen der wissenschaftlichen Gemeinschaft dieser Zeitschrift in das Verständnis oder Leitbild einer praktischen Wissenschaft einordnen lassen können. Eine weitere, ausführlichere Diskussion dieses Ergebnisses findet sich außerdem in Kap. 16.3.1.2 dieser Arbeit.

3.3

Spezifisches Erkenntnisinteresse

Zum Erkenntnisinteresse der deutschen Pflegewissenschaft soll ein Blick in die nun folgende exemplarische Literatur weiterhelfen. Einerseits wird dadurch die Spannbreite heterogener Auffassungen zum Erkenntnisinteresse deutlich, andererseits auch Überschneidungen zu verschiedenen Merkmalen von Disziplinarität, wie Gegenstand, Methoden, Probleme oder dem theoretischen Integrationsniveau[35] (vgl. Jungert 2010: 8). Beim Erkenntnisinteresse sind zum einen der „Gegenstandsbereich", insbesondere das „theoretische Integrationsniveau", und zum anderen die „methodische Ausrichtung" der Pflegewissenschaft tangiert.

In den Mittelpunkt der genaueren Betrachtung werden deswegen drei Arbeiten aus verschiedenen Zeiträumen gerückt: zum ersten eine anglo-amerikanische Sichtweise

[35] Unter theoretischem Integrationsniveau versteht Jungert das zugrunde liegende theoretische Paradigma, mit dem die jeweiligen Forschungsgegenstände analysiert werden (Jungert 2010: 5).

der 1980er-Jahre (Meleis 1999)[36], zum zweiten eine europäisch-deutschsprachige Sichtweise Ende der 1990er-Jahre (Käppeli 1999), und schließlich eine letzte aktuelle aus der Gegenwart (Remmers 2011).

Nach US-amerikanischer Auffassung zeigt Meleis (1999) mehrere Kriterien, wie Wissen und auch Theorien analysiert werden sollten: nach den Merkmalen einer Humanwissenschaft, nach den Merkmalen einer praxisorientierten Disziplin und nach denen einer Balance zwischen Wissen, Verstehen und Versorgen. Dazu vergleicht sie den Empirismus mit zwei weiteren Strömungen: einer feministischen Sichtweise sowie einer theoriekritischen Sicht[37]. Bei der anschließenden weiteren Theorieentwicklung werden wieder als wichtige Strömungen der Empirismus, die feministische Theorie und auch die kritische Theorie als Quellen zur Theoriebildung herangezogen, überdies die Praxis, die (bereits vorhandene) Theorie sowie empirische Befunde. Die Einteilung der verschiedenen Theoriearten wird dann in klinische, konzeptuelle und empirische Kategorien vorgenommen.

Als metatheoretische (und damit wissenschaftstheoretische) Rahmungen entwickelt Meleis (1999) zwei Modelle: das erste als „modifiziertes" empirisch-neopositivistisches Modell, das wie Modell 2 zudem auch in der Lage ist, sozialpolitische und humanwissenschaftliche sowie Aussagen zum „Phänomen Pflege" zu treffen, und ein zweites, das eher, aber eben nicht ausschließlich phänomenologisch zu verstehen sei. Beide Strömungen vertreten für Meleis eher neu entstehende fachliche Ansätze (vgl. Meleis 1999: 264). Verkürzt lassen sich die Bestandteile aus Modell 1 eher objektivierbaren Kriterien unterziehen als diejenigen aus Modell 2, die stark an Erfahrung, Dialog und Subjektivität und weniger an „hard facts", die strategisch untersucht und operationalisiert sind, gebunden sind.

Meleis' Lehrbuch zu Pflegetheorien darf aller Pragmatik zum Trotz als Meilenstein der Theorieentwicklung angesehen werden. Es zeigt allerdings klar den Charakter der US-amerikanischen Entwicklung, die pragmatisch und nutzerorientiert ist. Eine Gliederung in angewandte und grundlagenorientierte Forschung erscheint bei Meleis' Werk übrigens nicht; sie ist der Wissensgenerierung und Theorieentwicklung immanent, denn als Perspektiven von Pflege werden „Pflege als Humanwissenschaft", „Pflege als praxisorientierte Disziplin", als „betreuende (caring)" und „gesundheitsorientierte Disziplin" decodiert (vgl. Meleis 1999: 6)[38].

[36] Meleis' Arbeit wurde erstmals Mitte der 1980er-Jahre aufgelegt; die hier vorliegende Buchpublikation ist die 3. Auflage in deutscher Sprache. Die grundlegenden Gedanken der Autorin sind darin nicht verändert, wie den Vorworten zu entnehmen ist. Die Zeitverzögerung dürfte der Übersetzung und sonstigen Produktionsprozessen geschuldet sein. Es muss trotzdem auf übersetzungsbedingte Sinnveränderungen hingewiesen werden, was aber in solchen Fällen nichts Außergewöhnliches ist.

[37] Hierunter wird bei Meleis (1999) die kritische Theorie der Frankfurter Schule verstanden (Übersetzungsproblem? Anm. MB). Zum Übertrag anglo-amerikanischer Theorieansätze ins Deutsche mit einem hermeneutischen Übersetzungsvermögen siehe auch Müller (1996).

[38] Vergleichend sei hierzu auf die kritische Analyse des berufswissenschaftlichen Konzepts der USA nach Remmers hingewiesen (Remmers 2011: 13 f.).

Käppeli (1999) nimmt zum Erkenntnisinteresse einen eher methodologischen Blickwinkel ein: Sie sieht für die Pflegenden ein pluralistisches Erkenntnisinteresse, das der Komplexität der Gegenstände und den vielfältigen Pflegesituationen geschuldet sei, und spricht von eklektisch-methodischem Vorgehen, denn bei Fragen nach Kausalität, Wirksamkeit und Prognostik stünden das positivistische Paradigma, bei Fragen des Verstehens das phänomenologisch-hermeneutische Paradigma und bei sonstigen Forschungsfragen ebenso epidemiologische, feministische und Methoden der kritischen Theorie zur Verfügung.[39] Auch sieht sie das Evidence-Based-Paradigma als für die Pflege zunehmend wichtiger werdend. Insgesamt resümiert sie, dass

> *„(...) Pflegewissenschaftlerinnen sich also so weit in die Wissenschaftskultur, in die Methoden und deren Legitimationen anderer Disziplinen einarbeiten müssen, dass sie sich bewusst dafür oder dagegen entscheiden können"* (Käppeli 1999: 156).

Als globale Herausforderung der Pflegewissenschaft nennt sie, die Leidenserfahrungen nicht fächerkonform zu fragmentieren, und zudem für die Pflegewissenschaft auch Bereiche zu betrachten, die nicht objektivierbar und sich der Vernunft und der logischen Urteilskraft entzögen. Ein Blick in die Geschichte der Wissenschaftssysteme zeige zudem, dass den Systematiken unter anderem „kulturelle Bestimmung, Zufälligkeit und Willkür zugrunde lägen" (Käppeli 1999: 157).

Eine neuere Veröffentlichung von Remmers (2011) attestiert der Pflegewissenschaft, illustrierend am *Handbuch Pflegewissenschaft*[40], dass es der Pflegewissenschaft an einer wissenssoziologischen, wissenshistorischen sowie wissenstheoretischen Begründung ermangele und dass auch das zehn Jahre später in Neuerscheinung aufgelegte Handbuch dieses Desiderat widerspiegele (vgl. Remmers 2011: 12).

Remmers (2011) spannt einen Bogen von der historischen Entwicklung der angloamerikanischen, berufsakademisierten Pflegewissenschaft über das handlungswissenschaftliche Konzept als Aufgabe wissenschaftstheoretischer Ortsbestimmung hin zu einem berufsspezifischen Wissenskorpus. Wissenschaftstheoretisch sieht er sowohl die methodologische Doppelseitigkeit professionellen Handelns als zentrale Herausforderung wie auch die Notwendigkeit, die Mehrschichtigkeit und Mehrdimensionalität der Berufspraxis beziehungsweise des Praxisfeldes der Pflege zu durchdringen (vgl. Remmers 2011: 18). Im Rahmen der methodologischen Doppelseitigkeit des Handelns bezieht er sich auf Max Scheler, der zwischen instrumentellem Verfügungswissen und hermeneutischen Deutungswissen unterscheidet. Die Tatsache, je nach individueller Situation kategorial und logisch inkommensurable Wissensbestände stets neu zusammenführen zu müssen, sei im Übrigen auch der Grund, warum sich professionelles Handeln nur sehr begrenzt standardisieren lasse (vgl. Remmers 2011: 17).

[39] Vergleichend hierzu Meleis (1999).

[40] Herausgabe von Rennen-Allhoff und Schaeffer 2000 und in Neuauflage von Schaeffer und Wingenfeld 2011.

Was die Mehrschichtigkeit und -dimensionalität des Praxisfeldes angehe, so sieht er die Pflegewissenschaft vor der Aufgabe, mehrere Handlungsdimensionen reflexiv zu integrieren. Eine solche handlungswissenschaftliche Konzeptualisierung sehe dementsprechend vor,

1. den Klienten-/Patientenbezug in Leidenskategorien und evaluative Perspektiven zu strukturieren; hier müsse man den Ansprüchen praktischer Ethik als Entscheidungsmedium Rechnung tragen;
2. den Wissenschaftsbezug angesichts wachsender interprofessioneller Aufgabenzuschnitte durch unterschiedliche Programme zu strukturieren, sowie
3. organisationale Fragen im Ordnungszusammenhang formalen Rechts oder informeller Strukturen zu lösen (vgl. Remmers 2011: 18).

Für Remmers ergibt sich daraus, dass alle grundlagentheoretischen Fragen der Pflegewissenschaft unter dem Vorverständnis von hoch komplexen Anforderungen einer sich auf unterschiedlichen Handlungsebenen bewegenden beruflichen Praxis ausgeleuchtet werden müssten (vgl. Remmers 2011: ebd.).

Eine solche Sichtweise durchdringt auf intensive Art und Weise das Erkenntnisinteresse der Pflegewissenschaft. Es ist stark geprägt vom Akt des Handelns als zentraler Aufgabe pflegerischen Tuns. Die Sichtweise verweilt dabei aber nicht nur auf der taktilen Ebene eines Problemlösungsprozesses und dessen Handhabung, sondern bezieht kontextuelle Faktoren der beruflichen Umgebung, der beruflichen Sozialisation und den Zupflegenden mit seiner objektiven und subjektiven Leidenskategorie mit ein. Durch den Begriff des Leidens wird das Verständnis eines zu lösenden Problems multidimensional. Die Wissenshintergründe, die sich für die berufliche und akademische Pflege mehr und mehr ausdifferenzieren, werden ebenso zum Gegenstand des Forschungsinteresses wie der rechtliche Rahmen der Pflege begrenzt wird. Hier spielen berufsrechtliche oder Vorbehaltsfragen genauso eine Rolle wie Fragen eines institutionalisierten Rechts im Gesundheitswesen. Somit kann Remmers' Verständnis weniger im Dualismus angewandter Forschung versus Grundlagenforschung verstanden werden als vielmehr als theoretische Grundlagenforschung zu Anwendungsfragen.

Im Zusammenhang mit dem theoretischen Integrationsniveau muss festgehalten werden, dass die deutsche Pflegewissenschaft Letzteres auf eine natur- und sozialwissenschaftliche Basis eingrenzt und weniger auf geisteswissenschaftliche Zugänge Bezug nimmt.

Remmers (2011) zeigt gezielte wissenschaftstheoretische Systematisierungsversuche pflegewissenschaftlichen Wissens, die auf den Begriff des „theoretischen Integrationsniveaus" abheben, und stellt der Pflegewissenschaft, ähnlich wie Schaeffer (2011), hierzu eine schwierige Bilanz aus. (vgl. Remmers 2011: 10; vgl. Schaeffer 2011: 13). Während Schaeffer das Abreißen der theoriebildenden Debatte mit „dem Ruf nach Evidenzbasierung" (Schaeffer 2011: 13) erklärt, spricht Remmers deutlich vom „Desiderat" (Remmers 2011: 13).

3.4

Theorieentwicklung

Moers und Schaeffer (2011) skizzieren in ihrem Beitrag zur Entwicklung der Pflegetheorien zwei wesentliche Einflüsse, die sich auf die deutsche Entwicklung ausgewirkt haben: die US-amerikanische und die europäische Entwicklung. Der Phase der US-amerikanischen Theorieentwicklung ging zu Beginn der 1950er-Jahre eine Phase der Generierung von Ausbildungs- und Berufsprofilen und eine Phase der Forschung voraus, im fachwissenschaftlichen Sprachgebrauch als „Phasen der Ausbildung" und „Phasen der Forschung" bekannt. Die Hochphase der Theorieentwicklung erlebte die USA in den Jahren zwischen 1966 und 1976, die Moers und Schaeffer auch als „Blütejahre der Pflegetheoriebildung", eine ausschließlich von Frauen – zumeist Pflegeprofessorinnen – getragene Bewegung, bezeichnen (vgl. Moers und Schaeffer 2011: 39). Die wichtigsten Stationen beziehungsweise Pflegetheorien hierzu waren in chronologischer Reihung:

- Therapeutische Beziehung (Peplau 1952)
- Problemlösungsprozess (Abdellah et al. 1960)
- Interaktionsprozess (Orlando 1961)
- Alltagserfahrung und -theorie (Wiedenbach 1964)
- Lebensaktivitäten (Henderson 1966)
- Professionelle Beziehung (Travelbee 1966)
- Erhaltungsprinzipien (Levine 1967)
- Energiefelder (Rogers 1970)
- Zielbestimmung und -erreichung (King 1971)
- Autonomie und Selbstfürsorge (Orem 1971)
- Präventives Gesundheitshandeln (Neuman und Young 1972)
- Anpassung (Roy 1976)
- Subjektive Lebenswelt (Paterson und Zderad 1976)
- Verhaltenssystem (Jonson 1980)
- Bewusstseinsentwicklung (Newman 1983) (vgl. Moers und Schaeffer 2011: 39 ff.).

Allen diesen Entwürfen gemeinsam ist die Intention, eine Emanzipation von der Medizin zu erreichen. Sie seien als „Grand Theories" quasi raum- und zeitlos konzipiert und verträten die wissenschaftstheoretische Position, dass nur eine Theorie der Pflege das gesamte theoretische Wissen über die Pflege zu einem einzigen widerspruchsfreien System zusammenfassen könne und somit für Wissenschaft, Forschung, Lehre und Praxis gleichermaßen relevant und bindend sei (vgl. Moers und Schaeffer 2011: 51).

Ein Unterscheidungskriterium liegt in der Genese der Theorieansätze[41]. Moers und Schaeffer (2011) unterscheiden „geborgte Theorieansätze" (sie gehen auf andere Wissenschaften zurück), „genuine Theorieansätze", die auf der Generierung theoretischer Erkenntnisse aus der Pflegepraxis selbst basieren, und „weiterentwickelte Theorieansätze", die sich auf bereits entwickelte Pflegemodelle stützen (vgl. Moers und Schaeffer 2011: 50).

Für die US-amerikanische Entwicklung sei nach dieser Phase der Theorieentwicklung noch die Phase der Entwicklung von Klassifikationssystemen erwähnt und daran anschließend eine Phase der Entwicklung von Theorien mittlerer und geringer Reichweite. Letztere wird auf das starke Theorie-Praxis-Gefälle, den stärker werdenden Diskurs zu Pflegesystemen, Pflegeprozess und Pflegediagnostik sowie der mangelnden Eignung großer Theoriestränge für Forschungsfragen, die sich Lösungen in der Praxis widmeten, zurückgeführt (vgl. Moers und Schaeffer 2011: 52 ff:).

Die „Abkopplung der Forschung von der Theoriebildung", wie sie Moers und Schaeffer (2011) bezeichnen, hatte zur Folge, dass fortan „induktiven Strategien von Theoriebildung" der Vorzug gegeben wurde. Es würden seither eher empirisch-basierte Theorien und damit Theorien mittlerer und kleiner Reichweite sowie situationsspezifische Theorien präferiert. Mit dieser Strategie wurde nach der Auffassung der genannten Autoren in der Forschung auch das Ziel verfolgt wieder theoriengestützt vorzugehen und zur Theoriengenerierung beizutragen. Als Beispiele werden Benners Arbeiten (1984) zur Kompetenzentwicklung, das Trajektmodell von Corbin und Strauss (1992) sowie das Modell von Krankheitserleben von Patienten und ihren Angehörigen (Morse et al. 1990, Grypdonck 2005) gezeigt (vgl. Moers und Schaeffer 2011: 56).

Für Europa skizzieren Moers und Schaeffer (2011) eine breit entwickelte Pflegeforschungstradition in Großbritannien. Dabei würde die Entwicklung einer eigenen theoretischen Wissensbasis hinten anstehen, und die Ebene isolierter Konzeptentwicklungen zu Phänomenen der Pflegepraxis würde bis auf Ausnahmen nicht verlassen werden. Insgesamt definiere sich die britische Pflegewissenschaft als eine praktische Wissensdisziplin (vgl. Moers und Schaeffer 2011: 57). Überspitzt formuliert stellten die USA und Großbritannien die beiden „kontrastierenden Pole in der Theorieentwicklung" (Moers und Schaeffer 2011: 59) dar.

Für Skandinavien zeichnen Moers und Schaeffer (2011) eine ähnliche Situation wie der in Großbritannien; eine eigene Theorieentwicklung finde dort nicht statt (vgl. Moers und Schaeffer 2011: 59).

[41] Zur Bedeutung soziologischer Bezüge für die Theoriebildung der Pflegewissenschaft siehe auch Görres und Friesacher (2005).

Für Benelux, exemplarisch seien hier die Niederlande und Belgien angeführt, ist eine an die amerikanische und britische Tradition angelehnte Entwicklung festzuhalten, auch wenn es in den Niederlanden eine „Akzentverschiebung" zu verzeichnen gebe. Ähnlich der aktuellen Diskussion in den USA würden dort neuerlich Strategien induktiver Theoriebildung für notwendig gehalten und der Verknüpfung von Theorie und Forschung ein hohes Gewicht beigemessen (vgl. Grypdonck in: Moers und Schaeffer 2011: 59). Für Skandinavien und Benelux gilt, ähnlich wie für die Entwicklung in Österreich und der Schweiz, dass sie allesamt noch „stark mit der Verwissenschaftlichung der Ausbildung" mit Pflegestudiengängen und dem Aufbau von Forschungsinfrastruktur beschäftigt seien. Sie befänden sich also im Vergleich zur US-amerikanischen Entwicklung noch in der „Phase der Ausbildung" und der „Phase der Forschung" (Moers und Schaeffer 2011: ebd.).

Zur Situation in Deutschland: Die Etablierung der Pflegewissenschaft in Deutschland wird als eine bislang 15 Jahre dauernde Geschichte benannt, bei der vor allem die Studiengangentwicklung mit Eintritt in die 1990er-Jahre einen breiten Raum einnahm. Parallel dazu fand der Aufbau von Forschungsstrukturen statt. Als Symbol hierfür werden die erst vier, dann drei Forschungsverbünde, die vom BMBF gefördert wurden und im Jahr 2010 ausliefen, angesehen (vgl. Schaeffer et al. 2008 in: Moers und Schaeffer 2011: 60). Den Status der Forschungsförderung, die Ausbildung von Forschungsexpertise sowie die Förderung wissenschaftlichen Nachwuchses sehen Moers und Schaeffer (2011) allerdings auf eher „tönernen Füßen", was auf den noch unzureichenden Ausbau universitärer Strukturen zurückzuführen sei (vgl. Moers und Schaeffer 2011: ebd.).

Somit hat auch die deutsche Pflegewissenschaft die Phasen der Ausbildung und Forschung zwar durchlaufen, allerdings können diese Phasen noch nicht als vollständig abgeschlossen betrachtet werden. Der Beginn einer vertieften deutschen Theoriediskussion kann nach soziologischer Sichtweise zum jetzigen Zeitpunkt somit als adäquat und notwendig eingeschätzt werden.

3.5 Science Community

Zur „Scientific community" in der Pflegewissenschaft wird im Folgenden die Kommunikationsstruktur innerhalb des Faches betrachtet.

Ein wichtiges Kommunikationsmedium, um sich innerhalb der Gemeinschaft zu verständigen, sind existierende und regelmäßig erscheinende Fachzeitschriften. Das Feld der Pflege bietet hierzu derzeit ein beinahe nicht mehr zu überblickendes Angebot. Die wenigsten dieser Zeitschriften setzen sich allerdings ausschließlich und konsequent mit wissenschaftlichen Fragestellungen und Hintergründen auseinander. Als, gemessen an der Auflage, größte und damit wichtigste *nicht*wissenschaftliche Pflegezeitschrift mit dem höchsten Verbreitungsgrad gilt *Die Schwester/Der Pfleger* aus dem Haus *Bibliomed.* Diese Zeitschrift soll deswegen eine Erwähnung finden, da darin auch Wissenschaftler publizieren; allerdings weisen die Artikel keine wissenschaftliche Struktur und auch nur in seltenen Fällen Literaturverzeichnisse auf. Die Zeitschrift beschäftigt sich mit dem gesamten Spektrum der Pflege. Exemplarisch seien hier pflegefachliche und Organisationsfragen, pflege- und arbeitsrechtlichen Themen oder Bildungsfragen genannt. Wegen des hohen Verbreitungsgrades[42] der Zeitschrift kann davon ausgegangen werden, dass die Themenstellungen auch Einfluss auf die Pflegepraxis nehmen. Entsprechend prägen spezifische Auffassungen innerhalb dieser Zeitschrift auch den Praxisdiskurs, dem hier allerdings nicht ausführlicher nachgegangen werden kann. Von zusätzlicher Bedeutung ist der ausführliche Stellenmarkt.

Auch für den Bereich der Altenhilfe erscheinen in verschiedenen Verlagen mehrere nichtwissenschaftliche Zeitschriften. Exemplarisch seien hier die Zeitschriften „Heilberufe", „Altenpflege", „Altenheim" oder „CARE" genannt. Deren Beiträge sind zumeist praxisnah und beschäftigen sich u. a. intensiv mit Inhalten aus dem Qualitätsdiskurs und den zugehörig spezifisch-pflegepraktischen und konzeptionellen Fragen.

Explizit pflege*wissenschaftliche* Fragen werden in den Zeitschriften PFLEGE, der Zeitschrift *Pflegewissenschaft/PrInterNet* und der *Pflege und Gesellschaft* behandelt. Die wissenschaftlichen Kriterien sind das bereits angesprochene Peer-Review, das anonymisiert von mindestens zwei Gutachtern pro Artikel durchgeführt wird, die Erscheinungsform des Beitrages nach spezifischen Prinzipien (Abstract in deutscher und englischer Sprache, Keywords, wissenschaftliche Zitation und Gliederung, Literaturverzeichnis), um in einschlägigen und internationalen Datenbanken geführt zu werden. In allen drei genannten Zeitschriften publizieren nicht nur ausschließlich Pflegewissenschaftler, sondern auch Wissenschaftler aus anderen Disziplinen, wie umgekehrt auch Pflegewissenschaftler in Journalen anderer einschlägiger Disziplinen veröffentlichen. Die Diskurse der deutschen Pflegewissenschaft sind demzufolge nicht ausschließlich über diese Zeitschriften abzubilden, sondern auch in englischsprachigen internationalen Zeitschriften, auf dem wissenschaftlichen Buchmarkt oder in Qualifikationsarbeiten, der sogenannten „grauen Literatur" (Diplom- und Masterarbeiten, Dissertationen und Habilitationsschriften). Letztere nehmen aufgrund der Expansion pflegewissenschaftlicher Studiengänge mehr und mehr zu.

Was den Kommunikationszusammenhang innerhalb der wissenschaftlichen Gemeinschaft ebenfalls beeinflusst, ist eine Kultur regelmäßiger und internationaler pflege-

[42] Dies ist von noch wesentlicherer Bedeutung, wenn man hierzu gezielt von einer unbestimmten Anzahl von Institutsabonnements ausgeht, was wiederum zur Folge hat, dass ein Exemplar von einer unbestimmten Anzahl von Mitarbeitern gelesen wird.

wissenschaftlicher Fachtagungen. In den einschlägigen Zeitschriften finden sich Ankündigungen, Aufrufe zur Einreichung von Beiträgen oder Dokumentationen solcher Veranstaltungen. Einzelne Fachtagungen werden überdies in eigenen Sonderveröffentlichungen und Kongressschriften dokumentiert oder einzelne Vorträge und Beiträge wiederum in pflegewissenschaftlichen Zeitschriften publiziert.

Überdies soll die *Deutsche Gesellschaft für Pflegewissenschaft* nicht vergessen werden. Was als kleiner Verein (*Deutscher Verein für Pflegewissenschaft*) im Jahr 1989 begann, hat sich inzwischen zu einer anerkannten Gesellschaft mit zwölf Sektionen in aktiver Mitarbeit und regelmäßigen Mitgliederversammlungen entwickelt.

Zuletzt muss auch die *Dekanekonferenz Pflegewissenschaft*, gegründet in den 1990er-Jahren, eine Erwähnung finden. Sie zielt darauf ab, hochschulische Interessen zu bündeln und zu verfolgen (vgl. Stemmer 2011: 283).

3.6 Spezifische Karrierestruktur

Eine spezifische Karrierestruktur mit institutionalisierten Sozialisationsprozessen ist gegeben, allerdings von großer Heterogenität gezeichnet. Diese Heterogenität ist der föderalen Struktur der Bundesrepublik geschuldet, aber auch dem Zugriff der Pflege durch diverse behördliche Zuständigkeiten über ministerielle Ebenen hinweg. Die Bundesrepublik kann auf eine lange Tradition beruflicher Ausbildung zurückblicken; diese ist in den Bereichen von Alten-, Kranken und Kinderkrankenpflege ausgeformt und mit dem letzten Krankenpflegesetz aus dem Jahr 2003 auch mit neuer Berufsbezeichnung versehen, nämlich als Gesundheits- und Krankenpflege. Einstiegspforte für die genannte Ausbildung aller dreijährigen Pflegeberufe ist der mittlere Bildungsabschluss.

Die berufliche Bildung der Gesundheits- und Kinderkranken- oder Gesundheits- und Krankenpflege findet an Schulen statt, die mit einer Klinik verbunden sind, und nicht, wie im berufsbildenden System üblich, an staatlichen Berufsschulen in Verbindung mit einem Lehrbetrieb wie bei handwerks- oder kaufmännischen Berufen. Ausnahmen hierzu sind die Schulen der Altenpflege, die auf kooperierende Praxiseinrichtungen angewiesen sind; dort können nur dann Schüler aufgenommen werden, wenn ein gültiger Ausbildungsvertrag mit einer Praxiseinrichtung vorliegt.

Das Schulsystem für die Pflege wird damit auch in der Finanzierung einer anderen Zuständigkeit zugeführt, nämlich den Krankenkassen, der Pflegeversicherung oder den Sozialministerien der Länder, oder es unterliegt anderen Sonderregelungen, wie Förderungen über die Agentur für Arbeit und nicht, wie normalerweise gesamtgesellschaftlich üblich, über eine Finanzierung mit Steuergeldern. Dieser Sonderweg der Pflegebildung hat auch für die weiterbildenden Studiengänge[43] Auswirkungen.

Das Beispiel der Lehrerbildung in der Pflege zeigt diesen Problembereich deutlich auf. Der Akademisierungsprozess brachte auch hier „nach jahrzehntelanger Stagnation in den 90er-Jahren in Deutschland innerhalb kürzester Zeit eine Vielzahl von pflegebezogenen Studiengängen" (Bollinger et al. 2006: 81) mit sich.

Zumeist wurden in den weiterbildenden Segmenten nach dem Vorbild der Denkschrift „Pflege braucht Eliten" der *Robert Bosch Stiftung* (1992) Pflegeleitungen oder Pflegelehrer an Fachhochschulen ausgebildet, was für die Lehrerbildung in der Berufsbildung eigentlich unüblich ist, aber zum Sonderweg der pflegebildenden Schulen passt. Normalerweise findet die Lehrerausbildung an Universitäten mit Zweifächerstudium und anschließendem Referendariat statt; in der Pflege existieren für die universitäre Lehrerbildung nur wenige Ausnahmen. Bals (2006) zählt als „Teilmarkt der universitären Lehrerbildung Pflege" die Universitäten in Osnabrück und in Bremen, die Technische Universität München, die Technische Universität Dresden, die Humboldt Universität zu Berlin, die Universität Heidelberg, die Universität Hamburg und auf Masterebene die Universität Kassel sowie die Universität Halle-Wittenberg auf.

Auf Fachhochschulebene existiert überdies mittlerweile ein kaum mehr überschaubares Angebot an Studiengängen für die Pflege, ob weiter- oder erstqualifizierend. Das Gros der Fachhochschulstudiengänge ist dabei inzwischen auf Bachelor- und Masterabschlüsse umgestellt, wobei die Einführung konsekutiver Masterstudiengänge in den weiterbildenden Bereichen noch hinkt. Da bereits grundständig ausgebildete Pflegekräfte vermehrt mit Bachelor-Abschlüssen auf den Markt kommen werden, wird es notwendig sein, die Wissenschaft, das Management und die Pädagogik auf Masterniveau weiter zu qualifizieren. Auch für spezifische Bereiche der Pflegepraxis sieht das Konzept ANP (Advanced Nursing Practice) einen Masterabschluss vor (Schober und Affara 2008). Laut einer Untersuchung von Fleischmann (2010) sind Pflegeakademiker auf dem Markt zudem gut nachgefragt[44], womit ein Einstieg in die Berufspraxis leicht gelingen könne (vgl. Fleischmann 2010: 25).

Für die Primärqualifikation in der Bildungslandschaft der Pflege gilt im Hinblick auf eine berufliche oder akademische Erstqualifikation ein „Sowohl als auch". Überdies existieren für die berufliche Bildung seit mehreren Jahren auch Modellversuche zum Erwerb der Berufsausbildung mit zusätzlichem Erwerb der Fachhochschulreife[45], wie sich am Beispiel ausgewählter beruflicher Schulen der Pflege in Bayern oder in Hessen sogar in

[43] Zum Beispiel der Lehrerbildung siehe auch Krüger et al. (1996).

[44] Die Arbeit zeigt eine Analyse von Stellenanzeigen einschlägiger Fachzeitschriften für Kranken- und Altenpflege sowie die Pflegewissenschaft des Jahres 2009.

Verbindung mit integrativen Ausbildungskonzepten (Zeuner 2003) zeigen lässt. Die berufliche Pflegeausbildung wird sich aller Voraussicht nach und mit der Novellierung des Krankenpflegegesetzes als generalistische Ausbildung formieren: ein Pflegeberuf mit einer Bezeichnung über alle Altersklassen hinweg (Wagner 2011).

Ein weiterer zunehmender Trend im Bereich pflegerischer Erstausbildung ist in der Entstehung sogenannter „dualer Studiengänge für die Pflege“, einer Kombination aus beruflicher und akademischer Pflegebildung, zu beobachten.[46] Diese Kombination macht es möglich, dass Pflegende die berufliche Erstausbildung an einer beruflichen Schule für Pflege durchlaufen und parallel zur Ausbildung schon an einer Fachhochschule als Studierende eingeschrieben sein können. Nach Beendigung der Berufsausbildung wird dann in der Regel noch ein dreisemestriges Vollzeitstudium an der Hochschule fortgesetzt, um auch den ersten akademischen Abschluss des Bachelor erreichen zu können.

Schon während der ersten Welle der Akademisierung setzte das Bundesland Hessen[47] auf eine akademische Pflegeerstausbildung an Fachhochschulen, so geschehen in Frankfurt/Main und Fulda. Die Teilnehmer brauchen hier keine parallele berufliche Ausbildung zu absolvieren, sondern studieren den Beruf grundständig an der Hochschule. Da die Hochschule keine Berufsbezeichnung verleihen darf, kommen die Absolventen „nur“ mit einem akademischen Abschluss auf den Markt. Sie sehen sich dort mit der Inkompatibilität der Pflegepraxis konfrontiert, die erstausgebildete Pflegende ohne Berufsabschluss nicht anerkennen kann. Aus diesem Grund qualifizieren sich viele dieser Absolventen nach Abschluss des Studiums in einer einjährigen Berufsausbildung mit einem Berufsabschluss nach.

[45] „An ausgewählten Berufsfachschulen des Gesundheitswesens gibt es seit dem Schuljahr 2005/06 im Rahmen des Schulversuchs „Berufsausbildung und Fachhochschulreife“ die Möglichkeit zur Doppelqualifizierung. Am Schulversuch nehmen insgesamt 19 Berufsfachschulen für Krankenpflege, Kinderkrankenpflege, Altenpflege und Hebammen teil, die wiederum mit weiteren 56 Berufsfachschulen des Gesundheitswesens kooperieren. Im Schuljahr 2007/08 haben die ersten Schülerinnen und Schüler an der Ergänzungsprüfung zum Erwerb der Fachhochschulreife in den Fächern Deutsch, Englisch und Mathematik teilgenommen“ (Bayerisches Kultusministerium 2008).

[46] Zur akademischen Erstausbildung in der Pflege siehe auch Sieger (2011).

[47] Auch in Baden-Württemberg bot die Katholische Hochschule Freiburg einen Durchgang einer solchen Konzeption an, stellte den Studiengang nach dem ersten Durchlauf zum Wintersemester 2011/12 allerdings und vorbehaltlich der Akkreditierung auf einen dualen Studiengang um.

3.7

Pflegewissenschaft als Handlungs- und/oder Praxiswissenschaft

Eine wichtige wissenschaftstheoretische Frage, die im Entstehungsprozess der deutschen Pflegewissenschaft aufgeworfen wurde, war die der Genese des Wissens und eines grundsätzlichen wissenschaftlichen Verständnisses der Disziplin. Es wurde dabei versucht, eine wissenschaftstheoretische Brücke zwischen unterschiedlichen und relevanten Formen wissenschaftlichen Wissens und der eigentlichen Intention der Pflegewissenschaft zu bauen. In der DG Pflegewissenschaft[48] entstand dazu eine Expertengruppe, die sich dieser Frage annahm. Welche Art wissenschaftlichen Wissens ist für die Pflegewissenschaft besonders von Belang? Die Veröffentlichung von Dornheim und Kollegen (1999) kommt dabei zum Fazit, dass es sich bei der Pflegewissenschaft um eine „theoretische Praxiswissenschaft" handele, auch weil eine theoretische Praxiswissenschaft eine die Pflegepraxis möglicherweise überfordernde wäre (vgl. Dornheim et al. 1999: 76).

Den Vorstellungen Wielands folgend, führen Dornheim et al. (1999) für die Praxiswissenschaft folgende methodologische Kriterien an:

- „Praktische Wissenschaften lassen sich nicht von Fragen des Erkenntnisgewinns und der theoretischen Ordnung dieser Erkenntnisse leiten. Sie geben vielmehr Auskunft über Fragen des vernünftigen Umgangs mit Erkenntnissen über **Regeln**[49] eines begründeten und gerechtfertigten Gebrauchs theoretisch verfügbarer Sachverhalte. Sie lassen sich nicht von Fragen: „Was ist wahr?", sondern von Fragen „Was ist zu tun?" leiten.
- In praktischen Wissenschaften werden keine universellen Aussagen über Sachverhalte konstruiert. Diese müssen vielmehr als Resultate objektvierender Verfahren in ihrer **praktischen Vieldeutigkeit**[50] akzeptiert werden.
- Im Gegensatz zu den in theoretischen Wissenschaften angestrebten Einsichten in unveränderliche Tatsachen zeichnen sich praktische Wissenschaften dadurch aus,

[48] Zu damaligen Zeitpunkt DV Pflegewissenschaft (Deutscher Verein für P.)

[49] Hervorhebung im Original.

[50] Dito.

dass sie sich auf **mögliche Gegenstände**[51] unter der Prämisse ihrer Veränderlichkeit beziehen.

- Die Aufgabe praktischer Wissenschaften besteht nicht in der Entwicklung allgemeiner, universal gültiger Gesetzeshypothesen. In praktischen Wissenschaften sind vielmehr **Singuläraussagen**[52] über individuelle Fälle zu treffen (z. B. Diagnosen). Ihr zentrales Problem ergibt sich aus den für sie charakteristischen Subsumptionen eines Individuellen unter ein begrifflich allgemeines (Krankheitseinheit); d.h. aus der Verbindung von kategorial Heterogenem.
- In praktischen Wissenschaften geht es nicht vorrangig um Erklärungen von Handlungen nach allgemeinen Gesetzen und auch nicht immer nur um hermeneutische Deutungen oder phänomenologische Beschreibungen, sondern um Rechtfertigungen von Handlungen nach allgemeinen Grundsätzen unter jeweils besonderen Voraussetzungen" (Wieland in: Dornheim et al. 1999: 75).

Zentral steht demnach die Beziehung von Theorie und Praxis. Bezugnehmend auf Axmacher verweist Weidner (2011) darauf, dass sich

> *„Gegenstände und Methoden der Wissenschaft eher an eigenen Sozialisationsprozessen orientieren würden, als an denen einer zugehörigen Praxis",*

und weiter:

> *„(...) nicht nur eine Wissenschaft ist auf der Suche nach ihrem Gegenstand, sondern auch der Gegenstand auf der Suche nach seiner Wissenschaft"* (Weidner 2011: 267).

Diesbezüglich lässt sich die These Sukopps (2010) unterstreichen, dass jede Disziplin spezifische Auffassungen über das „richtige Vorgehen" (Sukopp 2010: 21) zur Strukturierung der Wirklichkeit hat und über das, was als wissenschaftlich gilt (und was nicht).

3.8

Pflegewissenschaft an ihrer Schnittstelle von Alter(n) und Pflege

Man kommt bei dieser Arbeit nicht umhin, die Engführung im Gegenstand des Interesses näher zu betrachten und zu untersuchen. Die vorliegende Dissertation versteht sich mitnichten alleinig als gerontologische Untersuchung. Die Schnittstelle von Alter(n)

[51] Dito.

[52] Dito.

und Pflege blieb in der Gerontologie über Jahre hinweg multidisziplinär belegt. Es waren dies im weitesten Sinne Arbeiten, die sich aus disziplinären Anliegen heraus mit dem Thema Alter und Pflege befassten. Sowohl Psychologie, zum Beispiel im Rahmen des Belastungsdiskurses von pflegenden Angehörigen, oder auch die Soziologie im Zusammenhang mit Alter und Erwerbstätigkeit nahmen sich dieser Schnittstelle besonders an.[53] Da sich die Gerontologie jedoch vornehmlich mit dem „normalen Altern" beschäftigt und hier auch eine Vielzahl wichtiger und weiterführender Befunde zusammengetragen hat,

> *„(...) blieb eine Forschungstradition, die den pflegerischen Aspekt in den Vordergrund rückt und die Frage nach einer Weiterentwicklung und Optimierung der (professionellen) Pflege gezielt stellt und beantwortet" auf der Strecke* (Brandenburg 2007: 9).

Mit Beginn der Akademisierungswelle in der Pflege zu Beginn der Neunzigerjahre des letzten Jahrhunderts gab es nach und nach auch einzelne originär pflegewissenschaftliche Beiträge im gerontologischen Feld. Auch die Pflegewissenschaft selbst, größtenteils geprägt von der Erwachsenenkrankenpflege und in einzelnen Ausnahmen auch von der Kinderkrankenpflege, entdeckte das Feld Alter(n) und Pflege relativ spät und mit Einschränkungen. Dies liegt einerseits an der späten Einführung des Berufsfeldes der Altenpflege[54] im berufsbildenden System im Vergleich zum tradierten beruflichen Verständnis der Pflege im Krankenhausbereich (zuerst christlich-karitativ geprägt, später vor allen Dingen frei und bürgerlich).[55] Zum anderen waren erste pflegewissenschaftliche Professuren, wenn überhaupt, von Personen belegt, die in der Krankenpflege sozialisiert waren. Im Mittelpunkt pflegewissenschaftlicher Forschung standen in den ersten 20 Jahren nach Einführung von pflegebezogenen Studiengängen zumeist pädagogische und auf das Management bezogene Problemstellungen.

> *„Impulse, Orientierung und Forschungsbefunde kommen sehr stark aus dem angloamerikanischen Ausland. Eine Berücksichtigung dieser Entwicklung ist bedeutsam und unverzichtbar"* (Brandenburg 2007: ebd.).

Mittlerweile hat sich das Feld der Pflegewissenschaft auch hier weiter ausdifferenziert. Der erste universitäre Lehrstuhl für gerontologische Pflege an einer pflegewissenschaftlichen Fakultät wurde in Vallendar durch Prof. Dr. Hermann Brandenburg im Jahr 2008 besetzt, was allerdings nicht heißt, dass sich zwischenzeitlich nicht auch andere Professuren ebenfalls dem Feld der gerontologischen Pflege zugewandt hätten (Universität Bielefeld, Universität Witten-Herdecke, Universität Halle-Wittenberg und

[53] Zur interdisziplinären Ausrichtung der Gerontologie im Vergleich zu einer sich entwickelnden Pflegewissenschaft siehe auch Brandenburg (2000). Brandenburg thematisiert darin die Selbstfindung der Pflegewissenschaft (Pflegewissenschaft als Praxis- und/oder Handlungswissenschaft, vgl. Remmers 1999, Dornheim et al. 1999) vor allem im Bereich des Theorie-Praxis-Gefüges.

[54] Hierzu sei auch auf die Dissertation von Riedel hingewiesen (Riedel 2007: 27 ff.).

[55] Die Altenpflege wurde Ende der 1960er-Jahre auf Länderebene gesetzlich verankert und erst im Jahr 2000 für die gesamte Republik vereinheitlicht. Demgegenüber steht eine einheitliche Bundesgesetzgebung der Krankenpflege mit Beginn der Nachkriegsrepublik in Deutschland (vgl. Krampe 2009: 16).

Humboldt-Universität zu Berlin[56]). Trotzdem soll diese Tatsache hier eine gesonderte Erwähnung wert sein. Geht man nämlich von der Zweiteilung aus, dass Universitäten für Grundlagenforschung und Fachhochschulen (eher, wenn überhaupt) für die angewandte Forschung zuständig sind, dann ist mit der Fakultäts- und Lehrstuhlgründung in Vallendar ein essentieller Grundstein für grundlegende Forschung im Bereich der gerontologischen Pflegewissenschaft gelegt. Dies erscheint im Zeitalter von Bachelor und Master eine überholte Argumentationslinie zu sein, blickt man jedoch auf die Realität, so stehen den Universitäten weiterhin die größeren Geldmittel für Forschungszwecke zur Verfügung, als dies für Fachhochschulen der Fall[57] ist. Die hier vorliegende Dissertation steht demzufolge als Beitrag der Grundlagenforschung innerhalb der Pflegewissenschaft mit Bezug zu gerontologischen Zukunftsfragen.

Die grundsätzliche Ausrichtung der Pflegewissenschaft, die sich im Vergleich zur Gerontologie in einem größeren Ausmaß mit Grundsatz- und Theoriedebatten befasst (vgl. Brandenburg 2001, Bossle 2008), deutet ebenfalls auf eine gewünschte Konsentierung im Bereich der Disziplinarität hin, ohne die eine interdisziplinäre Auseinandersetzung nicht möglich ist. Dahingehend zeichnet sich die Gerontologie besonders in den Bereichen der Medizin und der Psychologie hauptsächlich durch empirische Befunde aus (vgl. Bossle 2008).[58]

Brandenburg (2001) fasste bereits vor zehn Jahren die strukturelle Entwicklung der deutschen Gerontologie folgendermaßen zusammen:

> *„Wissenschaftspolitisch ist es der Gerontologie gelungen, eine Forschungsinfrastruktur in Deutschland aufzubauen, die als nahezu abgeschlossen betrachtet werden kann. Nach der Etablierung von Forschungsabteilungen an Kliniken und Universitätsinstituten in Deutschland und der damit verbundenen Einrichtung von sechs Aufbaustudiengängen im Bereich der psychologischen und sozialen Gerontologie, ist der letzte Meilenstein die Gründung eines nationalen Forschungsinstituts in Heidelberg gewesen. 1995*

[56] Alle diese Hochschulen bieten im weitesten Sinne pflegewissenschaftliche Studienmöglichkeiten auf Universitätsebene, jedoch ist an keiner der genannten Universitäten die Pflegewissenschaft auf Fakultätsebene organisiert; zumeist stehen die Studiengänge unter medizinischer oder gesundheitswissenschaftlicher Fakultätshoheit.

[57] Krebser (2010) weist zwar dringend an die auf die Vereinheitlichung von Forschung und Lehre an den Hochschulen hin, bemittelt aber die tatsächliche Drittmittelverfügbarkeit an Fachhochschulen pro Vollzeitprofessorenstelle mit 16.000 Euro und die der Universitäten mit 167.000 Euro. Diesbezüglich sei seiner Meinung nach auch eine Annäherung der Fachhochschulen an die Universitäten, insbesondere an die medizinischen Fakultäten und Fachbereiche, dringend zu empfehlen. Es wird auch dringend darauf hingewiesen, keine Gräben im Bereich wissenschaftstheoretischer Ansätze in den verschiedenen Wissenschaftskulturen aufreißen zu lassen, sondern auch die naturwissenschaftlichen Paradigmen entsprechend zu würdigen (vgl. Krebser 2010, Bundesministerium für Bildung und Forschung, Referat Gesundheitsforschung).

[58] Dazu Brandenburg (2001): „Die Frage der Eigenständigkeit als Disziplin war für die Gerontologie sekundär. Pragmatisch wird unter Akzeptanz des etablierten Theorie- und Methodenverständnisses der Biologie, Medizin, Psychologie und Soziologie ein inhaltliches Feld, nämlich die Untersuchung von körperlichen, psychischen und sozialen Aspekten des Alterns einschließlich von alternsrelevanten Umwelten und Institutionen, wissenschaftlich besetzt. Eigenständige wissenschaftstheoretische Grundlagen, Theorien und Methoden hat die Gerontologie nicht oder nur ansatzweise ausgebildet" (Brandenburg 2001: 130 f.).

> *konnte unter der Leitung von Frau Prof. Dr. Dr. h.c. Lehr das Deutsche Zentrum für Alternsforschung eingerichtet werden. Mindestens genauso bedeutsam ist die Tatsache einzuschätzen, dass es der Gerontologie gelungen ist, das Thema Alter zu einem ‚issue' der politischen Entscheidungsinstanzen zu machen. Dafür sprechen nicht nur die Altenberichte der Bundesregierung inclusive der entsprechenden Expertisenbände, sondern auch bundesweite und länderspezifische Initiativen in Bezug auf das bürgerschaftliche Engagement, der Ausbau der medizinisch-geriatrischen Versorgung sowie die finanzielle Unterstützung einer Vielzahl von Modellprojekten"* (Brandenburg 2001: 131).

In der jüngeren Vergangenheit zog die Demenz mit ihren Folgeerscheinungen in den Mittelpunkt des Interesses ein. Ein damit in Verbindung stehendes Phänomen, das herausfordernde Verhalten, stellt Praktiker und Angehörige verstärkt vor komplexe Probleme und Belastungen. Für die stationäre Altenhilfe wurde diesbezüglich im Jahr 2006 vom Bundesministerium eine Handreichung mit Rahmenempfehlungen unter Mitarbeit pflegewissenschaftlicher Experten herausgegeben (BMG 2006).

Man würde der Pflegewissenschaft an dieser Stelle allerdings Unrecht tun, wollte man sie nur auf klinisch-praktische Themen einengen. Über diese hinaus werden nämlich weitere komplexe Felder bearbeitet, die sich mit Medikation und Compliance, der palliativen Versorgung und Pflege, Vernetzung, Entlassungsplanung und Überleitung oder der Kooperation mit Angehörigen und informellen Helfern befassen. Dazu geraten die verschiedenen Settings, in denen Pflege stattfindet, in den Blick: die stationären, teilstationären und ambulanten Versorgungsformen, die auch in ihren kontextuellen Rahmenbedingungen untersucht werden. Hier seien beispielsweise nur die Folgen der Einführung der Pflegeversicherung, der Einführung der AR-DRG's in den Krankenhäusern, laufende Änderungen im Rahmen der Vergütung im Zusammenhang mit dem Pflegeweiterentwicklungsgesetz oder die Einführung von sogenannten Pflegestützpunkten erwähnt.

Riedel (2007) legte außerdem mit ihrer Dissertation eine bemerkenswerte Grundlagenarbeit zur professionellen Pflege alter Menschen vor, die unter anderem eine Definition von zeitgemäßer Pflege entwickelt, die zielgerichtet und explizit unter historischer, gesellschaftlicher sowie pflegeprofessioneller Betrachtung entstanden ist (vgl. Riedel 2007: 541).

Die Themen der Pflegewissenschaft in der Dekade 1999–2008 werden ausführlich in dieser Arbeit in der Zeitschriftenanalyse in den Blick genommen. Um ein Ergebnis an dieser Stelle bereits vorweg zu nehmen: die präventive Seite zur Vermeidung gesundheitlicher Probleme und daraus potentiell entstehender Pflegebedürftigkeit ist in diesem Zeitraum so gut wie ausgespart. Garms-Hormolovà (2011) resümiert deswegen zu Recht, dass zukünftig die präventive Pflege und die Rehabilitation einen größeren Stellenwert einnehmen müssen. Dies sei nicht nur von der ökonomischen Seite her zu beachten, sondern auch im Hinblick auf ein sich veränderndes Altersbild, das nicht automatisch Alter und Pflegebedürftigkeit mit Hoffnungslosigkeit und Nihilismus assoziiert (vgl. Garms-Hormolovà 2011: 422 f.).

Zusammenfassend skizziert Brandenburg (2007) vier Grundanliegen einer gerontologisch ausgerichteten Pflegewissenschaft:

1. Die Entwicklung von Theorien der Pflege alter Menschen ist dringend erforderlich.
2. Lehre im Sinne eines kritisch-konstruktiven Diskurses mit Studierenden im Bereich der gerontologischen Pflege muss essentiell und akzentuiert sein.
3. Der interdisziplinäre Dialog mit benachbarten Disziplinen wie der Theologie ist wichtig.
4. Qualifizierungs- und Forschungsarbeit ist dringend geboten.

Ziel dieser Bemühungen ist eine Analyse und ein vertieftes Verständnis von Pflegesituationen alter Menschen im familiären, institutionellen und räumlichen Kontext (vgl. Brandenburg 2007: 11).

3.9 Pflegewissenschaft im interdisziplinären Diskurs

Die Pflegewissenschaft mit ihrem bereits beschriebenen Gegenstandsverständnis und Erkenntnisinteresse bewegt sich in einem Feld, das von weiteren gesundheitswissenschaftlichen und therapeutischen Disziplinen umstellt ist. Damit ergibt sich zwangsläufig auch die Herausforderung der interdisziplinären[59] Zusammenarbeit. Wie bereits einführend in diesem Kapitel angemerkt, wird vorausgesetzt, dass gute Interdisziplinarität von guter Disziplinarität abhängt (vgl. Krüger in Sukopp 2010: 19).

Vor diesem Hintergrund argumentiert Remmers (2011) aus wissenssoziologischer und wissenschaftshistorischer Sicht, dass das Streben nach Interdisziplinarität[60] mit ihren verschiedenen Ausformungen auch Einfluss auf die Disziplin „Pflegewissenschaft" nehme: schon jetzt zeichne sich ab, dass sich die Pflegewissenschaft im Prozess interdisziplinärer Zusammenarbeit noch vor Klärung ihrer disziplinären Gestalt verändern werde (Remmers 2011: 25).

[59] Nach Heckhausen besagt „(...) interdisziplinäre Forschung nicht mehr, als dass einige Wissenschaftler, die verschiedenen Fächern angehören, zusammen an einem Problem arbeiten, das so allgemein, alltagsnah oder fachfremd betitelt ist, dass noch kein Vertreter der beteiligten Fächer bereits das Problem unter den Aspekten seiner Fachlichkeit eingegrenzt oder definiert hätte" (Heckhausen in: Jungert 2010: 4).

[60] Zu Treibern und Hindernissen von Interdisziplinarität siehe ebenfalls Jungert (2010).

Vorausschauend erweitert Remmers demzufolge bestehende Interdisziplinaritätsverständnisse[61], indem er in einem nächsten Schritt in die Möglichkeiten der Pflegewissenschaft als „Transdisziplinäres Konstrukt" einführt (Remmers 2011: 7 f.).

Unter Transdisziplinarität versteht man eine Kooperation, die zu andauernden, die fachlichen und disziplinären Orientierungen selbst verändernden, wissenschaftssystematischen Ordnungen führt. Dabei stellt sie sich sowohl als eine Forschungs- und Arbeitsform der Wissenschaft dar, in der es darum geht, außerwissenschaftliche Probleme, wie Umwelt-, Energie- und Gesundheitsprobleme zu lösen, als auch als ein innerwissenschaftliches, die Ordnung des wissenschaftlichen Wissens und der wissenschaftlichen Forschung selbst betreffendes Prinzip (vgl. Mittelstraß in: Jungert 2010: 6).

Die maßgeblichen Unterscheidungsmerkmale zur Interdisziplinarität bilden:

- die Dauerhaftigkeit der Kooperation,
- die Transformation disziplinärer Orientierungen sowie
- die Beschäftigung mit außerwissenschaftlichen Problemen (vgl. Mittelstraß in: Jungert 2010: 7).

Die Pflegewissenschaft als transdisziplinäres Konstrukt werde der Komplexität beruflich zu lösender Problem- und Krisensituationen, der Folgen der ökonomischen Trendwende und einer über rein naturwissenschaftliche Begriffsbildung hinausgehenden grundlagentheoretisch zu entfaltenden Körperlehre als Substrat pflegerischen Handelns am ehesten gerecht (vgl. Remmers 2011: 31).

Bei der Klärung der disziplinären Gestalt stelle sich somit zum wiederholten Male die Frage nach dem, was der „Kern" pflegerischer Aufgabe sei, um die Grundfesten der Disziplin abzustecken. Diese Debatte müsse besonders und aufgrund des Einzugs der Interdisziplinarität grundlagentheoretisch und differenziert innerwissenschaftlich erörtert werden (vgl. Remmers 2011: 27).

Remmers (2010) sieht beispielsweise im Hinblick auf die Orientierung an soziologischen Theorievorschlägen, wie denen von Emile Durkheim, die die disparaten Verhältnisse von Individuum und Gesellschaft thematisierten, eine weiterführende Theoriebildung in der Pflege als dringende Notwendigkeit an. Eine andere und nicht weniger wichtige Herausforderung stellten die „Fragen einer ökonomischen Rationalisierung sämtlicher Felder pflegerischer Tätigkeiten und damit zusammenhängende Probleme der

[61] Bei Jungert (2010) finden sich zur genaueren Unterscheidung hierzu noch die Begriffe Multi-, Pluri- und Crossdisziplinarität (vgl. Jungert 2010: 2 f.). Bezugnehmend auf Heckhausen werden zudem tiefergehende Differenzierungen, wie *Unterschiedslose Interdisziplinarität*, (z. B. Studium Generale), *Pseudo-Interdisziplinarität* (bei Verwendung gleicher theoretischer Modelle oder Methoden), *Hilfsinterdisziplinarität* (bei Gebrauch fremder Methoden für die eigene Disziplin), *Zusammengesetzte Interdisziplinarität* (verglichen mit einem Puzzle motivieren praktische Probleme zu einer Zusammenarbeit verschiedener Disziplinen), *Ergänzende Interdisziplinarität* (die sich in den Grenzgebieten einer Disziplin entwickelt, wie Psycholinguistik, Psychobiologie etc.) oder auch die *Vereinigende Interdisziplinarität*, die durch eine Annäherung bzw. Verschmelzung der theoretischen Integrationsniveaus und Methoden verschiedener Disziplinen charakterisiert ist), vorgenommen (Heckhausen in: Jungert 2010: 4 ff.).

subjektiven Bewältigung ihrer Folgen dar" (Remmers 2010: 58). Die „Theorie des kommunikativen Handelns" von Habermas biete hierzu eine Vorlage, mit der sich das strukturelle Eindringen der über Geld und Macht gesteuerten Systemimperative in hoch sensible Bereiche der sozialen Integration und Reproduktion als ein Prozess der Funktionalisierung elementarer Lebensbereiche und schließlich auch ihrer „Kolonialisierung" mit erheblichen desintegrierenden Effekten genauer analysieren und in größere Trenddiagnosen moderner gesellschaftlicher Entwicklungen einordnen ließe (vgl. Remmers 2010: 58 f.).

Die Überschreitung disziplinärer Grenzen in Form inter- und transdisziplinärer Zusammenarbeit bietet der Pflegewissenschaft – trotz der noch latenten Phase von Ausbildung und Forschung – somit zahlreiche Möglichkeiten, ihre eigenen disziplinären Grenzen zu erkennen und (neu) zu verhandeln.

Jungert (2010) zeigt, dass das Verständnis von Inter- und Transdisziplinarität dabei eine erhebliche Rolle dafür spielt, wie Interdisziplinarität im Idealfall verstanden werden sollte (vgl. Jungert 2010: 2 ff.):

- Ein bloßes Gemeinhaben von Untersuchungsgegenständen sei noch keine Grundlage für Interdisziplinarität, wie sie in Heckhausens Sinne bereits formuliert wurde, auch wenn hierzu gelegentlich in sogenannten Sammelbänden der Anschein erweckt werde. Zumeist erfolge dort eine Aneinanderreihung von Ansichten verschiedener Disziplinen und Fächer, wohl auch im Bewusstsein um die Existenz andersartiger Annäherungen zum gleichen Untersuchungsgegenstand, allerdings ohne aufeinander konkret Bezug zu nehmen oder diese Erkenntnisse gar in eigene Forschungsbemühungen zu integrieren.[62]
- Die Nutzung oder den „Import" von Methoden anderer Herkunft als interdisziplinäre Bemühungen zu bezeichnen, wäre ebenfalls zu verkürzt betrachtet, merkt man doch bei genauerem Hinsehen, dass nur die wenigsten Disziplinen und Fächer originär eigene Methoden hervorgebracht hätten.
- Um Probleme zu lösen, müsse man oft weit über die Grenzen eines bestimmten Gegenstandbereichs hinausgehen. Interdisziplinarität bestünde in diesem Bereich im disziplinübergreifenden Angehen (und eventuell Lösen) von Problemen, die sich wegen ihrer Beschaffenheit und Komplexität nicht von Einzeldisziplinen bearbeiten ließen; zahlreiche aktuelle Probleme und Forschungsfragen, wie die globale Gerechtigkeit oder die nachhaltige Entwicklung, fielen darunter. Hier zeigten sich die Grenzen der „Reduktion eines Erkenntnisganzen" (Balsiger in: Jungert 2010: 8).
- Der Abstand zwischen den theoretischen Integrationsniveaus einzelner Disziplinen sei auch ein entscheidender Faktor bezüglich der Möglichkeit von Interdisziplinarität. „Je näher diese beieinander liegen, desto leichter fällt die Zusammenarbeit" (Heckhausen in: Jungert 2010: 9).

Zur interdisziplinären Herausforderung kommt auch die Frage politischer Anerkennung. Dazu nimmt das folgende Kapitel Stellung.

[62] Hier noch einmal der Verweis auf Stemmer (2001)!

3.10

Pflegewissenschaft als anerkannter „Player" im Gesundheitswesen?

Wissenschaftspolitisch kann die Pflegewissenschaft noch nicht den Status für sich reklamieren, den die Gerontologie erreicht hat. Die Operationalisierung des neuen Pflegebedürftigkeitsbegriffs von Wingenfeld, Büscher und Schaeffer et al. (2007) inclusive eines neuen zugehörigen entwickelten Assessments fand zwar unter der Federführung pflegewissenschaftlicher Fachexperten statt, jedoch lässt die Verabschiedung einer Gesetzesnovelle sicher auch noch in dieser Legislaturperiode auf sich warten. Die Einführung mehrerer, durch das DNQP[63] entwickelter Expertenstandards, gehört mittlerweile auch politisch-legislativ zum anerkannten „State of the Art" in der Pflege. Allerdings wird über die verbindliche Einführung dieser Standards unter den beteiligten Trägern heftig debattiert.

Als „Meilenstein ist daher die Förderung von Pflegeforschungsverbünden aus Mitteln des Bundesforschungsministeriums anzusehen" (Bartholomeyczik 2011: 75). Die Förderung lief über sechs Jahre in zuerst vier, dann drei Forschungsverbünden[64] und im Jahr 2010 wieder aus. Neben der Etablierung anwendungsorientierter und klinischer Forschung sollte der Zweck verfolgt werden, Forschungsinfrastruktur auszubauen und auch an den Fachhochschulen voranzubringen (vgl. Schaeffer in: Bartholomeyczik 2011: ebd.). Bis 2010 wurden insgesamt 25 Projekte unter Beteiligung von 24 Hochschulen gefördert (vgl. Schaeffer in: Bartholomeyczik 2011: 76).

Die Beendigung der Forschungsverbünde sieht Bartholomeyczik als „bedrohlich für die Konsolidierung der Pflegeforschung in Deutschland", da „Strukturen und Kompetenzen nach wie vor als nicht gefestigt anzusehen sind" (Bartholomeyczik 2011: ebd.).

[63] Das „Deutsche Netzwerk für Qualitätsentwicklung in der Pflege" (DNQP) hat seit 2000 mittlerweile sieben Expertenstandards vorgelegt; drei weitere sind derzeit in Planung. Die künftigen Standards sollen dann gemäß § 113 a SGB XI „Expertenstandards zur Sicherung und Weiterentwicklung der Qualität in der Pflege" des Pflegeweiterentwicklungsgesetzes von 2008 für alle Pflegeeinrichtungen verbindlich werden.

[64] Die Projekte der drei Verbünde folgten unterschiedlichen Schwerpunkten: „Bewältigung chronischer Krankheit", „evidenzbasierte Pflege chronisch Kranker und Pflegebedürftiger in kommunikativ schwierigen Situationen" und „Optimierung des Pflegeprozesses durch neue Steuerungsinstrumente" (Bartholomeyczik 2011: 76).

Der Etablierung einer Forschungsagenda Pflege kann daher auch politisch eine große Tragweite zugeschrieben werden.

Seit dem Jahr 2003 forderte auch hierzulande der Vorstand der *DG Pflegewissenschaft* eine solche „Systematisierung von Forschungsprioritäten", da eine solche Agenda bereits in zahlreichen Ländern bestehe (Bartholomeyczik et al. in: Stemmer 2011: 292). Die Zielsetzung besteht im

> *„(...) zweckmäßigen Einsatz von Ressourcen, um die vordringlichen Fragen methodisch hochwertig untersuchen zu können"* (Stemmer 2011: ebd.).

Zum Zeitpunkt des Entstehens dieser Arbeit konnte noch keine Aussage zum Stand der Entwicklung getroffen werden. Ein erstes Treffen der Arbeitsgruppe fand am 23.02.2011 in Mainz statt; zwischenzeitlich war es auch möglich, via eines per E-Mail versandten Fragebogens dringende Forschungsbedarfe und -bedürfnisse an die Arbeitsgruppe zurückzumelden. Mit Stand Oktober 2011 gab es allerdings noch keine Ergebnisse zu vermelden.

Insgesamt muss die politische Einflussnahme der deutschen Pflegewissenschaft als gering eingeschätzt werden; damit liegt sie im Trend aller WHO-Staaten (vgl. Hennessy in: Stemmer 2011: 285). Es ist dabei weiter unklar, welche Vereinigung die politische Vertretung der Pflegewissenschaft übernehmen kann und soll. Die *DG Pflegewissenschaft* wurde bereits in Kapitel 3.5 angesprochen. Die Stoßrichtung der DG lässt sich in zweierlei Hinsicht beschreiben: Zum einen versucht sie, den „wissenschaftstheoretisch und methodisch pluralen Diskurs" innerhalb der Fachgemeinschaft anzustoßen, zum anderen bietet sie einen offenen Raum für Fragen der Pflegepraxis und -politik (vgl. Stemmer 2011: 286).

Das Verhältnis der Berufsverbände zur Pflegewissenschaft, die laut Stemmer „berufliche Partikularinteressen" vertreten, ist trotz Überschneidungen zu den Zielen der *DG Pflegewissenschaft* eher in puncto „Interesse am nutzbaren Ergebnis der Pflegewissenschaft" zu verstehen. Mit dem *Deutschen Pflegerat* (DPR) als Dach aller berufsverbandlichen Interessensvertretungen gibt es zumeist dann Schnittmengen, wenn die Pflegewissenschaft Antworten bezüglich adäquater Versorgungs- und Pflegequalität geben kann (vgl. Stemmer 2011: 289).

Nichtsdestoweniger ist der Weg in die Politik, insbesondere die Politikberatung, ein außerordentlich wichtiger für die Pflege ganz allgemein und die Pflegewissenschaft im Besonderen. Hierzu bedarf es einer Abstimmung zwischen den Zuständigkeiten des DPR, der Berufsverbände und der DG Pflegewissenschaft. Eine vertrauensvolle Zusammenarbeit kann dazu führen, dass sowohl die Interessensvertretung als auch wissenschaftliche Expertise in die Politik eingebracht werden könnten. Die Auswahl der jeweiligen Wissenschaftler für die Mitgliedschaft in politischen Gremien müsse dazu transparent, nachvollziehbar und sachlich erfolgen (vgl. Stemmer 2011: 293).

4

Wissenschaftstheorie: Erkenntnisgewinn als Treiber für Wissen und Wissenschaft

Die nun folgenden Abhandlungen beschäftigen sich mit wissenschaftstheoretischen Denkrahmungen, die diese Arbeit beeinflusst haben. Zum einen sind hierzu die Überlegungen des „späten" T. S. Kuhn zu nennen, der sich im Zusammenhang mit Aussagen zum wissenschaftlichen Paradigma auf eine „disziplinäre Matrix" beruft (Kuhn 1978). Zum anderen und in aller Kürze die scheinbar auf den ersten Blick dazu „unpassenden" kritisch-rationalen Hintergründe eines Karl. R. Popper[65], der sich im Rahmen der Altenberger Gespräche mit Konrad Lorenz über den Drang menschlichen Lebens, nach einer „besseren Welt" zu streben, ausgetauscht hat (Popper und Lorenz 1994). Trotz der unterschiedlichen Hintergründe von Kuhn (wissenschaftshistorisch) und Popper (kritisch-rational) ist beiden Ansätzen doch gemeinsam, dass sie Wissen und Erkenntnis sowie wissenschaftlichen Disziplinen Veränderungsfähigkeit unterstellen, welcher Intention auch immer folgend. Beide Ansätze sind insbesondere für diese Arbeit von Belang, da beide Strömungen auch potentielle Abbilder für Veränderungen innerhalb der Disziplin der Pflegewissenschaft sein können, eine zeitliche Abfolge von Veränderung berücksichtigen und in ihrer grundsätzlichen Haltung – wie die hier vorliegende Arbeit – sowohl vorwärts- als auch rückwärtsgewandt sind.

Methodologisch sind Kuhns und Poppers Ansätze einer eher empirisch-analytischen Tradition zuzurechnen. Im Rahmen der Auswertungsverfahren innerhalb der Gutachten- und Zeitschriftenanalyse spielte dieser Modus eine wichtige Rolle. Allerdings darf hier an dieser Stelle nicht vergessen werden, dass eine wesentliche methodologische Ausrichtung der Dissertation auf der verstehend-hermeneutischen Tradition fußt. Das Forschungsprogramm der qualitativen Sozialforschung bietet hierzu die adäquaten Werkzeuge. Dieser methodologische Hintergrund wird im Kapitel 8 ausführlich besprochen, erklärt und auch auf diese Arbeit übertragen.

[65] Es sei hier auf die Kuhn-Popper-Kontroverse hingewiesen, in der Kuhn Poppers Haltung einer kumulativen, durch stete Falsifikation von Theorien sich selbst weiterentwickelnden Wissenschaft kritisiert.

4.1

Paradigmatische Veranlagungen im Kontext von Wissenschaft und Zeitgeist

Der Begriff des Paradigmas ist ein schillernder und in T. S. Kuhns Hauptwerk „Die Struktur wissenschaftlicher Revolutionen" ein mit insgesamt 22 verschiedenen Erklärungen versehener (vgl. Kuhn 1978: 389). Trotzdem wird es hier notwendig, sich mit einem Bedeutungssubstrat des Begriffes „Paradigma" auseinanderzusetzen, denn in wissenschaftlichen Disziplinen ist ein „charakteristisches System von Anschauungen und Vorverständnissen" (Kuhn 1978: ebd.) dafür verantwortlich, welches Wissen in einer Fachgemeinschaft als konsentiert gilt und welches nicht. Diese grundsätzlich wissenschaftshistorische Auffassung steht in der sogenannten „Kuhn-Popper-Kontroverse" der Popperschen Auffassung entgegen, dass sich wissenschaftliches Wissen kumulativ und durch die Verwerfung von Hypothesen durch immer wieder neu und kritisch zu überprüfende Theorien ergibt. Kuhn betont dagegen, dass die Entwicklung der Wissenschaft selbst durch verschiedene Phasen der Entwicklung gekennzeichnet ist, bei denen sich Kontinuität und Diskontinuität abwechseln würden (Kuhn 1976). In seiner Revision des Paradigmabegriffes zielt Kuhn auch intensiv auf die „disziplinäre Matrix" ab. „Disziplinär", weil sie (die Matrix, Anm. MB) einerseits der „gemeinsame Besitz von Fachvertreten einer Disziplin ist", und Matrix deswegen, weil sie „aus Elementen verschiedener Art besteht, die alle genauer angegeben werden müssten" (Kuhn 1978: 392). In diesem Zusammenhang ist nach Kuhn (1978) unter einem Paradigma das zu verstehen, was den Mitgliedern einer wissenschaftlichen Gemeinschaft, und nur ihnen, gemeinsam ist (Kuhn 1978: 390). Diese Definition ist für diese Arbeit von besonderer Bedeutung, möchte sie doch auch einem Ziel besonders gerecht werden: die deutsche Pflegewissenschaft auf den Status ihrer Disziplinarität hin zu durchleuchten. In diesem Kontext rückt letzteres Verständnis deutlich von rein inhaltlichen Bedeutungen eines Paradigmas ab. Es wird dabei vielmehr der Fokus auf den Modus der Disziplin gerichtet: Nach welchen Kriterien entstehen sogenannte Paradigmen und von welchen Rahmenbedingungen hängen paradigmatische Annahmen innerhalb einer Disziplin ab? In der Überschrift zu diesem Unterkapitel ist es außerdem schon angedeutet: Nicht nur die Disziplin selbst bestimmt über solche paradigmatische Setzungen, sondern es sind auch epochale Besonderheiten und Aspekte dafür verantwortlich. Die Wissenschaft kann sich demzufolge nicht von politischen, kulturellen oder gesellschaftlichen Kontexten befreien. Bildlich gesehen injizieren diese Kontexte die jeweils induktiven Vorannahmen, die – will man nun einer Popperschen Denkart folgen – jeweils unter wissenschaftlichen Kriterien des Überprüfens und Verwerfens von Hypothesen ihre Standfestigkeit beweisen müssen. Somit verfolgt diese Arbeit in Teilen der Empirie zwei scheinbar als unvereinbar geltende Traditionen des Denkens über Wissensgenese: einmal eine wissenschaftshistorische Sichtweise, wie sie bei T. S. Kuhn anklingt, und einmal die kritisch-rationale Denkform, wie sie für Popper üblich ist.

4.2 Zur Genese des „Neuen" im wissenschaftlichen Kontext

Beide eben ausgeführte Strömungen lassen sich in einen Kanal zusammenführen: Nennen wir ihn den „Erkenntnisgewinn". Bei Kuhn finden sich dazu auch Begriffe wie „Neuigkeit", „Neuerungen" oder das „Neue", etwas, das eine Disziplin scheinbar revolutioniert beziehungsweise die bis dato übliche Form und Norm der Erkenntnis ablöst (vgl. Kuhn 1978: 246).

Kuhn (1978) spricht in diesem Zusammenhang auch von der „Entdeckung" (ebd.), deren Einbindung in wissenschaftliche Fachgemeinschaften in folgendem Dreischritt zustande kommt:

- „Die Wahrnehmung von Anomalien
- Die Einordnung der Anomalie
- Umstellung, Anpassung, Einordnung" (Kuhn 1978: 246 ff.).

Für diese hier vorliegende Dissertation sind besonders die ersten beiden Schritte von Bedeutung. Was ist die besondere Erkenntnis, die den Forscher einer Disziplin aufhorchen lässt? Nach Kuhn (1978) ist es die

> *„(...) Isolierung einer Anomalie, die im Experiment oder in der Beobachtung begann, d.h. mit einer unvollständigen Übereinstimmung zwischen der Natur und unserer Erwartung"* (Kuhn 1978: 246).

Wie geht die wissenschaftliche Disziplin im zweiten Schritt mit dieser Neuheit um? Kuhn (1978) erläutert dazu:

> *„Wenn überhaupt etwas entdeckt werden soll, dann muss notwendig eine kürzere oder längere Periode folgen, in der sich der einzelne und oft eine größere Anzahl von Mitgliedern seiner Gruppe um die theoretische Einordnung der Anomalie bemühen. In dieser Periode sind stets weitere Beobachtungen oder Experimente wie auch vielfaches Nachdenken nötig. In ihr ändern die Wissenschaftler vielfach ihre Erwartungen ab, gewöhnlich auch ihre Anforderungen an die Instrumente, und manchmal auch ihre grundlegendsten Theorien" (Kuhn 1978: 247 f.).*

Beide Schritte bilden sich im empirischen Teil dieser Arbeit ab: Schritt zwei, indem die Themenstränge und Zukunftsaussagen analysiert werden, und Schritt eins im Rahmen der Diskussion der Ergebnisse – was fällt dem Forscher und was den Teilnehmern der Gruppendiskussion zu diesen Ergebnissen auf? Hier spielt zudem der zweite Schritt wieder eine Rolle, nämlich, wie eine Fachgemeinschaft um zukünftige und neue Erkenntnisse ringt.

Den dritten Schritt, über die Nachwirkung von Entdeckungen zu forschen, könnte allerdings nur eine retrospektive Betrachtung im Sinne einer ausführlichen Analyse spezifischer Diskurse bedienen, indem Historizität und Kritik ineinander vereint werden. Diesen letzten Schritt kann diese Arbeit nicht einlösen.

An dieser Stelle muss auch auf Poppers Haltung in Bezug auf Wissensgenese und Lernfähigkeit eingegangen werden. Sie stellt deswegen eine weitere theoretische Voraussetzung und ein wichtiges Motiv für diese Arbeit dar, weil sie die Zeit- und Zukunftsperspektive theoretisch würdigt, indem sie Zukunft als offen und veränderbar beschreibt. In einem Gespräch[66] mit dem Arzt, Zoologen und Verhaltensforscher Konrad Lorenz nahm Karl R. Popper hinsichtlich der menschlichen Suche nach einer besseren Welt eingehend dazu Stellung (Popper und Lorenz 1994).

Popper vertritt darin die These, dass (menschliches) Leben stets auf der Suche nach einer besseren Welt sei. Der Antrieb dazu sei der Wunsch, die Hoffnung und die Utopie, eine ideale Welt zu finden. Er stellt sich dabei gegen eine Passivitätsthese, dass der Mensch von der Umwelt geformt werde; vielmehr sei es der Mensch selbst, der die Umwelt suche und sie aktiv forme. Wir versuchten dauernd, unsere unmittelbare und unsere weitere Umwelt und schließlich die ganze Welt zu ändern und zu modifizieren. Der Wille spiele also in der ganzen Geschichte eine besondere Rolle (vgl. Popper und Lorenz 1994: 17). Poppers grundsätzliche Überlegungen zum Leben lassen sich auch auf die Situation der hier vorliegenden Arbeit bestens übertragen, denn nach Popper (1994) heißt es „Leben ist *lehren*[67]; Leben ist: Theorien, Hypothesen, Dogmen, Doktrinen in die Welt setzen und auf ihre Gültigkeit überprüfen" (Popper und Lorenz 1994: 20).

Durch diese vorangestellten Schilderungen erhält die Zweckmäßigkeit von Wissen eine besondere Bedeutung. Zweckmäßigkeit ist jedoch je nach Perspektive des Betrachters

[66] Die Diskussion zwischen Popper und Lorenz in der Lorenz-Villa in Altenberg bei Wien vom 21.02.1983 ist als „Kamingespräch" bekannt und wurde vom ORF übertragen.

[67] Hervorhebung im Original.

unterschiedlich zu bewerten, verändert sie sich doch je nach dem Interesse des jeweiligen Betrachters oder – im hier vorliegenden Sinne dieser Arbeit – des Forschers. Damit sind nicht nur die unterschiedlichen Disziplinen im Sinne eines unterschiedlichen Erkenntnisinteresses gemeint, sondern auch die bereits angesprochene „Deformation" durch kontextuelle Bedingungen, wie dem gesellschaftlichen, politischen oder wirtschaftlichen Zeitgeist (vgl. Kap. 4.1). Diese Unterschiede drücken sich entsprechend in unterschiedlichen Benennungen aus. Popper entschlüsselt diese Benennungen als „Begriffe" oder „Symbole", was ihn wiederum Stellung gegen derartige Bezeichnungen beziehen lässt:

> *„Ich glaube der Begriff ist reines Mittel zum Zweck. Der Zweck ist die* Darstellung *und die* Wahrheit*: die Darstellung von Sätzen, die wahr sind."* (Popper und Lorenz 1994: 34).

Auch wenn sich Popper gegen die Passivitätsthese wehrt, dass kontextuelle Bedingungen das Subjekt formen, erkennt diese Arbeit trotzdem die Lernfähigkeit des Subjektes an, allerdings unter der Voraussetzung, dass die jeweilige Aktivität des Subjektes – hier die wissenschaftliche Forschungsperson – immer dann erfolgreich ist, wenn bereits getätigte Erfahrungen, die dem jeweiligen Subjekt innewohnen, überprüft und, wenn sie nicht passen, verworfen werden. Das heißt auch, dass Zukunft nicht ohne historische Einordnung gelingen kann und eine Bewertung der Vergangenheit nicht ohne Gegenwarts- oder Zukunftsbezug. Hier findet diese Dissertation wieder harmonischen Einklang mit Popper, denn die Suche ist für Popper (1994) essentiell:

> *„Wir sind Sucher, das Leben ist skeptisch – griechisch:* suchend[68] *– vom Anfang an. Es ist nie* ganz[69] *zufrieden mit den Bedingungen, die es hat"* (Popper und Lorenz 1994: 18).

Popper setzt im Gegensatz zu Kuhn damit das Neue im Sinne des Erkenntnisgewinns auch in eine zeitliche Dimension, wie er es auch in die Hände des Denkenden selbst legt. Für Popper ist das zu Erwartende, das Antizipieren der Beginn der Hypothese und der Theorie (vgl. Popper und Lorenz 1994: 25). Für Popper gilt:

> „Nur das Unwahrscheinliche ist interessant[70]*. Das Neue ist immer ganz unwahrscheinlich"* (Popper und Lorenz 1994: 27).

[68] Hervorhebung im Original.

[69] Dito.

[70] Dito.

4.3

Die disziplinäre Matrix als paradigmatischer Gradmesser

Kuhn (1978) bezeichnet ein Paradigma als das, was den Mitgliedern einer wissenschaftlichen Gemeinschaft, und nur ihnen, gemeinsam sei. Außerdem bezeichnet er ein Paradigma auch als „disziplinäre Matrix" (vgl. Kap. 4.1). Diese Verständnisweise beschäftigt sich explizit mit konstituierenden Merkmalen einer Disziplin, die auch dazu beitragen, dass sich eine Art „common sense" (hier zu verstehen als gemeinsamer innerer Sinn einer wissenschaftlichen Gemeinschaft[71]) begründen kann. Kuhn (1978) spricht bei der „disziplinären Matrix" drei Bestandteile an:

1. Symbolische Verallgemeinerungen
2. Modelle
3. Musterbeispiele (vgl. Kuhn 1978: 392).

Unter „Symbolischen Verallgemeinerungen" lassen sich diejenigen Ausdrücke verstehen, die von der Gruppe ohne Zögern angewandt werden und sich leicht auf eine logische Form bringen lassen. Sie sind als die formalen oder leicht formalisierenden Bestandteile der disziplinären Matrix zu verstehen. „Modelle" liefern der Gruppe bevorzugte Analogien oder bei größerer Überzeugung innerhalb der Gruppe auch Ontologien. Sie können an einem Extrem heuristischer Natur sein und am gegenüberliegenden Ende Gegenstände metaphysischer Festlegung. „Musterbeispiele" sind nach Kuhn schließlich konkrete Problemlösungen, die von der Gruppe in einem ganz gewöhnlichen Sinn als paradigmatisch anerkannt sind. Insofern lässt sich konkret auch die Bezeichnung des „Musterbeispiels" als Synonym für Paradigma verstehen (vgl. Kuhn: 1978: 393).

Mit dieser Sichtweise wird die Bedeutung der Disziplin im Zusammenhang mit paradigmatischen Setzungen gewürdigt. Ähnlich wie schon in Kap. 3.7 erwähnt, berücksichtigt diese Perspektive auch mögliche Verwerfungen zwischen Theorie und Praxis und die Stellung der jeweiligen Disziplin in diesem Spannungsfeld.

[71] Dieses Verständnis beinhaltet sowohl die Daseinsberechtigung einer Disziplin in Form von Erkenntnisinteresse, Gegenstand oder methodologischen Rahmungen, als auch Vereinbarungen über Formen der Logik und Beweisführung

4.4

Der Paradigmabegriff und seine Bedeutung für die Pflege

Friesacher und Rux-Haase unterzogen im Jahr 1998 die Übertragbarkeit des Kuhnschen Paradigmaverständnisses für die Pflegewissenschaft einer vertieften kritischen Betrachtung (Friesacher und Rux-Haase 1998a und 1998b). Sie sprechen für die deutsche Pflegewissenschaft zwar von einem wissenschaftstheoretischen Modus der Begriffsverwendung, allerdings bleibe dieser eher auf einer Ebene der „reinen Rezeption", als dass er einer gründlichen wissenschaftstheoretischen Auseinandersetzung zugeführt werde. Als Beispiele werden der Paradigmenwechsel[72] bei Juchli und der Paradigmenbegriff bei Bischoff[73] oder bei Weidner[74] genannt (vgl. Friesacher und Rux-Haase 1998b: 64). Zu weiteren, eher der Theoriebildung verpflichteten Vorschlägen[75] kämen außerdem noch methodologische Verständnisse[76].

Es fällt auf, dass die Verwendung des Paradigmabegriffes in der Pflegewissenschaft eher auf einer inhaltlichen Ebene beruht, ähnlich dem Gegenstandsbereich, dem Erkenntnisinteresse, den Theorien oder den Methoden (vgl. Kap. 3), und nicht auf einer wissenssoziologischen oder -historischen Sichtweise im Sinne einer Herkunftsanalyse gewisser verbindlicher Wissenstraditionen, wie es Remmers (2011) kritisch betonte (siehe Kap. 3). Des Weiteren wird die Übertragung des Begriffes des Paradigmas bei Kuhn in die deutsche Pflegewissenschaft kritisiert, da Kuhns Ansätze in Bezug auf die Naturwissenschaft der Physik entwickelt wurden, was der Komplexität der Pflegewissenschaft nicht gerecht werde, und sie auch einem anderen wissenschaftstheoretischen Zusammenhang entlehnt sind (vgl. Friesacher und Rux-Haase 1998b: 66 f.; vgl. Brandenburg et al. 2007: 15).

[72] Juchli verwendet den Begriff im Zusammenhang mit sich wandelnden Menschenbildern und Umbruchzeiten. Ein Paradigmenwechsel habe hier die Bedeutung des Übergangs von einem Theoriemodell zum anderen (vgl. Friesacher und Rux-Haase 1998b: 64).

[73] Bischoff erklärt in einem Aufsatz von 1996 die Ganzheitlichkeit zum zentralen Paradigma der Pflege (vgl. Friesacher und Rux-Haase 1998b: ebd.).

[74] Weidner übernimmt 1995 die Bedeutung des Metaparadigmas von Fawcett, die Kroh-winkel als Schlüsselkonzepte bezeichnete (vgl. Friesacher und Rux-Haase 1998b: ebd).

[75] Hierzu seien Mischo-Kelling und Ammende genannt (vgl. Friesacher und Rux-Haase 1998b: ebd).

[76] Bartholomeyczik unterscheidet interpretatives und naturwissenschaftliches mechanistisches Paradigma (vgl. Friesacher und Rux-Haase 1998b: ebd).

Zudem habe man sich bis zum damaligen Zeitpunkt kaum wissenschaftstheoretisch mit der Popper-Kuhn-Kontroverse beschäftigt (vgl. Kap. 4.1 und 4.2), was die Vagheit des Terminus „Paradigma" für die Pflegewissenschaft nochmals unterstreiche. Die reine Benennung von „Paradigmen der Pflege" oder „Pflegeparadigmen" stellten eher „Weltsichten" dar, und es sei gerade wegen der bis dato geradezu inflationären Verwendung des Begriffes eher zu bezweifeln, dass die unkritische Nutzung des Verständnisses aus Kuhns Frühwerk der deutschen Pflegwissenschaft in ihrer wissenschaftstheoretischen Positionierung weiterhelfe (vgl. Friesacher und Rux-Haase 1998b: ebd.).

Diese Erkenntnisse, die inzwischen mehr als zehn Jahre alt sind, verführen möglicherweise dazu, Kuhns Ansätze für die Pflegewissenschaft gänzlich zu negieren. Die hier vorliegende Arbeit widersetzt sich dieser Versuchung allerdings bewusst, indem sie sich aus der Kuhn-Popper-Kontroverse speist, die Argumente des „späten Kuhn" (vgl. Kap. 4.3) im Rahmen der disziplinären Matrix in Zusammenhang mit Theorie-Praxis-Fragen würdigt und diese in ein Verhältnis mit der zeitlich-vorwärts gewandten Blickrichtung bringt.

5 Strukturelle und konzeptionelle Klärung zukünftiger Perspektiven: Die Dimension „Zukunft und Trends"

Im nächsten Schritt gilt es nun, zukunftsspezifische Begriffe genauer zu klären. Dabei spielen verschiedene Verständnisse von Prognose und Vorausschau genauso eine Rolle wie methodologische Überlegungen, um das Vorhaben „Zukunftsforschung" gelingen zu lassen.

5.1 Zukunft: eine Begriffsklärung

Nähert man sich dem Begriff der Zukunft aus einer alltäglichen Betrachtung heraus, so wird er als eine zeitliche Dimension, die vorwärts gewandt ist und an die Gegenwart anschließt, verstanden.

Bereits in der Antike[77] und früher haben sich Menschen damit beschäftigt, bestimmte Ereignisse vorherzusagen. Übernatürliche und spirituelle Fähigkeiten oder Instrumen-

[77] In der Antike wurde das Handeln nach dem Zufallsprinzip später durch konkrete Indizien und Auswertung von Informationen erweitert. Die Geschichte Delphis lässt sich bis weit vor 2000 v. Chr. verfolgen. Auf den alten Kult der Gaia ist es zurückzuführen, dass dort Apollon nicht durch einen Priester, sondern durch die Pythia – eine Priesterin – sprach. Diese saß auf einem Dreifuß über einer Erdspalte. Dem Mythos nach stiegen aus dieser Erdspalte Dämpfe auf, die die Pythia in einen Trancezustand

tarien wie die Sterne waren schon immer populäre Grundlagen dafür, um persönliche oder auch politisch-gesellschaftliche Entscheidungen auf Aberglaube und Deutungen zurückzuführen. Eine spezifische Maßgabe scheint dabei im Momentum, dem Antrieb, zu liegen. Vorhersagen – möglicherweise auch falsche – sind die Basis dafür, dass überhaupt etwas passiert und somit der Zustand des Abwartens und Verharrens überwunden werden kann und konnte (vgl. Pillkahn 2007: 25).

Der Blick in die Zukunft scheint demzufolge ein für die Menschheit tiefes Bedürfnis zu sein, das eng mit Prognose, Planung oder Vorhersage zusammenhängt. Der Zukunftsforscher Robert Jungk[78] (1952) beschreibt die Zukunft im folgenden Stil:

„Das Neue, Andere, Erschreckende lebt schon mitten unter uns. So ist es, wie alle historische Erfahrung zeigt, immer gewesen. Das Morgen ist schon im Heute vorhanden, aber es maskiert sich noch als harmlos, es tarnt und entlarvt sich hinter dem Gewohnten. Die Zukunft ist keine sauber von der jeweiligen Gegenwart abgelöste Utopie: die Zukunft hat schon begonnen. Aber noch kann sie, wenn rechtzeitig erkannt, verändert werden" (Jungk 1952: 17).

> *„Zivilisationspessimismus ist nicht mehr nur die modische Pose eines kleinen Kreises von Künstlern und Intellektuellen, sondern der weit verbreitete Ausdruck tiefer Besorgnis und erwachender Kritik geworden"* (Jungk 1952: 18).

Es kann demnach von verschiedenen Motiven für eine gewählte Zukunftsperspektive ausgegangen werden: Psychologisch sind Neugierde, Angst und Unsicherheit bestimmende Beweggründe für den Wunsch, sich mit Zukunftsaussichten einen Wissensvorsprung zu verschaffen und diesen dann in persönliche oder strategisch-taktische Vorteile umzusetzen. Politisch mag ein Blick in die Zukunft Auskunft über Machtverhältnisse geben, ökonomisch betrachtet steht die gesamtwirtschaftliche Entwicklung im Mittelpunkt und persönlich ist alles dem zukünftigen Wohlergehen gewidmet (vgl. Pillkahn 2007: 23).

Aus zeitsoziologischer Perspektive ist überdies ein enger Zusammenhang mit dem Begriff der Handlungserwartung gegeben. Hierunter fällt allgemein auch der Begriff „Antizipation eines Zustandes", der in der Zukunft liegt. Es geht hier weniger darum, die Zukunft vorwegzunehmen oder den Eintritt eines Ereignisses konkret vorherzusagen, als vielmehr darum – und das ist für eine wissenschaftliche Arbeit besonders von Belang – aktiv nach Handlungsoptionen und Kombinationsmöglichkeiten für zukünftige Zustände zu suchen. Es interessiert beim Blick in die Zukunft also vor allem das „Wie" (vgl. Pillkahn 2007: 24). Damit kommt dem Modus der zu erwartenden Veränderungen

versetzten. Auch wenn überliefert ist, dass das Orakel auf die Frage von Krösus, was er gerade tue, richtig antwortete – nämlich Kochen von Lamm und Schildkröte –, so muss doch vermutet werden, dass das Orakel mit Spionen arbeitete. Trotzdem: Das Orakel besaß im antiken Griechenland über einen Zeitraum von mehr als eintausend Jahren eine hohe Bedeutung. Hier wurde Politik gemacht – und an manchen der Orakelsprüche zerbrachen Königreiche (Pillkahn 2007: 25 f.).

[78] Robert Jungk gilt als einer der Erfinder der Zukunftswerkstatt, die mit phantasieanregenden Methoden versucht, Probleme für gesellschaftliche Probleme zu entwickeln (vgl. Verein zur Förderung demokratischer Zukunftsförderung e. V., Internet: www.zwverein.de, Zugriff vom 21.03.2011).

und Szenarien für die jeweilig zu entwickelnden Handlungsoptionen und die daraus folgenden logischen Denkfiguren eine entscheidende Rolle zu.

Die ersten Versuche zum „systematischen" Umgang mit der Zukunft begannen 1946 durch Prognosen, die das *Stanford Research Institute* (SRI) entwickelte; 1948 folgte die Begründung der Szenariomethode durch Hermann Kahn und die *RAND Corporation.* Letztere zielten auf militärisch-strategische Überlegungen, die später durch *Royal Dutch* beziehungsweise Shell in eine formalisierte Methode zur Unterstützung von Unternehmensstrategien transferiert wurden. 1968 wurde der *Club of Rome* gegründet, der sich als nichtkommerzielle Organisation mit der globalen Entwicklung der Welt beschäftigt und in den 1970er-Jahren mit der Studie „Grenzen des Wachstums" Aufmerksamkeit erregte. Das Buch blickt bis in das Jahr 2100 und mahnt, dass sich technische Entwicklung, Fortschritt und Ressourcenverbrauch nicht ewig aufrechterhalten ließen. In den Achtzigerjahren etablierte sich dann die sogenannte Trendforschung, die die gesellschaftliche Entwicklung nicht mehr als linear, sondern als unübersichtlich verstand (vgl. Pillkahn 2007: 26).

In der Gegenwart sind die bekanntesten und größtenteils auch populärsten Zukunfts- und Trendforscher John Naisbitt, beginnend mit den Achtzigerjahren, Faith Popcorn in den Neunzigern und Gerald Celente oder auch Mathias Horx seit Mitte/Ende der Neunzigerjahre. Ihre Namen seien hier deswegen erwähnt, weil ihr Bekanntheitsgrad mit spezifischen, grundsätzlichen Aussagen verbunden ist. Naisbitt beispielsweise steht im Zusammenhang mit politisch-gesellschaftlichen Entwicklungen für den Satz: „Es ist eine ungeheure Stärke, wenn man nicht Recht haben muss." (vgl. Pillkahn 2007: 26). Im Zusammenhang mit der Zukunft prägte er außerdem folgenden Satz:

> *„Der zuverlässigste Weg, in die Zukunft zu sehen, ist das Verstehen der Gegenwart"* (Naisbitt 1984: 13).

Ein weiteres Spezifikum der modernen Trendforschung ist das „Naming", das Benennen von Phänomenen oder Szenarien. Faith Popcorn, die in ihren Forschungen ausschließlich marktorientierte und Kundenperspektiven einnimmt, „generiert" Trends im Marketingumfeld (vgl. Pillkahn 2007: 27). Beispiele wären kreative Namensgebungen, wie das „Cocooning", „Clicking"[79] oder die „Eva-lution", die neue Macht des Weiblichen. Ob es sich dabei tatsächlich um Trends handelt oder eben nur um neue Benennungen für lang bekannte Weisheiten, bleibt dabei dahingestellt.

[79] Unter „CLICKing" wird das Verhalten von sogenannten Durchschnittsamerikanern beschrieben, die das Gefühl hatten, mit ihrem Leben in einer Sackgasse gelandet zu sein, ohne zu wissen, wie es morgen weitergehen wird. Ihre Lösungsstrategie setzte sich aus der Suche nach einem Weg, um die Frustration und die ewigen Enttäuschungen zu beenden, dem Plan, alle persönlichen Hindernisse und Ängste zu überwinden, und der Entschlossenheit, jede sich bietende Gelegenheit zu nutzen und die Zukunft klar ins Auge zu fassen, zusammen. Kurz „CLICK": C = Courage / L = Loslassen / I = Intuition / C = Charakterstärke / K = Know-how. Was sich laut Popcorn auf dem Weg zum Erfolg bewährt hat: Bei manchen ‚clickt' es spontan, ganz intuitiv. Das sind die Glückskinder. Ehe es allerdings bei den Normalen ‚clickt', müssen deren Fähigkeiten und Wünsche genau erforscht werden: ‚Click' kann es nur machen, wenn man sich nicht nur nach hinten, sondern auch nach vorne orientiert. Daher muss versucht werden, die Trends zu erforschen.

Bei genauerer Betrachtung wird allerdings schnell klar, dass Popcorn nicht umsonst als die bestbezahlteste Trendforscherin der USA gilt. Das mag weniger an der Zukunftsorientierung liegen als vielmehr an der Tatsache, dass sie im rasanten Wandel der postmodernen Gesellschaft die Menschen konkret mit Hilfestellungen unterstützt, was wiederum sowohl bei Unternehmen als auch beim Individuum selbst Anklang findet, auch wegen der deutlichen und zeitgemäßen Sprache, die Popcorn verwendet. In die gleiche Stoßrichtung der Trend- und Marktforschung gehen Celente und auch Horx. Letztere müssen sich, wie auch Popcorn und Naisbitt, zu Recht die Frage stellen lassen, welche ihre konkreten Methoden und vor allen Dingen die konkreten Vorgehensweisen innerhalb dieser Methodiken sind. Bei kritischer Betrachtung der Ausführungen wird klar: Die Grenze zwischen Prognose und Spekulation verwischt sich und damit muss auch, trotz reger Nachfrage von Unternehmen, die Eignung solcher Vorhersagen bezweifelt werden (vgl. Pillkahn 2007: 28).

Ein Name darf in Verbindung mit der Zukunftsforschung keinesfalls vergessen werden: Ossip K. Flechtheim[80]. Seine Ausrichtung als politischer Wissenschaftler und Zukunftsdenker (vgl. Keßler 2007) ist in wissenschaftlichen und gesellschaftlichen Bereichen unter dem Begriff der „Futurologie" bekannt geworden. Sie trägt den Stempel des verantwortungsbewussten Umgangs mit der Zukunft und ihre Herausforderungen. Flechtheims Gedanken sind in ihren Grundzügen auch für diese Arbeit leitend geworden. Sie drücken sich in folgenden Aussagen aus.

> *„Wie die Medizin eine Krankheit diagnostiziert und diese in ihrem künftigen Verlauf prognostiziert, um eine Therapie durchführen zu können, so muss auch die Futurologie die Gefahren und Bedrohungen von heute und morgen diagnostizieren, prognostizieren und ‚therapieren'. Mehr noch: Analog der Medizin, die dem Vorbeugen von Krankheiten einen immer größeren Wert beimisst, forscht auch die Futurologie nach Mitteln und Wegen zur Verhütung von Fehlentwicklungen"* (Flechtheim in: Keßler 2007: 159).

Für Flechtheim werden damit sechs Prämissen in seiner Futurologie leitend:

1. „Die Welt ist dynamisch, sie ändert sich in ihren Grundstrukturen, sie produziert Neues.
2. Gewisse Grundstrukturen des Wandels sind zumindest teilweise erkennbar.
3. Richtung und Änderung können hier und da in groben Zügen vorhergesehen werden.

[80] Ossip K. Flechtheim, 1909 in der Ukraine geboren, promovierter Jurist und Politikwissenschaftler, von den Nationalsozialisten wegen seiner Mitgliedschaft in der KPD und seiner kritischen Haltung in der Gruppe „Neu Beginnen" verfolgt und aus dem Staatsdienst entlassen, Entzug der Promotion 1938, Wiederverleihung 1947, emigriert in die Schweiz 1935–39, danach in die USA bis 1952; 1951–52 Gastprofessur an der FU Berlin, 1952 Rückkehr nach Deutschland an die Deutsche Hochschule für Politik in Berlin, 1957 Habilitation und Ordentliche Professur am Otto Suhr-Institut, 1961–62 Direktor des Otto Suhr-Instituts, 1974 emeritiert. Zahlreiche Mitgliedschaften, wie in der Humanistischen Union, dem PEN-Zentrum, Vizepräsident der Internationalen Liga für Menschenrechte, Ehrenmitglied der Gesellschaft für Zukunftsfragen, 1979 Ablehnung des Bundesverdienstkreuzes, 1998 verstorben in Kleinmachnow in der Nähe von Berlin (vgl. Keßler 2007: 229 ff.).

4. Auch antithetische Prognosen und Projektionen haben ihren Wert – sie können zur Klarlegung von Problemen und Krisen beitragen und sogar teilweise richtig sein (Spezifizierung bezüglich Zeit, Raum, Gruppe usw. oder Grad der Wahrscheinlichkeit).
5. Innerhalb dieses Rahmens besteht die Freiheit der Wahl und der Gestaltungsmöglichkeiten.
6. Durch das Erkennen des Notwendigen, Möglichen und Gewollten wird die Zukunft mitgestaltet" (Flechtheim in: Keßler 2007: ebd.).

5.2 Zur Zukunftsforschung und ihren Unterschieden zur Trend- und Marktforschung

Aus den vorangegangenen Schilderungen wird deutlich, wie diffizil der Umgang mit dem Zukunftsbegriff ist. Im Bereich der wissenschaftlichen Bemühungen und Forschungsvorhaben gilt es außerdem, zwischen den jeweiligen Erkenntnisinteressen (Markt-, Trend oder Zukunftsforschung allgemein) zu unterscheiden. Die Intransparenz des methodischen Vorgehens in populärwissenschaftlichen Arbeiten wurde bereits weiter oben angedeutet.

Pfadenhauer (2004) konstatiert deswegen:

> *„(...) vor allem in Deutschland haftet der Trendforschung (...) ein dezidiert negatives Image an. Pointiert formuliert: In Deutschland gilt die Trendforschung als „Geschäft mit der Zukunft" insbesondere unter Sozialwissenschaftlern grosso modo als ein ausgesprochen unseriöses Unterfangen. Der Vorwurf der Unwissenschaftlichkeit bildet hier denn auch den zentralen Kritikpunkt, welcher gegen Trendforschung ins Feld geführt wird."* (Pfadenhauer 2004: 2).

Nach diesem Zusammenhang kommt es also drauf an, welche Form von Prognosen zu welchem Zweck genutzt werden. Eine solche Offenlegung, inklusive der methodologischen Hintergründe und der Transparenz des methodischen Vorgehens, ist ebenso wichtig wie die sprachliche Differenzierung einzelner genutzter Termini in Forschungsarbeiten.

Für die Trendforschung mag also gelten, dass sie aus dem Trend geraten ist, auch weil die mediale Aufmerksamkeit zurückgegangen ist, was aber wiederum nicht heißen muss, dass Trendforschung deswegen obsolet wäre. Die Trennschärfe zu anderen bestehenden Dienstleistungen, wie Strategieberatung oder Unternehmensberatung, fehlt allerdings, auch weil die Trendforschung inzwischen ein „beachtliches Segment der Consulting Branche" (Liebl in: Pfadenhauer 2004: 2) geworden ist. Zentral für die hier vorliegende Dissertation steht somit Michaela Pfadenhauers (2004) Verständnis von Trend- und Zukunftsforschung; sie versteht im Anschluss an die neuere Wissenschaftsforschung darunter eine angewandte Forschung, die in einem weiten Sinn zu begreifen ist.

> *„Methodisch integriert sie die Analyse von Dokumenten, explorativen sowie fokussierten Gesprächen, Beobachtungen und Experteninterviews"* (Pfadenhauer 2004: 1).

5.3 Der Zukunftsvierklang nach Pillkahn (2007)

Aus Information wird Wissen. Um strategisch mit diesen Informationen weiterzuarbeiten, bedarf es eines Instruments, das besagtes Wissen in einen Kontext bringt, strukturiert und kombiniert. Pillkahn (2007) schlägt zu diesem Zweck eine Strategie vor, um Zukunftselemente zu sammeln und auszuwerten (vgl. Pillkahn 2007: 149 f.).

Im weiteren Verlauf soll dafür in diesem Zusammenhang der Begriff „Vierklang der Zukunftsforschung" benutzt werden, da er das Zusammenspiel der einzelnen Schritte idealtypisch illustriert. Je weiter man in den einzelnen Ablaufschritten nach vorne rückt, desto besser wird eine Entscheidungsfindung möglich. Pillkahn (2007) versteht darunter konkret einen tragfähigen „Datenstand für zukunftsfähige Informationen" (Pillkahn 2007: 150), nämlich:

1. Nachrichten/Signale

An erster Stelle steht der Schritt des Beobachtens oder „Scannens". Die Informationen und Vorannahmen können sich aus einer Vielzahl von Informationsträgern generieren; hier seien beispielsweise Medien, wie Bücher und Zeitschriften, Websites oder Gesprächsrunden zu verstehen.

In der vorliegenden Arbeit generieren sich solche Informationen aus staatlichen Gutachten, die auf einen bestimmten Gegenstandsbereich „Alter(n) und Pflege" verengt werden.

2. Früherkennungsarchitektur

In einem zweiten Schritt wird es notwendig, Themen oder Themenbereiche zu identifizieren. Dieser Schritt dient der weiteren Strukturierung, Filterung und Vernetzung der Informationen.

Für diese Arbeit sind es wissenschaftliche Fachzeitschriften, die einerseits eng auf den Untersuchungsgegenstand hin geführt und deren Themen andererseits vergleichend an die Informationen und Vorhersagen aus den staatlichen Gutachten angelegt werden.

3. Dynamisches Netzwerk

Ein nächster Schritt, der ebenfalls hilft, Informationen weiter zu strukturieren und zu filtern, ist der des „Dynamischen Netzwerks". Hierin werden Faktoren und Indikatoren genauer analysiert.

Im Rahmen der Dissertation wird zu diesem Zwecke die Gruppendiskussion geführt. Anhand der Ergebnisse der vorangegangenen Analysen können auffällige Befunde nochmals genauer durchleuchtet und diskutiert werden.

4. Konsequenzen

In einem abschließenden Schritt, der dem Vorausdenken und Interpretieren dient, werden Trends, Chancen, Gefahren und Szenarien entwickelt. In Kap. 16 werden die Ergebnisse aus den einzelnen Analysen vertieft diskutiert und interpretiert und in einen Zukunftskatalog (Kap. 18) überführt. Ein letzter Schritt könnte dann zu konkreten Entscheidungen für die Zukunft führen. Diesen Schritt kann diese Arbeit jedoch nicht gehen, dafür aber potentielle Richtungsvorgaben machen.

Tabelle 1 in Kapitel 9 bietet eine Übersicht über die einzelnen Intentionen, das Datenmaterial sowie das konkrete methodische Vorgehen im Rahmen des Zukunftsvierklangs.

5.4 Was ist ein Trend? Begriffsdefinitionen für die vorliegende Arbeit

Nach Pfadenhauer (2004) versteht man in einem alltagssprachlichen Verständnis unter einem Trend ein „modisch-aktuelles Gegenwartsphänomen mit hoher öffentlich-medialer Resonanz" (Pfadenhauer 2004: 1).

Im Lexikon findet sich unter Trend:

> *„Grundausrichtung der statistisch erfassten Entwicklung einer Zeitreihe. Umfasst längere und lange Zeiträume, stellt stets einen Ausschnitt dar und ist demzufolge auch in der Geltung begrenzt. Für die Vergangenheit besitzt der Trend nur einen Feststellungswert, in der Zukunft lässt er sich nicht verlängern wegen der Unvorhersehbarkeit von außen wirkender Einflüsse"* (Meyers Lexikon in: Pillkahn 2007: 125).

Für eine wissenschaftliche Arbeit ist dieses Verständnis allerdings (noch) nicht zufriedenstellend und auch nicht ausreichend. Insofern müssen die zeitliche Vorausschau und die Dimensionen einzelner Zukunftsaussagen berücksichtigt und eingeteilt werden. Es wird daher nötig, für solche Zukunftsaussagen mehrere Begriffs- und Kategorienebenen in die Arbeit einzubeziehen.

Insgesamt sind als Trends solche Zukunftsvoraussagen, Prognosen und Vorhersagen zu verstehen, die aufgrund einer gegenwärtig nachvollziehbaren empirischen Datenlage und einer spezifischen Expertise getroffen werden. Sie sind eng mit einer Veränderung verbunden, die sich im Zusammenhang mit dieser Aussage ergibt (vgl. Pillkahn 2007: 125).

Die Voraussetzung für solche Aussagen ist demnach, dass die Einschätzung von einschlägig mit Erfahrung ausgestatten Experten getroffen wurde und sich auf ein spezifisch eingegrenztes Feld bezieht. Nach Pfadenhauers Verständnis lassen sich solche Aussagen entsprechend aus Dokumenten, Gutachten oder durch andere explorative Verfahren ablesen und eruieren, um eine rückblickende diagnostische Einschätzung treffen zu können.

Während die Trend- und Marktforschung aufgrund der Nichttransparenz ihres Zweckes[81] und ihrer Methodologie kritisierbar wird, zieht an diesen Stellen die Zukunftsforschung eine klare Trennungslinie. Sie muss sich allerdings auch am Punkt der diagnostischen Einschätzung zurufen lassen, dass die Methoden der Experten und die daraus abgeleiteten Vorhersagen ebenfalls nicht immer transparent sind. Rust erkennt die Extrapolation solcher Sachverhalte vor allen Dingen daran: „Trends sind schlichtweg nur irgendwelche Beobachtungen, die neu genug oder sensationell genug sind, um Erstaunen zu provozieren" (Rust in: Pillkahn 2007: 126).

Umso wichtiger erscheint in diesem Zusammenhang die methodische Vorgehensweise des Zukunftsforschers. Die Sorgfalts- und Neutralitätspflicht sowie bei Zweifeln kritisch zu hinterfragen und vorgefertigte Meinungen zu vermeiden, stehen hier zuerst auf der methodischen Agenda. Die Behauptung, dass etwas ein Trend sei, beweist noch lange nicht, dass dies auch stimme (vgl. ebd.).

Die Einordnung der Aussage hängt jeweils von der Dimension, also der Größenordnung der getroffenen Prognose, ab. Hierzu gilt es Unterschiede zu treffen:

Vier entscheidende Größen nach Pillkahn (2007) seien hier für diese Arbeit angeführt:

1. **Metatrend**: Zusammenfassung von Trends und/oder Megatrends. Beispiel „Demografische Veränderung"; für diese Arbeit die Ebene der Segmente „Demografischer

[81] Demgegenüber stellt Jungk (1952) als höchstes Gut der Wissenschaft die Zweckfreiheit. Er illustriert dies am Bespiel des Institutes of Advanced Studies in Princeton: „Es besitzt keine Laboratorien mit teuren und komplizierten Maschinen, aber bietet dafür etwas, das für den wirklichen Fortschritt wichtiger sein könnte als das hochentwickelte Instrumentarium anderer Forschungsstätten: Zeit und Platz zum ungestörten Nachdenken. Hier werden keine Lehraufträge und Diplome vergeben. Nichts dient einem sichtbaren, greifbaren Zweck" (Jungk 1952: 328).

Wandel" (DW), „Epidemiologischer Wandel" (EW), „Ökonomischer Wandel" (ÖW) und „Sozialer Wandel" (SW).

2. **Megatrend**: Trend in einem großem Maßstab, langanhaltend mit tiefgreifenden Veränderungen; Beispiel „Alterung der Gesellschaft"; für diese Arbeit die Ebene der Trends, fettgedruckt in Anhang C nachzulesen, z. B. „Steigende durchschnittliche Lebenserwartung und Feminisierung des Alters" (A II).
3. **Mikrotrend**: Veränderung in kleinem Maßstab, regional ausgeprägt oder kaum beobachtbar. Beispiel: *Die steigende Anzahl von Ein-Kind-Familien führt zu verändertem Verhalten in der Gesellschaft*; für diese Arbeit spezifizierte Beispiele und Differenzierungen, wie *Snoezel-Räume, humor- oder tiergestützte Interventionen sowie deren Erfolgskontrollen außerhalb kontrollierter Studien zur Erfassung des Wohlbefindens psychisch kranker Menschen, um die Wirkung bestimmter Interventionen zu beschreiben*, im Megatrend *„Zunehmende Bedeutung innovativer Pflegekonzepte zur Schaffung sensorischer Anregungen"* (B XXVII).
4. **Pseudotrend**: Das Phänomen wird als Trend dargestellt, obwohl es keiner ist. Beispiel: Unternehmen setzen sich verstärkt für Familien ein (tatsächlich gibt es aber kaum noch Betriebskindergärten).

Zu dieser Unterteilung kommt eine weitere Ebene, die für die Manifestierung des Trends entscheidend wird: Im Trend schlägt sich die Veränderung nieder. Je besser seine Hintergründe und Antriebe verstanden werden, desto besser lassen sich Vorhersagen über den weiteren Verlauf markieren. Der Identifikation sogenannter „Treiber" kommt insofern ein weiteres Augenmerk zu (vgl. Pillkahn 2007: 130).

In manchen Fällen sind diese Ursachen bereits in der näheren Schilderung des Megatrends inbegriffen,[82] in weiteren Fällen sollen die Treiber und Kräfte in der Diskussion näher dargestellt und eruiert werden.

Als Ursachen für Treiber wiederum gelten die sogenannten „Kräfte" (vgl. Pillkahn 2007: 131). Sie geben sich als Motive und Ziele von Playern im spezifischen Untersuchungsfeld zu erkennen. In der Trendforschung gilt es, diese Motive und Hintergründe zu entschlüsseln; sehr oft bleiben die wahren Interessen allerdings verborgen oder verschleiert, was in der Natur der Sache beziehungsweise im Interesse der Player liegt. Die hier vorliegende Arbeit kann an der einen oder anderen Stelle bestimmte Treiber identifizieren. Den jeweils entsprechenden Kräften auf die Spur zu kommen, müsste allerdings eine separate Untersuchung leisten. Der Autor der vorliegenden Dissertation ist sich allerdings mit Pillkahn (2007) folgender Aussagebewusst: „Ein Trend wird getragen von Treibern und Kräften" (Pillkahn 2007: ebd.).

Dieses Verständnis ist für den hier vorgetragenen Forschungsprozess enorm wichtig. Die Ebene der Kräfte zu entschlüsseln, erfordert ein nochmals anderes Methodenreper-

[82] Etwa beim Megatrend „Zunehmende Bedeutung von Wirtschaftlichkeitsreserven" (CV) „aufgrund des zunehmenden demografischen Mehrbedarfs, der mangelnden Zielorientierung im Gesundheitswesen als Kostenursache und des diagnostischen Fehleinsatzes (Röntgenuntersuchungen, Knochendichtemessungen, Arthroskopien, Rückenschmerzdiagnostik und -therapie)".

toire, das über die hier verwendeten inhaltsanalytischen Verfahren hinausgeht. Mittels diskursanalytischer Verfahren ließen sich diese Kräfte analysieren und interpretieren. Dies kann die vorliegende Dissertation nicht einlösen; eine Untersuchung in solche Richtungen wäre aus kritischer Perspektive allerdings dringend zu empfehlen.

6

Formal konstituierende Publikationsmechanismen im Feld der Pflegewissenschaft

Zusätzlich zu den vorangegangenen Einschätzungen im Zusammenhang mit Erkenntnisgewinn und Zukunftsorientierung müssen auch die formalen Bedingungen wissenschaftlicher Publikationen näher betrachtet werden. Sie sind der Rahmen für das Wissen und die entsprechend abgebildeten Themengebiete in der Zeitschriftenanalyse. Es geht dabei im engeren Sinne darum, auf welchem Weg dieses Wissen in die Zeitschriften und damit in die Science community gelangt. Dazu werden sowohl die Publikationsgewohnheiten und Anforderungen aus der Autorenperspektive näher beschrieben als auch die Entscheidungskriterien, ob ein Beitrag publiziert wird oder nicht. Die folgenden Ausführungen zeigen, wie sich diese Ausformungen im Einzelnen darstellen und dass diese Rahmenbedingungen nicht unkritisierbar sind.

6.1

Beschreibung wissenschaftlicher Publikationsriten

Spirig und Fierz (2011) bezeichnen die Veröffentlichung in einem Journal als eine Möglichkeit Wissen weiterzugeben. Die Autorinnen schildern fünf Schritte auf dem Weg zur Publikation:

- Bestimmung des Inhaltes
- Bestimmung des Journals

- Bestimmung der Autoren
- Verfassen der Publikation entsprechend der Autorenrichtlinien der Zeitschrift
- Einreichen und eventuell Überarbeiten der Publikation (vgl. Spirig und Fierz 2011: 325 f.).

Für wissenschaftliche Journale werden in den Autorenrichtlinien Gesamtzeichenzahl sowie Zeichenzahl für (zum Teil) Titel, Abstract, den eigentlichen Beitrag und auch die Sprache als Vorgaben genannt, die eingehalten werden müssen. Außerdem sind für wissenschaftliche Journale Originalarbeiten[83] vorgesehen. Einige Zeitschriften richten sich zudem an eine spezifisch interessierte Leserschaft; dieses Wissen ist für die Autoren notwendig, um zu entscheiden, in welchem Journal der Artikel platziert werden soll. Hinzu kommt das Interesse des Autors oder der Autoren, ob das Journal einen Impact Factor hat und wie hoch dieser ist (vgl. Kap. 6.2) (vgl. Spirig und Fierz 2011: 326 f.).

Ferner kann die Verschlagwortung der Zeitschrift in einschlägigen Datenbanken einen Ausschlag geben, ob man sie zur Einreichung aussucht oder nicht. Je öfter das Journal in einschlägigen Datenbanken gelistet ist, desto höher ist die Wahrscheinlichkeit, dass der Artikel in späteren Rechercheprozessen erscheint und der wissenschaftlichen Gemeinschaft zur Verfügung gestellt werden kann.

Die Nennung der Autoren – deren Anzahl prinzipiell nicht beschränkt ist – hängt nach Albert und Wager von deren substantiellen Beiträgen bei Konzeption, Design, Akquise, Analyse oder Interpretation der Daten ab, von der Mitarbeit bei der Entstehung oder kritischen Revision hinsichtlich wichtiger intellektueller Beiträge im Text und der abschließenden Genehmigung der zu veröffentlichenden Version ab (vgl. Albert und Wager in: Spirig und Fierz 2011: 330 f.). Wichtig sind erst- (größter intellektueller Beitrag) und letztgenannter Autor (leitende Person der jeweiligen Arbeitsgruppe, wenn er die Kriterien der vorher beschriebenen Mitarbeit erfüllt hat!). Die Reihenfolge der Namen zwischen dem ersten und letzten Autor ist nicht geregelt und kann beispielsweise nach dem Alphabet erfolgen (vgl. Spirig und Fierz 2011: 330 f.).

[83] Eine Bezeichnung für eine Studie, in der man Fragestellungen nachgeht, die in dieser Form noch nicht beantwortet wurden. Hier wird also eine einzigartige oder neue Forschungsidee von einer Forschungsperson aufgegriffen und bearbeitet (Bartholomeyczik et al. 2008: 78).

6.2

Entscheidende Qualitätsmerkmale und „Filter" im Bereich wissenschaftlicher Publikationen

Zur Autorenperspektive kommen außerdem einschlägige Vorgaben, die die Qualität und Güte der eingereichten Beiträge regulieren. Ein solches Instrument ist das sogenannte Peer Review.

Bartholomeyczik et al. (2008) definieren es als

> *„(...) Prozess, in dem ein Manuskript – z. B. ein Forschungsartikel oder eine wissenschaftliche Abhandlung – von einem oder mehreren Fachkolleginnen, den Peers, gelesen und bewertet wird. Peer Review-Verfahren werden zur Sicherung der wissenschaftlichen Qualität von Zeitschriften, Kongressen, wissenschaftlichen Buchreihen etc. eingesetzt"* (Bartholomeyczik et al. 2008: 79).

Ein Merkmal dazu ist das doppelt verblindete Verfahren, in dem weder die Gutachter den Namen des Autors kennen noch die Autoren die Gutachter, die den Artikel beurteilt haben. Ware (2008) konstatiert in einer Untersuchung mit 3040 Wissenschaftlern zu Verhalten, Einstellung und Sichtweise weitestgehend breite Zustimmung zu diesem Verfahren:

> *„Peer review is widely supported by academics (...) Double-blind review was preferred (...) Double-blind review was seen as the most effective (...) Double-blind review faces some fundamental objections"* (Ware 2008: 4).

Kritisch am doppelt verblindeten Verfahren ist zu werten, dass dem Verfahren – einer Untersuchung der Cochrane Collaboration zufolge – eine geringe Evidenz und Unzuverlässigkeit zugeschrieben werden, dass die Anonymität der Autoren nicht immer gewährleistet sei, da sie anhand der Forschungsthemen und Fragen von Reviewern[84] erkannt werden könnten, und dass es den Publikationstermin hinauszögere (vgl. Ware 2008: 17). Als Alternativen werden einfach verblindete Verfahren (single-blind), das Open-Review-Verfahren[85] und das post-publication-Verfahren[86] genannt.

[84] Zudem kann die Neutralität der Reviewer infrage gestellt werden, wenn beispielsweise in strittigen Fragen eigene Standpunkte des Gutachters in die Entscheidung mit einbezogen werden.

[85] In diesem Modus können auch andere, nicht von den Herausgebern beauftragte Reviewer tätig werden und die Artikel beurteilen.

[86] Nachträgliche Beurteilung nach Veröffentlichung.

Als Gütekriterium einer Zeitschrift gilt der sogenannte Impact Factor; darunter wird die Reputation des Journals verstanden. Bezugnehmend auf Müller führen Spirig und Fierz (2011) dazu näher aus:

> *„Der „Impact Factor" (IF), genauer „Journal Impact Factor" (JIF), wird als Maß dafür verwendet, wie angesehen ein Journal ist. Er beschreibt die Häufigkeit, mit der ein Artikel der betreffenden Zeitschrift zitiert worden ist."* (Müller in Spirig und Fierz 2011: 329).

Für die Zeitschrift PFLEGE wird im Jahr 2011 aktuell und erstmals ein IF von 0,298 angegeben (vgl. Herausgeber der Zeitschrift PFLEGE 2011). Der höchste IF bei Pflegezeitschriften für die Zeitschrift *Birth-Issues in Perinatal Care* liegt bei 2,2; im Vergleich dazu wird der höchste IF bei den medizinischen Journalen mit 69,0 (*CA-A Cancer Journal for Clinicians*) noch vor dem LANCET mit 28,6 genannt (vgl. Spirig und Fierz 2011: 330).

Müller (2009) merkt in diesem Kontext kritisch an, dass eine Zeitschrift durch die Zusammensetzung der Dokumenttypen (Editorials, Letters) den IF beeinflussen könne. Zudem würden nur spezifische und mit IF versehene Journale in die Zählung mit einbezogen (Stand 2007: berücksichtigte Journale für die Pflege insgesamt 46, davon 37 aus den USA und alle 46 englischsprachig). Dazu komme eine hohe Bereitschaft anglo-amerikanischer Forscher, sich selbst zu zitieren, und eine niedrige Bereitschaft, nicht-englischsprachige Beiträge zu berücksichtigen. Hinzu kämen vereinzelt Anweisungen von Reviewern einer Zeitschrift, vermehrt aus dem eigenen Journal zu zitieren, und somit entstünden immer mehr Zitiergemeinschaften; die Machtverhältnisse würden so zementiert (vgl. Müller 2009: 3).

Die Aussagekraft des IF stellt Müller (2009) mit folgendem Zitat insgesamt deutlich infrage:

> *„Der Impact Factor ist eine brauchbare Orientierungshilfe, wenn man sehen möchte, was in der Wissenschaft gerade Mode ist. Er wird als einfache deskriptive Kennzahl geliefert, ohne Vertrauensintervalle oder Standardabweichungen. Weder Reliabilität noch Validität sind belegt, im Gegenteil, als Qualitätsindikator ist der IF definitiv nicht valide. Die Anforderungen an die Wissenschaftlichkeit, die die Zeitschriften sonst an die bei ihr eingereichten Manuskripte stellen, werden beim IF plötzlich über den Haufen geworfen"* (Müller 2009: 4).

Zusammenfassend lässt sich konstatieren, dass die Güte publizierter und nicht publizierter Beiträge von einer Vielzahl von Entscheidungen abhängig ist. Eine Nichtpublikation steht damit nach Darstellung der formalen Publikationskriterien nicht ausschließlich für schlechte Wissenschaft, sondern auch für Nichterfüllung und Nichtabarbeitung gewünschter Kriterien und Ansprüche des jeweiligen Journals. Somit ist die sogenannte Herausgeberphilosophie einer Zeitschrift vielfach auch von den selbst verordneten Maßstäben im Journal und der Einhaltung des Prozesses durch die jeweiligen Reviewpersonen abhängig. Entsprechend bestätigt sich an dieser Stelle die einführende Aussage[87] aus Kapitel 1: „Für Wissenschaftler ist es sehr aufschlussreich, zu sehen, welche Studien in den Fachmagazinen nicht auftauchen" (Bidder in: FOCUS online 2006).

[87] Gerd Antes in *FOCUS Online* vom 06.10.06 http://www.focus.de/gesundheit/ratgeber/medikamente/news/klinische-studien-im-zweifelsfall-fuer-den-sponsor_aid_116924.html (Zugriff vom 09.11.08).

7 Zusammenfassung des Theorieteils

Vor dem Hintergrund eines Blicks über den disziplinären Zaun entwickelte die Dissertation in ihrem theoretischen Korpus die zentrale Fragestellung, ob es in zukunftsorientierter Perspektive zu thematischen Verwerfungen innerhalb der Pflegewissenschaft kommen könne oder bereits gekommen ist. Diesem Zweck entsprechend, bemüht sich die Arbeit darum, mögliche Schwerpunktsetzungen und Auslassungen in der Zeitschriftenlandschaft der deutschsprachigen Pflegewissenschaft darzustellen und diese unter Hinzuziehung von Expertenwissen vertieft zu diskutieren. Um die Arbeit nicht ausufern zu lassen, wurde speziell auf die gerontologische Pflegewissenschaft fokussiert. Um dieses Unterfangen auch theoretisch zu würdigen, wurden zuerst die wesentlichen Merkmale eines sich im Wandel befindenden deutschen Gesundheitswesens dargestellt.

Das zweite Kapitel zeigte mit Beginn der Wiedervereinigung der Bundesrepublik, dass die Kostendiskussion ein herausragender Bestandteil der deutschen Gesundheitspolitik war und ist. Dazu wurde in zahlreichen Reformen der jeweiligen Bundesregierungen grundsätzlich das Ziel der Kostendämpfung verfolgt. Im Rahmen der Regulierungs- und Finanzierungspolitik wurde zudem deutlich, das sich die Kosten vermehrt zulasten der Versicherten verschoben haben und dass sich gleichzeitig die öffentliche Hand – auch aus Trägersicht – verstärkt aus dem Markt zurückzieht. Als gesetzliche Grundlage der Pflege wurden besonders das SGB V und das SGB XI näher geschildert. Insbesondere für das SGB XI wurde mit Ausnahme des PfWG aus dem Jahr 2008 ein Reformstau konstatiert. Dass grundsätzliche Veränderungen in Finanzierung und Gesetzgebung dringend notwendig sind, zeigten die ausführliche Schilderung eines sich verändernden demografischen und epidemiologischen Panoramas der Versicherten sowie der ökonomische Druck, der sich derzeit im Rahmen eines übersteigerten Qualitätsdiskurses in der Pflege entlädt.

In einem weiteren theoretischen Abschnitt wurden die verschiedenen disziplinären Merkmale der Pflegewissenschaft abgearbeitet. Diese Einteilung wurde zu Beginn auch deswegen eingeführt, da die einzelnen Kriterien im Diskussionsteil der Arbeit nochmals aufgegriffen und vertieft eingeschätzt werden sollen. Es zeigte sich dabei ein heterogenes Verständnis innerhalb einzelner Merkmale. Die auf den ersten Blick uneinheitlich wirkende disziplinäre Erscheinung ließ sich wesentlich auf eine kaum vertiefte wissenschaftstheoretische Auseinandersetzung zurückführen. In Ermangelung an wissenschaftshistorischer und -soziologischer Bearbeitungen zeichne sich laut einer Aussage von Hartmut Remmers aus dem Jahr 2011 schon jetzt ab, „dass sich die Pflegewissenschaft im Prozess interdisziplinärer Zusammenarbeit noch vor Klärung ihrer disziplinären Gestalt verändern werde" (Remmers 2011: 25). In diesem Zusammenhang bieten inter- und transdisziplinäre Anstrengungen für die Pflegewissenschaft aber auch eine besondere Chance disziplinärer Weiterentwicklung. Methodisch entwickelte sich die deutsche Pflegewissenschaft in Richtung Empirie und zur Übernahme der Evidence-Based-Debatte. Im Bereich „Theorien" blieb festzuhalten, dass sich die deutsche Pflegewissenschaft stark an der anglo-amerikanischen Debatte orientierte und nun einen erheblichen Nachholbedarf vorzuweisen hat. Da die Pflegewissenschaft die Phasen der Ausbildung und Forschung zwar durchlaufen, aber noch nicht vollständig beendet hat, könnte nach professionssoziologischer Sicht nun eine theoriegeleitete Phase eintreten. Auch für die gerontologische Pflegewissenschaft wurde die Theoriebildung als Grundanliegen formuliert. Des Weiteren wurde der Bedarf an essentieller und akzentuierter Lehre, am interdisziplinären Dialog mit benachbarten Disziplinen, wie etwa der Theologie, sowie ein Bedarf an Qualifizierungs- und Forschungsarbeiten angemeldet (vgl. Brandenburg 2007: 11). Eine Vielfalt zeigte sich unter anderem auch hinsichtlich der beruflich-föderalen Bildungshoheit in den Karrierestrukturen. Für den Bereich der Science community konnte für die kurze Geschichte der Pflegewissenschaft allerdings inzwischen ein gut florierender Kommunikationszusammenhang festgestellt werden. Der Weg in die Politik, insbesondere in die Politikberatung, wurde ein als für die Pflege und die Pflegewissenschaft im Besonderen außerordentlich wichtiger angesehen. Es bedürfte dazu einer guten und vertrauensvollen Zusammenarbeit zwischen den wissenschaftlichen und beruflichen Organisationen der Pflege mit einer transparenten, nachvollziehbaren und sachlichen Auswahl von Wissenschaftlern in politischen Gremien (vgl. Stemmer 2011: 293).

Das vierte Kapitel nahm wissenschaftstheoretische Perspektiven zur Wissens- und Erkenntnisgenese auf. Trotz einer grundsätzlich methodisch-qualitativen Ausrichtung der Dissertation wurden hier kritisch-rationale (Karl R. Popper) und wissenschaftshistorische Denkarten (T. S. Kuhn) miteinander verschränkt. Der Abschnitt arbeitete sich am bedeutungsvollen Begriff des Paradigmas ab und entwickelte theoretische Erklärungen für das „Neue", das nach Kuhn als „Anomalie" isoliert und damit als relevantes Wissen in die Disziplin eingeordnet werden kann. Der für diese Arbeit wesentliche Faktor „Zeit" wurde über Poppers Ausführungen zum Streben nach einer besseren Welt als Prozess des Suchens und als ständige Triebfeder, Umweltbedingungen mitzugestalten und bestmöglich zu verändern, adaptiert. Popper zeigte idealtypisch, wie aktive Einflussnahme und Lernen von und mit Kontextbedingungen gelingen und damit Veränderungen möglich werden. Für die deutsche Pflegewissenschaft wurde eine bislang eher unkritische Übernahme des Paradigmabegriffs, der größtenteils im inhaltlichen Zusammenhang mit Gegenstand und Erkenntnisinteresse genutzt wurde, konstatiert.

Eine grundsätzlich wissenschaftshistorische oder wissenssoziologische Nutzung des Begriffs „Paradigma" wurde nicht geleistet; insofern ist bislang eine Übertragbarkeit auf die Pflegewissenschaft nicht nur wegen der Unschärfe, sondern auch wegen der wissenschaftstheoretischen Herkunft des Begriffs bezweifelt worden.

Der theoretische Hintergrund der Zukunftsorientierung wurde im darauf folgenden Kapitel operationalisiert; dabei nahm die Unterscheidung von Trend-, Markt- und Zukunftsforschung einen großen Raum ein. Die Abhandlungen sprachen sich klar für ein methodisch strukturiertes und transparentes Verfahren aus, das in populären Zukunftsforschungsarbeiten meist nicht nachvollziehbar ist. Methodologisch wurde dazu eine qualitative Vorgehensweise favorisiert, weil sie interpretative und verstehende Aspekte enthält und Einschätzungen anhand gewonnener empirischer Daten zulässt. Die Fülle an genutzten Zukunfts- und Trendbegriffen machte außerdem eine dezidierte Darstellung der Verständnisweisen einzelner Begriffe, wie Trend, Mega- oder Metatrend, notwendig. Weiter wurde darauf hingewiesen, dass Trends immer von Treibern und Kräften abhängig sind und weitestgehend hinter verschiedenen Interessenlagen verborgen sein können. Die Kenntnisnahme dieser Tatsache wurde im Forschungsprozess als wichtig erachtet und in der Darstellung der Megatrends mit berücksichtigt.

Abschließend wurden im theoretischen Teil der Arbeit Publikationsmechanismen aus Autorensicht und aus der Perspektive der Journale aufgezeigt. Der letzte Abschnitt schilderte verschiedene Schwellen im Entscheidungsprozess zur Publikation; außerdem wurden verschiedene Qualitätsmerkmale, wie das Peer Review oder der Impact Factor, durchaus kritisch gewürdigt.

Die nun folgenden Schilderungen leiten in den empirischen Teil der Arbeit über. Kapitel 8 begründet die Methodologie qualitativer Sozialforschung, Kapitel 9 zeigt die dazu korrespondierenden Methoden und Kapitel 10 stellt die weitere konkrete methodische Verfahrensweise, also das eigentliche Forschungshandeln, vor. Die Kapitel 11 bis 15 widmen sich eingehend der Darstellung von Ergebnissen, Kapitel 16 geht ausführlich auf die Tiefenanalyse und Diskussion der Ergebnisse ein, Kapitel 17 beschäftigt sich mit den methodischen Grenzen dieser Arbeit, bevor abschließend Kapitel 18 die Erkenntnisse des Empirieteils in einen Zukunftskatalog kanalisiert.

8 Qualitative Sozialforschung als methodologische Rahmung und Forschungsprogramm

Aufgrund des vorliegenden Forschungsvorhabens sowie der Spezifität und Komplexität des Gegenstandes, über „Forschung zu forschen", ist es an dieser Stelle grundsätzlich notwendig, den methodologischen Rahmen dieser Arbeit offenzulegen. Die folgenden Darstellungen ranken sich um allgemeine Aussagen zur empirischen Sozialforschung, zumeist in Anlehnung an Gläser und Laudel (2009), und um konkrete methodologische und methodische Prozesse, die sich innerhalb dieser Dissertation ergaben.

8.1 Begründung für eine Methodologie qualitativer Sozialforschung

Nach Gläser und Laudel (2009) ist Forschung ein kollektives Vorhaben von Menschen, die gemeinsam Wissen über die Welt und über uns selbst erarbeiten (vgl. Gläser und Laudel 2009: 23). Für diese Dissertation heißt das, dass es in einem von der Forschungsfrage abgesteckten Raum darum gehen muss zu untersuchen, welchem Modus die Wissenschaft und Forschung hier folgt. Da dies im Sinne einer zeitlich vorwärts gewandten Blickrichtung auf mehreren Ebenen Gegenstand des Interesses ist, nämlich thematisch-inhaltlich, interpretativ und vor dem Hintergrund, was empirisch-analytisch in der Vergangenheit nachzuweisen ist, ist die empirische Sozialforschung mit qualitativer Ausrichtung das Mittel der Wahl. Dieses Vorgehen wird in einzelnen Auswertungsverfahren um numerische Aussagen und Gewichtungen im Sinne von Schwerpunktsetzungen von quantitativen Verfahren unterstützt und ergänzt.

Mit Max Weber verstehen Gläser und Laudel (2009) soziales Handeln als Gegenstand sozialwissenschaftlicher Forschung. Die wissenschaftliche Tätigkeit und Forschung ist demnach als ein spezifischer Teil sozialen Handelns zu verstehen und damit auch als Gegenstand fixiert. Das Ziel, dieses Handeln in seinem Ablauf und in seinen Wirkungen ursächlich zu erklären und seine besondere gegenstandsadäquate Vorgehensweise deutend zu verstehen (vgl. Gläser und Laudel 2009: 24), wird auch in dieser Arbeit verfolgt.

Zwei Faktoren werden entsprechend zum sozialen Handeln konstitutiv markiert:

- Faktoren, die angeben, ein bestimmtes Handeln mit einer gewissen Wahrscheinlichkeit hervorzubringen (hier: inhaltsanalytische Verfahren, Analysen 1–3), und
- Faktoren, die zeigen können, wie sie das Resultat erzeugen (hier: Gruppendiskussion mit Experten, Tiefenanalyse der Ergebnisse) (vgl. Gläser und Laudel 2009: 26).

Für die Strategie der qualitativen Sozialforschung gilt, dass sie dezidiert nach Kausalmechanismen[88] sucht, die unter „bestimmten Bedingungen, bestimmte Effekte hervorbringen". In Abgrenzung zur quantitativen Strategie könne die qualitative Vorgehensweise mit ihrer „mechanismenorientierten Strategie" zwar auch Informationen über Bedingungen liefern, die gegeben sein müssen, damit dieser Mechanismus funktioniert, wie weit diese Bedingungen allerdings verbreitet sind, ist damit jedoch nicht zu eruieren (vgl. ebd.).

Beide zuletzt genannten Bedingungen werden in der Ausrichtung des Forschungsinteresses dieser Arbeit berücksichtigt. Sie will durchaus nach Kausalmechanismen suchen, die unter den beschriebenen Voraussetzungen des Wandels im deutschen Gesundheitswesen für die Pflegewissenschaft gelten: Sie – und damit ist auch die Forschungsperson gemeint – ist sich dabei aber jederzeit bewusst, dass solche Erkenntnisse nur in begrenztem Maße gelten können. Insoweit erfährt diese Arbeit auch eine Begrenzung: Aussagen für die gesamte deutsche Pflegewissenschaft können nur mir Einschränkung getroffen werden.[89]

[88] Der Begriff „Kausalmechanismus" setzt sich aus dem des „Sozialen Mechanismus", als eine Sequenz kausal miteinander verbundener Ereignisse, die unter spezifischen Bedingungen wahrscheinlich auftreten und von spezifischen Ausgangsbedingungen zu spezifischen Ergebnissen führen, und der kausalen Verknüpfung von Ausgangsbedingung, Ereignissequenz und Ergebnis zusammen (vgl. Mayntz in: Gläser und Laudel 2009: 26).

[89] Wird im empirischen Ergebnisteil also von der deutschen Pflegewissenschaft gesprochen, so ist damit immer die Autorenschaft gemeint, die im besagten Analysezeitraum in den jeweils untersuchten Zeitschriften an der Schnittstelle von Alter(n) und Pflege publiziert hat. Es ist nicht als repräsentative oder allseits gültige Aussage für die gesamte deutsche Pflegewissenschaft zu verstehen. Ausgenommen davon sind zum Teil die Gruppendiskussion mit Experten und die Tiefeninterpretation der Ergebnisse, die auch Aussagen für die gesamte Disziplin treffen.

Mit dem Forschungsgegenstand dieser Arbeit sind mehrere komplexe Phänomene verbunden:

1. Das Feld der Pflegewissenschaft und mit ihr der Fokus an der Schnittstelle von Alter(n) und Pflege präsentiert einen breiten Ausschnitt an Gegenständen und Erkenntnisinteresse. Hinzu kommt, dass der Untersuchungsausschnitt mehrere Zeitschriften umfasst, die wiederum einer heterogenen Struktur unterliegen. Mit vorgefertigten Hypothesen könnte lediglich ein kleiner thematischer Fokus unter bestimmten theoretischen Annahmen in homogenen Ausschnitten näher erforscht oder getestet werden.
2. Der Untersuchungszeitraum der Arbeit (1996–2001 bei den Gutachten und 1999–2008 bei den Zeitschriften) ist von bestimmten historischen Gegebenheiten und Besonderheiten begleitet. Diese historische Spezifität muss im Forschungsprozess berücksichtigt werden. Sie wird dabei zwar nicht explizit zum Analysegegenstand, aber ihr Einfluss als zeitliches Kontinuum auf das eigentliche Untersuchungsinteresse wird im Rahmen der Zukunftsforschungsidee methodisch gewürdigt. Eine rein lineare Vorstellung von Ursache und Wirkung (hier: jene Begründung für jenen Themenschwerpunkt) wäre methodisch nicht adäquat und würde der Komplexität des gezeigten Untersuchungssettings zudem nicht gerecht.
3. Standardisierte Methoden eignen sich nicht zu Auswertungszwecken von Gruppendiskussionen. Es geht hier vielmehr darum, die Tiefe und den Bedeutungsgehalt der Aussagen zu erfassen. Eine Standardisierung würde bedeuten, dass Annahmen an einzelne Aussagen angelegt werden müssten, die es zu überprüfen gilt. Für die hier vorliegende Arbeit war das Ziel, von den Experten weitere Deutungen und Verstehensaspekte der bis dato aus den Inhaltsanalysen eruierten Ergebnisse zu erhalten und diese für den Forschungsprozess zu nutzen.

8.2 Forscherblick und -haltung

Aus den geschilderten Gründen wird deutlich, dass besonders die Prinzipien der qualitativen Forschung angelegt werden müssen. Flick et al. (2009) sprechen dabei von der Offenheit für Erfahrungswelten, deren innerer Verfasstheit und deren Konstruktionsprinzipien (Flick et al. 2009: 17). Konkret sind hier Wesenszüge von „Offenheit, Theoriegeleitetheit, Regelgeleitetheit und *Verstehen als ‚Basishandlung'* sozialwissenschaftlicher Forschung" angesprochen (Meinefeld in: Gläser und Laudel 2009: 32)[90].

[90] Hervorhebung im Original.

In dieser Arbeit sind die benannten Prinzipien zu befolgen und deren jeweilige methodische Beschreibung im konkreten Forschungsvorgehen einzuhalten. Welche Methode für welche Analyse eingesetzt wurde, wird in den folgenden Abschnitten detailliert beschrieben (Kap.9.1-9.4 und Tab. 1).

Unter ***Offenheit*** sind nicht nur eine unvoreingenommene Haltung der Forschungsperson zu verstehen, sondern auch Informationen über wesentliche Aspekte des Gegenstandes oder beobachtete Tatbestände, die nicht vorschnell unter vorgefertigte Kategorien subsummiert werden können. Zudem wird die Struktur durch die Informationen des empirischen Materials bestimmt und nicht durch zuvor gemachte Annahmen (vgl. Gläser und Laudel 2009: 30).

Zwei konkrete Phänomene zur Offenheit für diese Arbeit sollen hier kurz geschildert werden:

1. Die Bedeutung des Diskurses

2. Die Bedeutung und Nutzung von Zukunftsbegriffen

Ad 1) In einer ursprünglichen methodischen Konzeption standen diskursive Elemente zur Auswertung im Zentrum des Erkenntnisinteresses. Die Tatsache, dass ein spezifisches Verständnis von Diskurs im Sinne einer Analytik der Macht, wie sie in Foucaults Arbeiten auftritt (Foucault 1973, Friesacher 2008), den Forscherblick in eine spezifische Richtung schärft, verstellt die eigentliche Aussagekraft der empirischen Inhaltsanalysen. Es ist unbestritten, dass diskursive Elemente das Auftreten oder Ausklammern gewisser Themenfelder bedingen; diese jedoch in der Tiefe zu analysieren, hätte bereits in der Fragestellung eine konkrete Eingrenzung des Erkenntnisinteresses notwendig gemacht. Die folgerichtige Konsequenz war demnach nicht, die Fragestellung an die wünschenswerte Methode anzupassen, sondern anhand der Struktur der Informationen des empirischen Materials neu zu reflektieren, welche methodischen Werkzeuge an die Befunde angelegt werden müssen, um der Fragestellung „Welche Begründungen und Interpretationen lassen sich daraus ableiten?“ auf die Spur zu kommen. Dabei wurde im Diskussionsteil eine Tiefenanalyse entwickelt, die sich aus den empirischen Daten der Gruppendiskussion und aus grundlegender disziplinärer und interdisziplinärer Literatur speiste. Daran werden drei Sachverhalte verdeutlicht:

- Die genannten Prinzipien der qualitativen Sozialforschung stehen über einem „Methodenfetischismus“, der bei Nichtauffinden entsprechender methodischer Referenzbeispiele dazu führen kann, das eigentliche Forschungsinteresse zu verzerren oder ganz aus den Augen zu verlieren. Heuristiken, die sich regelgeleitet an theoretischen Maßgaben orientieren, können hierzu eine mögliche Lösung des Problems bieten.

- Wenn in dieser Arbeit die Sprachformel vom Diskurs benutzt wird, so ist damit nicht ausschließlich das diskursive machtanalytische Verständnis des Diskurses im Sinne Foucaults gemeint, sondern vielmehr eines, das sich im Hinblick auf die getätigten Analysen in Form von Themensträngen oder paradigmatischen Setzungen[91] zeigt.

[91] Zum Paradigmaverständnis dieser Arbeit siehe auch Kap. 4!

Diese schlagen sich im Sinne der disziplinären Matrix (vgl. Kuhn 1978; vgl. Kap. 4.3) in der wissenschaftlichen Gemeinschaft nieder und sind aus machtanalytischer Perspektive als Vorstufe der Konstruktion eines Diskursstranges oder Dispositivs anzusehen.

- Eine an der machtanalytischen Haltung Foucaults orientierte Diskursanalyse erübrigt sich damit nicht, sondern wäre eine potentielle Fortsetzung dieser Arbeit, die in der Fragestellung entsprechend zugespitzt geführt werden müsste.

Ad 2) In der ursprünglichen Entwicklung des Grobgerüsts und Forschungsplanes dieser Arbeit wurden Begriffe aus der Zukunftsforschung benutzt, die sich im Laufe des Prozesses als zu wenig differenziert oder bereits von wissenschaftstypischen Bedeutungen besetzt herausgestellt haben (vgl. Friesacher 2008: 121 ff.); konkret waren dies Termini wie „Prognose", „Trend" oder auch „Megatrend". Die Gruppendiskussion mit Experten zeigte, dass eine entsprechende Formulierung eine spezifische Sichtweise auf diese Termini implizieren kann. Die Benutzung entsprechender Begriffe in den Texten dieser Arbeit musste demzufolge operationalisiert und definiert werden (vgl. Kap. 5.4). Dadurch wurde der Modus der Zukunftsforschung im Gegensatz zur Diskursforschung deutlich priorisiert, was im theoretischen Teil der Dissertation dezidiert ausgeführt wurde (s. Kap. 4 und Kap. 5). Für Forschungsfragen eignen sich demzufolge eher von der Alltagssprache geformte Begriffe, die sich im Laufe des Forschungsprozesses zu spezifischen Fachtermini entwickeln können. Diese Herangehensweise lässt eine größtmögliche Form von Offenheit zu, bereits gefundene Erkenntnisse stehen dadurch im Rahmen der Interpretation der Ergebnisse bis zuletzt infrage. Auch hier gilt, dass das Verständnis von Diskurs im Sinne Foucaults nicht konträr zum gewählten Forschungsansatz steht, sondern dass es sich als anschlussfähig und horizonterweiternd für künftige Forschungsfragen dieser Richtung erweisen kann.

Theoriegeleitetheit meint einerseits, dass die Umsetzung von den konkreten Bedingungen der Untersuchung abhängt, und andererseits, dass sich Theorien als

> *„System allgemeiner Sätze über den zu untersuchenden Gegenstand, als geronnene Erfahrungen anderer über diesen Gegenstand darstellen. Es heißt an diese Erfahrungen anzuknüpfen, um einen Erkenntnisfortschritt zu erreichen"* (Mayring in: Gläser und Laudel 2009: 31).

Für diese Arbeit hatte dies zur Folge, dass sich die Darstellung des Themenspektrums als Wissen in einem spezifischen Zeitraum für die Argumentation als entscheidend herausstellte. Welche Merkmale für Neues, Fortschritt und Erkenntnisgewinn verantwortlich zeichnen, kann der wissenschaftstheoretische Hintergrund von Kuhn (vgl. Kuhn 1976, Kuhn 1978) und Popper (vgl. Popper und Lorenz 1994) deutlich machen. Nichtsdestotrotz bleiben mit der Verwerfung von Foucaults theoretischen Ansätzen dessen Denkweise und kritische Lesart für die Forschungsperson erhalten.

Regelgeleitetheit: Jedes in Forschungsprozessen produzierte Wissen sollte nach dieser allgemeinen Forderung explizierten Regeln folgen. Damit ist gemeint, dass die Vorgehensweise im Forschungsprozess so offengelegt wird, dass die Forschungsarbeit für andere Wissenschaftler nachvollziehbar und eine Minimierung intersubjektiver Reproduzierbarkeit erreicht wird (vgl. Gläser und Laudel 2009: 32). Für die vorliegende Arbeit bedeutet das konkret, dass jeder Forschungsschritt explizit beschrieben und auch entsprechend illustriert wurde. In den nachfolgenden Abschnitten werden im Rahmen der Methodenkapitel (Kap. 8-10) diese Prinzipien nacheinander beschrieben. Hierbei geht es gewissermaßen um das Verstehen des Untersuchungsgegenstandes im Sinne einer hermeneutischen Kompetenz, die für jeden sozialwissenschaftlichen Forschungsprozess die konstitutive Leistung des Forschers ausweist.

Kapitel 16 „Interpretation und Diskussion der Ergebnisse: Tiefenanalyse" ist als Zusammenführung und Interpretation der Ergebnisse im Rahmen dieser Arbeit als eine Kernleistung qualitativer Forschungsarbeit zu betrachten.

8.3 Gütekriterien qualitativer Sozialforschung

Lamnek (2005a) nennt sechs Gütekriterien für die qualitative Sozialforschung, die auch im Rahmen dieser Arbeit berücksichtigt werden mussten. Zum bereits ausgeführten Prinzip der „Regelgeleitetheit", das im Rahmen der Explikation der Vorgehensweise noch zusätzlich um den Terminus „Verfahrensdokumentation" und „Argumentative Interpretationsabsicherung" erweitert wird, stellt er die „Nähe zum Gegenstand", die „kommunikative Validierung" sowie die „Triangulation" als Gütekriterien vor (vgl. Lamnek 2005a: 146 f.). Im Folgenden werden die genannten Kriterien für diese Dissertation kurz abgearbeitet. Vertiefende Hinweise finden sich in dezidierten Kapitelverweisen. Das Gütekriterium „Triangulation" wird in einem separaten Abschnitt abgehandelt, da es für diese Arbeit von besonderer Bedeutung war.

Der „Verfahrensdokumentation" wurde in der detaillierten Beschreibung des Vorgehens im Rahmen der Methodenkapitel und in der Offenlegung der Forschungsprotokolle, die als Pflöcke im laufenden Forschungsprozess anzusehen sind, im Anhang (Anlagen B–D) Genüge geleistet. Sie stellt damit ein Merkmal dar, das bereits innerhalb der „Regelgeleitetheit" abgearbeitet wurde.

Während die Verfahrensdokumentation eher formale Züge trägt, stellt die „Argumentative Interpretationsabsicherung" die intellektuellen Forschungsleistungen in den Mittelpunkt. Diejenigen Gedanken, die zu spezifischen Schlussfolgerungen in der Forschung aufsteigen, müssen demzufolge dezidiert nachzulesen sein, soll eine Minimierung von Intersubjektivität erreicht werden. Trotz aller Redundanz soll hier als Referenz nochmals auf Kapitel 16 hingewiesen werden.

Unter der „Nähe zum Gegenstand" galt es für die Dissertation zu diskutieren, ob sich die gewählten Zeitschriften als Feldausschnitt tauglich und die Auswahl der geladenen Experten als passend und plausibel erwiesen. Diese Diskussionen wurden ähnlich wie die „kommunikative Validierung"[92] im Rahmen des Promotionskollegs geleistet. Trotz aller Bemühungen ließen sich allerdings pragmatische Beweggründe nicht immer ausschließen; hierzu sei besonders auf die Absage eines Experten im Rahmen der Gruppendiskussion hingewiesen. Kapitel 17 widmet sich diesbezüglich einer ausführlichen kritischen Betrachtung.

8.4 Triangulation als spezifisches Gütekriterium

Lamnek (2005) bezieht sich auf Denzin, wenn er die Triangulation als Gütekriterium sehr weit fasst und damit verschiedene Methoden, Theorieansätze, Interpreten und Datenquellen heranzieht, um Phänomene umfassender, abgesicherter und gründlicher zu erfassen (Lamnek 2005a: 147).

Flick (2009) unterscheidet zur Triangulation vier Formen:

- Daten-Triangulation: Darunter fällt der Einbezug von Daten über verbale Daten hinaus, wie Beobachtungen in Form visueller Daten. Hierzu seien Videoaufzeichnungen, Filmmaterial oder andere Medien, wie Fotografien etc. genannt.
- Investigator-Triangulation: Damit sind gruppenspezifische Verfahren gemeint, die dazu beitragen, Interpretationen von Daten zu mehreren Forschern vorzunehmen, wie etwa die objektive Hermeneutik nach Oevermann.
- Within-Method-Triangulation: Hier werden mehrere methodische Verfahren miteinander kombiniert, zum Beispiel leitfadengestützte Interviews mit konkreten Fragen, die eine Aufforderung an den Probanden darstellen, Referenzbeispiele aus dessen Erfahrungshintergrund zu schildern. Hierbei wird versucht, die jeweiligen Stärken eines Verfahrens mit den Stärken des anderen zu verbinden.
- Between-Method-Triangulation: Darunter wird die Kombination verschiedener Verfahren aus verschiedenen wissenschaftstheoretischen Paradigmen, wie etwa quantitative und qualitative Methoden, verstanden (vgl. Flick 2009: 312 ff.).

[92] Zum Zwecke der „kommunikativen Validierung" war zusätzlich ein Peer-Debriefing beabsichtigt. Dieses konnte aus organisatorisch-zeitlichen Gründen, die vom Autor nicht zu vertreten sind, nicht umgesetzt werden.

Triangulation wird als Validierungsstrategie, als Ansatz der Generalisierung der gefundenen Erkenntnisse und als Weg zu zusätzlicher Erkenntnis verwendet (vgl. Flick 2009: 318). In der vorliegenden Arbeit wurde die quantitative Auswertung der Befunde im Rahmen der Frequenzanalyse als Weg zusätzlicher Erkenntnis gewählt. Vor dem Hintergrund, dass die Ergebnisse im Rahmen des Expertenworkshops in qualitativer und quantitativer Art präsentiert wurden, konnte umgekehrt das qualitative Verfahren der Gruppendiskussion mit Experten als Validierung der quantitativen Auswertung betrachtet werden. Insofern fand eine Triangulation in zwei Richtungen statt: einmal als Weg zusätzlicher Erkenntnis und einmal als Validierungsstrategie.

9

Inhaltsanalysen, qualitative Heuristiken und Gruppendiskussion als methodisches Gerüst

Die nachstehende Tabelle 1 zeigt die eingesetzte methodische Vorgehensweise. In der linken Spalte sind als theoretische Rahmung die einzelnen Schritte des Zukunftsvierklangs nach Pillkahn (2007) markiert, in den weiteren Spalten wird nach den Zielen, dem Datenmaterial, das den Analysen und Untersuchungen zugrunde lag, und der konkreten Methode unterschieden.

9.1

Heuristiken zur Eingrenzung der Datenkorpora

Aufgrund der Komplexität des Forschungsvorhabens musste ein klar lösungsorientiertes Forschungsdesign favorisiert werden. Das Methodenset war im Rahmen eines Lösungsfindeprozesses[93] demzufolge von klar umgrenzten und in der Literatur beschriebenen Methodiken und von spezifischen, dem Gegenstand angemessenen, theoretisch beschriebenen und für das Forschungsproblem geeigneten methodischen

[93] Nach Pólya ist die Heuristik die „Untersuchung der Mittel und Methoden des Aufgabenlösens" (Schreiber 2007/2008).

Schritt/Bezeichnung (nach Pillkahn 2007)	Intention	Datenmaterial	Methode
„Nachrichten und Signale“	(1) Themenanalyse von Prognosen und Zukunftsszenarien („Megatrend-analyse“)	Gutachten (GBE[94] 1998, SVR 1996, 1997, 2000, 2001, BMFSJ 1998, 2001)	Qualitative Heuristik (Kleining und Witt 2000)
„Früherkennungs-architektur“	(2) Zeitschriftenanalyse/ Segmentanalyse	Wissenschaftliche Zeitschriften aus Pflegewissenschaft und Gerontologie: PFLEGE (Hans Huber), *Pflegewissenschaft* (HPS Media), *Pflege und Gesellschaft* (Juventa) und ZfGG (Steinkopff)	Quantitative Inhaltsanalyse (Lamnek 2005a)
	(3) Abgleich der Zeitschriftenbeiträge mit den analysierten Megatrends	Eingeschlossene Zeitschriftenbeiträge und Ergebnisse der Megatrendanalyse.	Qualitative Inhaltsanalyse mit vergleichender Frequenzanalyse (Lamnek 2005a, Mayring 2008)
„Dynamisches Netzwerk“	(4) Gruppendiskussion mit Experten	Experten aus Pflegewissenschaft, Gerontologie, Wissenschaftsjournalismus und Gesundheitsökonomie.	Interprofessionelle Gruppendiskussion mit Experten (Lamnek 2005b, Bohnsack 2009)
„Konsequenzen“	(5) Interpretation der Forschungsergebnisse und Generierung eines Zukunftskatalogs.	Ergebnisse aus Analysen (1)–(3) und aus der Gruppendiskussion.	Tiefenanalyse in Anlehnung an Grundlagenliteratur und Expertenaussagen.

Tab. 1: Übersicht über die methodische Vorgehensweise

Modifikationen bestimmt. Darüber hinaus müssen Heuristiken dem Forschungsprozess dienen, weil laut Pfadenhauer (2004) in der qualitativen Sozialforschung ein

> *„(...) Forschungsdefizit existiert im Hinblick auf die Frage wie und mit welchen Methoden Trendforscher forschen und das nicht nur im engeren Wortsinne der Techniken der Datenerhebung und Datenauswertung“* (Pfadenhauer 2004: 2).

Die Heuristik (vgl. „Heureka!“) entstand aus der antiken Philosophie und ist eng an die Entwicklung der Naturwissenschaften gekoppelt, deren entdeckende Verfahren sie beschreibt. Beispiele bieten hervorragende Wissenschaftler wie Mach, Einstein oder Wat-

[94] Statistisches Bundesamt (Hg.): Gesundheitsberichterstattung des Bundes (1998) (GBE)

son. Die Beschreibung ihrer Forschungsverfahren, die zu ihren Entdeckungen führten, stellte sich als „Anwendung heuristischer Regeln" (Kleining und Witt 2000: 1) heraus.

Heuristiken als „methodische Modifikationen" sind deshalb keine vom Forscher beliebig selbstentwickelte Instrumente, sondern Ergebnisse eines intellektuellen Gedanken- und Entdeckungsprozesses. Als konkretes Beispiel einer Heuristik wurde beispielsweise die Methode der „Qualitativen Heuristik" von Kleining und Witt (2000) zur Analyse mehrerer Gutachten eingesetzt. Sie wird im nächsten Kapitel näher beschrieben.

Zur Tiefeninterpretation der Ergebnisse aus den einzelnen Inhaltsanalysen, die im Detail methodisch noch näher erläutert werden, wurde eine heuristische „Tiefenanalyse" entwickelt, die sich aus den Ergebnissen der Gruppendiskussion mit Experten und aus der Beschäftigung mit grundlegender interdisziplinärer Literatur, die in der scientific community der Pflegewissenschaft zur Anwendung kommt, zusammensetzt. Sie orientiert sich überdies an der Wissenschaftstheorie sowie an Kreativitätstechniken, die sich im Zukunftskatalog für die Pflegewissenschaft ausdrücken, und setzt sich zudem aus den Bausteinen „Verfahren der Erkenntnisgewinnung durch Hypothesen" und „Gedankenexperimente" zusammen (vgl. Lamnek 2005a: 722). Die Güteprinzipien „Nähe zum Gegenstand" (Lamnek 2005a), „Regelgeleitetheit" und „Theoriegeleitetheit" (Gläser und Laudel 2009) wurden damit nicht verletzt.

9.2 Die Qualitative Heuristik nach Kleining und Witt (2000)

Dass Offenheit ein Prinzip der qualitativen Sozialforschung ist, wurde bereits ausführlich dargelegt. Offenheit ist in der qualitativen Heuristik von besonderer Bedeutung, wie die folgenden Ausführungen zeigen:

> *„(Die) Qualitative Heuristik ist auf alle Themen der Psychologie und der Human- und Sozialwissenschaften anwendbar, die empirischer Forschung zugänglich sind (...) Sie steht den Methoden der klassischen kulturellen Anthropologie und der Ethnographie nahe, verfügt aber in ihrer gegenwärtigen Form über ein größeres Reservoir an Methoden und besitzt eine besser ausgearbeitete Methodologie (...) Die Qualitative Heuristik versucht, die Qualitäten der Exploration und der Entdeckung für die psychologische und soziologische akademische Forschung zurück zu gewinnen"* (Kleining und Witt 2000: 1 f.).

Die Methodologie zielt zentral auf „Entdeckungen" ab und passt alle Variablen eines Forschungsdesigns diesem Zweck an, indem die Methode nach vier Regeln gegliedert ist. Damit wird das Prinzip der Offenheit für die qualitative Heuristik noch differenzierter und zum konkreten Instrument im Forschungsprozess.

- Regel 1: Die Forschungsperson soll neuen Konzepten gegenüber offen sein und ihr Vorverständnis ändern, wenn die Daten dem entgegenstehen.
- Regel 2: Der Forschungsgegenstand ist vorläufig und kann sich während des Forschungsprozesses ändern.
- Regel 3: Die Datensammlung soll unter dem Gesichtspunkt der maximalen strukturellen Variation erfolgen.
- Regel 4: Die Analyse geschieht immer in Richtung auf Gemeinsamkeiten (vgl. Kleining und Witt 2000: 2 f.).

Alle vier Regeln sind als Reflexionsmerkmale zu verstehen, die während des Forschungsprozesses den Forscher „umgeben" und „mitschweben". Im Rahmen der Gutachtenanalyse stand folgende Frage im Mittelpunkt: „Welche Megatrends zur Zukunft des alten und pflegeabhängigen Menschen wurden von den Experten ausgewählter Gutachten der Jahre 1996–2001 prognostiziert?"

Die genannten Regeln, die im Einzelnen mithalfen, diese Frage so reflektiert wie möglich zu beantworten, waren:

- Regel 1: Sie sieht die kontinuierliche Reflexion der Wissenschaftsposition des Forschers vor und betrifft gerade diejenigen Tatsachen und Überzeugungen, die als bewiesen und klar gelten. Dabei auftretende kontrastierende Momente oder Paradoxien können im Forschungsprozess Ansatzpunkte für neue Erkenntnisse sein (vgl. Mach in: Kleining und Witt 2000: 2 f.). Diese grundsätzliche Haltung führt zu einer vertieften Reflexion einer wissenschaftlichen Selbstauffassung und der jeweiligen Disziplin, der man angehört. Dieses Kriterium wird umso wichtiger, wenn man bedenkt, dass zukünftige Fragen an eine Disziplin eng an ihren Identitätsstatus gekoppelt sind. Im Falle der Gutachtenanalyse ist dies im doppelten Sinne von Belang: erstens im Hinblick auf die eigene Wissenschaftsposition und zweitens darauf, wie die Sachverständigen und Experten von außen über das Feld und das Fach selbst urteilen.
- Regel 2 bedeutet, dass sich das Forschungsthema als von einem anderen überlagert oder als Teil eines anderen Problems herausstellen oder sogar einfach verschwinden kann. Veränderungen dieser Art sollten als positive Zeichen des Zugewinns an Wissen gelten (vgl. Kleining und Witt 2000: 2). Diese Form der Offenheit eignet sich besonders für die vorliegende Arbeit in puncto Zukunftsfragen. Ursprüngliche Ausgangsfragen können damit andere Blickwinkel oder Schwerpunkte erhalten, wie dies insgesamt auch bei Phänomenen zur Offenheit in der vorliegenden Arbeit angeführt wurde. Diese Regel behält damit über die Anwendung der Qualitativen Heuristik hinaus für das gesamte Methodenset bis zum Schluss ihre Relevanz.
- Regel 3 meint, dass die Daten in Bezug auf den jeweiligen Gegenstand zu variieren seien, indem frühere und heutige Daten gesammelt werden, um vorhergehende

und nachfolgende Phasen zu erfassen, wenn möglich in verschiedenen Kulturen und Zeiten und durch verschiedene Methoden. Damit wird die Einseitigkeit in der Darstellung des Gegenstandes vermieden (vgl. Kleining und Witt 2000: 3). Diese Regel scheint ähnlich wie Regel 2 auf das gesamte methodische Setting dieser Arbeit übertragbar zu sein. Was aber für die gesamte empirische Arbeit gilt, gilt im Charakter insbesondere auch für die Gutachtenanalysen. Es wurden nicht nur eine Form von Gutachten untersucht, sondern mehrere, aus mehreren Zeiträumen, mit verschiedenen Fokussierungen und unterschiedlicher Form (Schwerpunkte: Gesundheitswesen insgesamt, Epidemiologie und Alter). Damit wurden auch verschiedene Wissenschaftskulturen mit einbezogen. Gerade die Heterogenität der einzelnen Gutachten wird damit zum wichtigen Argument für eine Anwendung der Qualitativen Heuristik.

- Regel 4 ist ein konkreter methodischer Hinweis auf die Forschungstechnik. Sie entdeckt Ähnlichkeiten, Übereinstimmungen, Analogien oder Homologien innerhalb dieser maximal verschiedenen Daten zu einem bestimmten Forschungsgegenstand. In der Regel, so sprechen Kleining und Witt (2000) mit Simmel, wird „(...) an den komplexen Erscheinungen das Gleichmäßige wie mit einem Querschnitt herausgehoben, das Ungleichmäßige an ihnen (...) gegenseitig paralysiert" (Kleining und Witt 2000: 3).

Die konkrete Vorgehensweise der Analyse und die zugehörige Ergebnisdarstellung finden sich in den Abschnitten 10.1. und 10.2 sowie im Kapitel 11.

9.3

Themenanalyse von Zeitschriften als inhaltsanalytisches Substrat (quantitative und qualitative Inhaltsanalyse mit vergleichender Frequenzanalyse)

Zur tieferen Durchdringung der Forschungsfragen mussten die ausgewählten Zeitschriften der Pflegewissenschaft zuerst

a) quantitativ („Wie viele Artikel wurden in den Jahren 1999–2008 zum Thema Alter(n) und Pflege in ausgewählten pflegewissenschaftlichen und gerontologischen Zeitschriftenorganen veröffentlicht?") und dann

b) trianguliert (im Wechsel qualitativ und quantitativ) („Welche Schwerpunktthemen erscheinen korrespondierend mit den identifizierten zukünftigen Megatrends in den

Jahren 1999–2008? Welche thematischen Auslassungen gibt es?") analysiert und ausgewertet werden.

Ad a) Lamnek (2005a) beschreibt in Anlehnung an Berelson die vier wichtigsten Eigenschaften quantitativer Inhaltsanalyse: „objektiv, systematisch, quantitativ und manifest" (Lamnek 2005a: 494). In der Benutzung des Begriffes der Objektivität liegt nicht notwendigerweise ein Wahrheitsanspruch; vielmehr ist er für die Inhaltsanalyse genau wie für alle anderen Forschungsprozesse als intersubjektiv nachvollziehbar und kritisierbar zu verstehen. Im Rahmen der Systematik muss demzufolge offengelegt werden, wie sich die Grundgesamtheit der analysierten Dokumente, Texte und Artikel zusammenstellt oder wie eine Auswahl aus dieser Grundgesamtheit zustande kam. Zu diesem Zweck muss die Auswahl in einzelne Analyseeinheiten zerlegt und differenziert dargestellt werden, das heißt, dass Ein- und Ausschlusskriterien formuliert werden, nach denen ausgewählt wird (vgl. Lamnek 2005a: 495 f.).

Für die quantitative Inhaltsanalyse ist zudem entscheidend, welche „manifesten Kommunikationsinhalte" sich darstellen, das heißt, dass nur diejenigen Informationen genutzt werden, die schwarz auf weiß vorzufinden sind. Latente Sinnstrukturen oder Absichten spielen in dieser Form keine Rolle (vgl. Lamnek 2005a: 496). Für die vorliegende Zeitschriftenanalyse ist dies in den Kapiteln 10.3, 10.3.1 und 12 nachzulesen.

Ad b) Im nächsten Schritt wird besonders den Ansprüchen qualitativer Inhaltsanalysen Rechnung getragen. Mayring (2001, 2008) formuliert Regelgeleitetheit und Theoriegeleitetheit als spezifische Gütekriterien. Zudem ließen sich qualitative und quantitative Analysen kombinieren und integrieren (vgl. Mayring 2001; vgl. Mayring 2008), was sich außerdem für die Forschungsherausforderung an dieser Stelle als besonders geeignet zeigt. Das triangulierende Moment ist als „Between-Method-Triangulation" zu verstehen und wurde in diesem Zusammenhang als Weg zu zusätzlicher Erkenntnis verwendet (vgl. Flick 2009: 312 f., 318).

Die regelgegeleitete Systematik der Analyse ist in den Kapiteln 10.3, 10.3.2 und 13 detailliert offengelegt.

9.4 Gruppendiskussion mit Experten

Es fällt auf, dass hinsichtlich der Terminologie zur Gruppendiskussion keine Einheitlichkeit in den Vorstellungsinhalten, die gerade im englischsprachigen Bereich deutlich werden, vorliegt. Die Rede ist von „focussed interview", „focus group", „group interview" (vgl. Lamnek 2005b: 26). Für diese Arbeit galt Lamneks (2005b) Verständnis als leitend. Er beschreibt die Gruppendiskussion als „Erhebungsmethode, die Daten durch die Interaktionen der Gruppenmitglieder gewinnt, wobei die Thematik durch das Interesse des Forschers bestimmt wird" (Lamnek 2005b: 27).

Ferner wird zwischen ermittelnder und vermittelnder Gruppendiskussion unterschieden. Als Ziel der vorliegenden Arbeit war klar, dass Informationen substantieller Art im Fokus stehen sollten und die Diskussion demzufolge explorativ-ermittelnden Charakter haben sollte. Weitere Intentionen lassen sich überdies noch deutlicher konturieren. Die für die diese Arbeit wichtigsten seien nachfolgend genannt:

- Ermittlung der Meinungen/Einstellungen einzelner Teilnehmer der Diskussion in der Gruppensituation;
- Erkundung von Meinungen und Einstellungen der ganzen Gruppe;
- Empirische Erfassung ganzer gesellschaftlicher Teilbereiche (vgl. Lamnek 2005b: 31 f.) (hier: das Wissenschaftssystem Pflegewissenschaft als Ausschnitt der Gesellschaft).

Als Stärken des Gruppendiskussionsverfahrens schildert Mangold bereits im Jahr 1960 folgende: Die Gruppendiskussion trägt zur Aktualisierung und Explikation sogenannter

> *„(...) „tieferliegender" Meinungen dar (...), sie liefert qualitativ äußerst reichhaltiges Material, (...) außerdem bildeten die Diskussionen Kommunikationssituationen die für die Erörterung politischer (hier: wissenschaftlicher Fragen, Anm. MB) Alltagscharakter hätten, ab."* (Mangold 1960: 10 f.)

Für die vorliegende Fragestellung war es darüber hinaus von besonderem Interesse, mögliche informelle Gruppenmeinungen zu eruieren. Als informelle Gruppenmeinung versteht Lamnek (2005b) „den Konsens (...) über ein bestimmtes Thema, [der] durch [eine] wechselseitige Beeinflussung der Teilnehmer und der Gruppe innerhalb der Diskussionsgruppe entsteht" (Lamnek 2005b: 57).

Es muss an dieser Stelle dringend betont werden, dass – wenngleich das Interesse auf der Ermittlung der informellen Gruppenmeinung liegt – dies keinesfalls bedeutet, dass einzelne Gruppenmitglieder als Meinungsträger negiert würden. Die Einzelmeinung ist mindestens ein Teil der Gruppenmeinung, und möglicherweise würde die Meinung eines einzelnen Gruppenmitglieds sogar zur öffentlichen Meinung, so Lamnek (vgl. Lamnek 2005b: 57).

Darüber hinaus wird dem Modus der Kritik, hier verkürzt als Darstellung des Unterschieds beschrieben, besondere Bedeutung verliehen. Der Einzelne und die Gruppe als Ganzes können im Diskussionsprozess an kontrastierenden und übereinstimmenden Meinungsbildern illustriert werden. Dazu müssen in der Auswertungsphase zwei verschiedene inhaltsanalytische Verfahren genutzt werden: das deskriptiv-reduktive Verfahren nach Lamnek (2005b) und anschließend das interpretativ-reflektierende Verfahren, wie bei Bohnsack (2009) beschrieben. Während Ersteres auf die informellen Meinungen zielt, geht es bei der zweiten Auswertung zugleich um formulierende und reflektierende Interpretation. Kollektive Orientierungen werden anhand von Typenbildungen und Mustern frei gelegt. Es geht dabei um den Kontrast in der Gemeinsamkeit (vgl. Bohnsack 2009: 382 f.).

Für die Tiefeninterpretation können die Ergebnisse zu illustrierenden und plausibilisierenden Zwecken herangezogen werden.

Um die Gütekriterien qualitativer Forschung im Rahmen der Auswertung nicht zu verletzen, wurde die Auswertung der Gruppendiskussion nach dem Muster der qualitativen Inhaltsanalyse durchgeführt (vgl. Mayring 2008). Die Darstellung der Gruppendiskussion mit Konstruktions-, Durchführungs- und Auswertungsphase findet man en detail in den Kapiteln 10.4 und 14. Im Folgenden werden nun alle Analysen in chronologischer Abfolge näher erläutert.

10 Methodik

Der weitere Verlauf schildert die konkreten Vorgehensweisen innerhalb der einzelnen Analysen.

10.1 Vorstellung und Begründung des Gutachtenmaterials

Folgende staatliche Publikationen wurden retrospektiv in die Analyse einbezogen: die Gesundheitsberichterstattung des Bundes (GBE) aus dem Jahr 1998 (Statistisches Bundesamt 1998) sowie die Sondergutachten des Sachverständigenrates für die Konzertierte Aktion des Gesundheitswesens aus dem Jahr 1996 (SVR 1996) und 1997 (SVR 1997); letzteres Sondergutachten ist zweibändig erschienen. Band I „Gesundheitswesen in Deutschland. Kostenfaktor und Zukunftsbranche" beschäftigt sich intensiv mit der Demografie, der Morbidität sowie mit den Wirtschaftlichkeitsreserven und der Beschäftigung (SVR 1996). Band II des Gutachtens setzt sich mit „Fortschritt und Wachstumsmärkte[n], Finanzierung und Vergütung" auseinander und nimmt die Bedeutung der Wissenschaft und Forschung und insbesondere dabei die Medizin vor allem im Hinblick auf Effizienzkriterien unter die Lupe. Dies geschieht unter der Überprüfung spezifischer Kosten-Nutzen-Szenarien.

Das Gutachten des Sachverständigenrates aus den Jahren 2000/2001 ist ebenfalls zweibändig erschienen. Diese beiden SVR-Gutachten sind zukunftsorientiert besonders auf ökonomische Veränderungen fokussiert. Band I fordert eine Ziel- und Outcome-

Orientierung und beleuchtet intensiv die Bedeutung der Prävention für das Gesundheitswesen, Band II aus dem Jahr 2001 (SVR 2001) nimmt hier spezifisch zur Qualitätsentwicklung in Medizin und Pflege Stellung.

Ein weiterer Bestandteil dieses Analyseunterfangens ist zudem der 2. Altenbericht der Bundesregierung aus dem Jahr 1998 (BMFSJ 1998), der den alten Menschen und Umweltkonstellationen, insbesondere die Wohnsituation der älteren Bevölkerung, untersucht, sowie der 3. Altenbericht aus dem Jahr 2001 (BMFSJ 2001), der allgemeine gesellschaftliche Veränderungen berücksichtigt.

Allen Veröffentlichungen gemein ist die Tatsache, dass sie von interdisziplinären Expertengremien erarbeitet wurden, die aus von der Bundesregierung einberufenen, renommierten Fachleuten des Gesundheitswesens bestanden. Insofern kann davon ausgegangen werden, dass diese Gutachten, Stellungnahmen und Empfehlungen auch politisch Gehör finden. Um einen möglichst großen Analyseausschnitt zu erhalten, wurden zeitnah immer jeweils zwei Veröffentlichungen bestimmter Richtung (Altenbericht, SVR-Gutachten) ausgewählt. Eine Ausnahme bildet dabei die Gesundheitsberichterstattung des Bundes, die erstmals 1998 und danach erst wieder im Jahr 2006 erschien.

Zur detaillierteren Identifikation der Megatrends im Gesundheitswesen werden dezidierte Prognosen benötigt. Solche Aussagen lassen sich am besten aus Arbeiten empirisch-analytischer Natur, die das Gesundheitswesen in Deutschland prägen, erheben und ablesen. Im Rahmen statistischer Hochrechnungen werden Veränderungen dort zumeist in quantifizierbarem Ausmaß belegt. Dieses Datenmaterial, das einen wissenschaftlichen Überblick über Veränderungen im Gesundheitswesen in Deutschland gibt, ist größtenteils in den Gutachten des Sachverständigenrats verfügbar. Die SVR-Gutachten stellen die Rahmenbedingungen des bundesdeutschen Gesundheitswesens dezidiert dar, nehmen eine Einschätzung vor und geben Empfehlungen für die Zukunft. Die Gesundheitsberichterstattung des Bundes[95] übernimmt über das strukturelle Ausmaß hinaus eine intensive Aufarbeitung des Gesundheits- beziehungsweise Krankheitsspektrums aller Altersklassen in der Bundesrepublik. Sie hilft laut eigener Aussage „gesundheitliche Gefahren besser zu erkennen und Chancen für eine wirksamere Versorgung und ein vernünftiges Gesundheitsverhalten bewusster zu nutzen" (Statistisches Bundesamt 1998: 4). Der Fokus des alten Menschen ist in den Altenberichten der Bundesregierung abgebildet.

Die retrospektive Vorgehensweise wird deswegen nötig, da eine prospektive Vorausschau in die Publikationen der Pflegewissenschaft zum jetzigen Zeitpunkt nicht möglich ist. Ausgehend von Naisbitts These, dass ein Megatrend seinen Einfluss sieben bis zehn Jahre ausübt, wenn er einmal wirksam geworden ist (vgl. Naisbitt et al. 1990: 10), wird der Blick auf die Prognosen der letzten beiden Dekaden gerichtet. Die Aus-

[95] Eine kritisch-differenzierte Betrachtung der GBE von 1998 aus Sicht der Pflege und Pflegewissenschaft bietet Elkeles (2000).

wahl der Gutachten geht so weit zurück, dass ein zu erwartender Verzögerungseffekt berücksichtigt und eine ausreichende Phase zur manifesten Ausprägung in der darauf folgenden Zeitschriftenanalyse gegeben ist. Damit kann ein Nachweis erbracht werden, inwieweit die Themenlandschaft der Pflegewissenschaft mit den getätigten Prognosen, die auf empirischen Daten fußen, korrespondiert.

Die angeführten Informationsträger sind in Struktur, Aufbau und inhaltlicher Fokussierung heterogen. Der Umfang der Papiere macht eine heuristische Herangehensweise notwendig. Die Lesart der Veröffentlichungen unterliegt einem Forscherblick, der diejenigen Informationen aufnimmt, die sich Vorhersagen, Trends und zu erwartenden Szenarien widmen. In die endgültige Analyse gehen Aussagen und Befunde ein, die sich dem alten und pflegebedürftigen Menschen widmen. Die Forscherhaltung ist dem Untersuchungsmaterial gegenüber offen und folgt regelgeleitet den in Abschnitt 9.2 vorgestellten Grundsätzen der Qualitativen Heuristik.

10.2 Kategorienbildung

In einem ersten Lesedurchgang wurden diejenigen Aussagen, die zukunftsorientiert sind, in den Originaltexten verschieden farbig markiert und nach dem Raster „Demografischer Wandel", „Epidemiologischer Wandel", „Ökonomischer Wandel" und „Sozialer Wandel" sortiert. Einbezogen werden Formulierungen, die Chancen, Entwicklungen, zukünftige Szenarien, Erwartungen, Herausforderungen oder Trends ausdrücken, und auch solche, die sprachlich mit Futurkonstruktionen versehen sind. Die identifizierten Befunde wurden den einzelnen Oberkategorien nach folgenden Merkmalen zugeordnet:

- **Demografischer Wandel[96] (DW)**

Aussagen und Befunde, die bevölkerungsspezifische Veränderungen und den Altersaufbau der Bevölkerung in den Blick nehmen. Diese sind zumeist quantitativer Natur und umfassen Geburtenraten, Vergleichseinschätzungen einzelner Alterskohorten, ge-

[96] Die Demografie befasst sich mit der Beschreibung des Aufbaus und der Entwicklung der Bevölkerung und stellt damit der Epidemiologie grundlegende Informationen über die Bezugsbevölkerung zur Verfügung. Sie gründet sich vor allem auf die Registrierung von Geburten, Eheschließungen, Scheidungen, Sterbefällen, Wohnortwechseln, Ein- und Auswanderungen und die entsprechenden Statistiken. Eine grundlegende Darstellung ist der Aufbau der Bevölkerung nach Alter und Geschlecht in Form des sogenannten Lebensbaums oder der Bevölkerungspyramide (www.rki.de, Zugriff vom 10.11.2010).

schlechtsspezifische Veränderungen hinsichtlich der Lebenserwartung oder Zu- und Abwanderungsdaten/Migrationsszenarien (vgl. Clemens 2004: 281; Rott 2004: 52; Klein 2004: 67 ff. oder Kruse et al. 2010: 29 ff.). Für diese Arbeit wurde in diesem Bereich eine zumeist soziologische Perspektive eingenommen.

- **Epidemiologischer Wandel[97] (EW)**

Aussagen und Befunde, die Veränderungen des Erkrankungspanoramas inklusive der Pflegebedürftigkeit berücksichtigen, sowie gesundheitswissenschaftliche Befunde, wie die Bedeutung der Prävention; ferner medizinisch-technische Entwicklungen sowie gerontologische und spezifische pflegerische Entwicklungen. Hier wird eine medizinübergreifende Perspektive notwendig, da sich der Bereich der Epidemiologie mit allgemeinen gesundheitsbezogenen Zuständen der Gesellschaft beschäftigt und nicht ausschließlich mit krankheitsbezogenen (vgl. Ding-Greiner et al. 2004; Görres et al. 2004; Schaeffer et al. 2004; Statistisches Bundesamt et al. 2009).

- **Ökonomischer Wandel (ÖW)**

Aussagen und Befunde, die im weitesten Sinne markt- und betriebswirtschaftliche Kriterien erfüllen, wie Gesundheitsleistungen und deren Erbringer, Bedingungen, die sich mit Wachstum und Kostendämpfung auseinandersetzen, den Arbeitsmarkt betreffende Aussagen, Aussagen und Kriterien im Bereich der Qualitätssicherungsdebatte, politisch-legislative Gegebenheiten, soziale Sicherungssysteme, Versorgungsformen und -strukturen betreffende Bedingungen und Modi der Organisations- und Personalentwicklung (Schulz-Nieswandt 2004; Braun et al. 2006; Oettle 2006; Mühlenkamp 2006; Schröder 2009; Klie 2009).

- **Sozialer Wandel (SW)**

Aussagen und Befunde zum Wandel der sozialen Lebensformen und dem veränderten Zusammenspiel der Generationen, Aussagen zu einem neuformierten Altersbild, lebenslaufrelevante, durch den gesellschaftlichen Wandel aufgrund von Mobilitäts- und Globalisierungskriterien und Bedingungen des technischen Fortschritts bedingte Veränderungen (vgl. Wahl 2004; Schulz-Nieswandt 2010).

In einem zweiten Durchgang werden aus dieser Auswahl Aussagen gesucht, die sich auf den alten, pflegebedürftigen Menschen beziehen, und in eine Tabelle übertragen. Die Zitate werden nach Spalten A–D und nacheinander durchnummeriert (z. B. B48, D128), auffällige Befunde werden zudem mit Memos versehen (s. Anhang, Anlage A). In einem dritten Schritt werden diese Aussagen je Gutachten und Rasterspalte (Tabellenspalten: A = Demografie, B = Epidemiologie, C = Ökonomie und D = Sozialer Wandel) nach Übereinstimmungen gefiltert. Es werden Überschriften formuliert, unter die die Zitate subsummiert werden. Jedes eingeschlossene Zitat ist numerisch benannt, mit Seitenzahl belegt und muss in die Analyse eingehen. In einem nächsten Vorgang wird nochmals analysiert, ob sich aus den Überschriften nicht noch weitere

[97] Epidemiologie: Lehre von der Verteilung und Dynamik der Gesundheitsprobleme und deren Einflussgrößen in einer definierten Bevölkerung (www.rki.de, Zugriff vom 10.11.2010).

Übereinstimmungen ergeben, nach dem Grundsatz: „Die Analyse geschieht immer in Richtung auf Gemeinsamkeiten" (Kleining und Witt 2000: 2). Dann werden wieder gemeinsame Überschriften gebildet. Dieser Prozess wird so lange vorgenommen, bis sich keine neue Erkenntnis ergibt; er kann mit dem Sättigungsprozess, wie er auch in der Grounded Theory üblich ist, verglichen werden. Diese Technik wird für alle Gutachten vorgenommen (s. Anhang, Anlage B).

In einem vierten Schritt werden die Überschriften der verschiedenen Papiere untereinander verglichen und, wenn thematisch übereinstimmend, gebündelt und wieder mit Oberüberschriften versehen. Dieser Prozess dauert so lange, bis für die gesamte Befundlage ein Kategoriensystem entwickelt wurde, in das alle Befunde eingeordnet werden können. Das Ergebnis ist unter „Ergebnisse Analyse 1" in Kap. 11 nachzulesen. Diese Oberüberschriften als Kernszenarien stellen die Megatrends aus den untersuchten Publikationen für die vergangene Dekade dar (s. Anhang, Anlage C).

10.3 Vorstellung und Auswahlbegründung des Zeitschriftenmaterials

In die Zeitschriftenanalyse, die als Online- und Handrecherche durchgeführt wurde, wurden folgende Zeitschriften einbezogen:

1. *Pflege und Gesellschaft* (Zentralorgan der *Deutschen Gesellschaft für Pflegewissenschaft*, erscheint jetzt im Verlagshaus Juventa)
2. PFLEGE (Wissenschaftliche Zeitschrift für die Pflege, Hans Huber-Verlag)
3. *Pflegewissenschaft* (vormals *„PrInterNet"*), im weiteren Verlauf *PrInterNet* benannt (HPS-Media)
4. *Zeitschrift für Gerontologie und Geriatrie* (Zentralorgan der *Deutschen Gesellschaft für Gerontologie und Geriatrie*, erscheint im Steinkopff-Verlag).

Alle Zeitschriften[98] unterliegen als gemeinsames Kriterium einem anonymisierten Peer-Review. Die Zeitschrift *Pflege und Gesellschaft* folgt seit der Aufnahme ins Verlagshaus

[98] Die PFLEGE nahm das Peer-Reviews im Jahr 2001 auf. Laut Hausner et al. (2010) führte das vor allem zur Veränderung im Bereich „sonstige Veröffentlichungen", die im Design nicht konkret quantitativen oder qualitativen Merkmalen unterlagen (vgl. Hausner et al. 2010: 341). Dort wurde ein Rückgang um 25 % fest gestellt. Für die hier vorliegende Studie wurden aber die vorher erschienenen Artikel trotzdem mit einbezogen, da es weniger um eine methodische als vielmehr um eine thematische Orientierung in den Veröffentlichungen ging.

Juventa im Jahr 2006[99] diesem Procedere. Diese Zeitschrift kann jedoch – trotz der relativ späten Übernahme eines Peer-Review-Systems – als Publikationsorgan der *Deutschen Gesellschaft für Pflegewissenschaft* für die vorliegende Arbeit keinesfalls ausgeschlossen werden. Insofern flossen auch hier alle spezifischen Artikel des Untersuchungszeitraums mit ein.

Die Recherche bezieht sich auf den Zeitraum 1999–2008, also insgesamt zehn Jahre. Dies wurde entsprechend gewählt, um für die spätere Frequenzanalyse ein adäquates Zeitfenster abzubilden, das breit genug ist, die analysierten Trends und Prognosen potentiell abzubilden. Als relevante Textsorten wurden nur deutschsprachige Fachartikel und Originalarbeiten eingeschlossen. Ausgeschlossen wurden Editorials, Supplements, Rezensionen, Kommentierungen, Tagungsberichte, Buchbesprechungen oder Nachrichten und Mitteilungen sowie Fachartikel und Beiträge aus dem benachbarten deutschen Ausland.

10.3.1

Recherche und Festlegung der Ein- und Ausschlusskriterien

Die folgende inhaltsanalytische Vorgehensweise richtet sich in ihrer Kategorisierung nach den Empfehlungen von Lamnek (2005a). In der Einheit „Dimensionale Analyse" geht es besonders darum, dass jede Analyseeinheit (hier Zeitschrift) mit einem gleichen theoretischen Instrumentarium analysiert wird (vgl. Lamnek 2005a: 495). Die folgende Gliederung orientiert sich dementsprechend an Lamneks vorgeschlagener Systematik für quantitative Inhaltsanalysen (vgl. Lamnek 2005a: 497).

Pflege und Gesellschaft, PFLEGE, PrInterNet

- Grundgesamtheit: Alle Artikel der Jahrgänge 1999–2008
- Stichprobe: bundesdeutsche Artikel (auf die deutsche Situation bezogen, deutsche Autoren, deutsche Sprache); disziplinäre Herkunft der Autoren bei der ZfGG: deutsche Pflegewissenschaft
- Analyseeinheit: Titel, Abstract, Keywords (wenn vorhanden)
- Analysekategorien:

Grundfrage: Steht der alte (und pflegebedürftige) Mensch explizit im Mittelpunkt des Interesses des Aufsatzes/der Studie?

[99] Telefonische Auskunft vom Juventa Verlag (Frau Juliane Falk) vom 18.07.2011

Stichworte: Alter(n) und Pflege, alter Mensch, Altenpflege(ausbildung), Pflegebedürftigkeit, Pflege- und Versorgungssituation beim alten Menschen, Pflegeprozessgeschehen, ambulante, teilstationäre oder stationäre Pflege, familiäre Pflege, pflegende Angehörige.

Zeitschrift für Gerontologie und Geriatrie

- Grundgesamtheit: Alle Artikel der Jahrgänge 1999–2008
- Stichprobe: Disziplinäre Herkunft des Artikels aus der deutschen Pflege/Pflegewissenschaft[100]
- Analyseeinheit: Autorenangaben, Titel, Abstract, Keywords (wenn vorhanden)
- Analysekategorien: Kriterien: Autor kommt originär aus der Pflege, Forschungsarbeit aus pflegebezogenem Studiengang, Fachbereich für Pflege o. Ä.

10.3.2

ABGLEICHKRITERIEN FÜR DIE FREQUENZANALYSE

Die Frequenz- oder Häufigkeitsanalyse ist nach Mayring (2008: 13) „die einfachste Art inhaltsanalytischen Arbeitens". Das Verfahren besteht darin, bestimmte Elemente des Materials auszuzählen und in ihrer Häufigkeit mit dem Auftreten anderer Elemente zu vergleichen (vgl. ebd.). Für die vorliegende Untersuchung wurden zu diesem Zwecke die Ergebnisse aus der Gutachtenanalyse (s. Anhang, Anlage C) mit den eingeschlossenen Artikeln aus der Zeitschriftenanalyse (n = 193) (s. Anhang, Anlage D) verglichen; das heißt, die eingeschlossenen Artikel wurden komparativ zu den extrahierten Vorhersagen und Prognosen analysiert. Die Analyse erfolgte in einer regelgeleiteten Lesart der Texte. Das Vorgehen richtet sich nach Mayrings Empfehlung mit folgenden Modell (vgl. Mayring 2008: 14):

- Formulierung der Fragestellung,
- Festlegung der Materialstichprobe,
- Bestimmung der Textelemente, deren Häufigkeit untersucht werden soll,
- Definition der Kategorien, Bestimmung der Analyseeinheiten, also die Festlegung, welche Textbestandteile als Befund codiert werden können,
- Kodierung (Durcharbeiten des Materials mittels des Kategoriensystems, um das Auftreten der Kategorie aufzuzeichnen),

[100] Die disziplinäre Herkunft wurde entweder nach Ausbildung/akademischer Titel des Autors oder nach Herkunft der jeweiligen Institution (z. B. Pflegeforschungsinstitut oder Universität/Fachhochschule mit Pflegebezug), die von den Autoren vertreten wurde, beurteilt.

- Verrechnung sowie Darstellung und Interpretation der Ergebnisse.

Für die Untersuchung bedeutete dies folgendes Vorgehen:

1. Jeder Artikel wurde zuerst vollständig gelesen.
2. An jeden Artikel wurde die Fragestellung herangetragen: „Welche thematischen Schwerpunktsetzungen/Fragestellungen werden im Text vorgenommen?" Exemplarisch konnten die Fragestellungen für jeden Textabschnitt nochmals feiner gegliedert werden: „Von welchen Vorannahmen/von welcher Ausgangslage aus wird argumentiert?" „Welche Ergebnisse werden angezeigt?" „Welche Schlussfolgerungen werden gezogen, welche Forschungsdesiderata benannt?"
3. Als zu untersuchende Auswertungseinheiten galten insbesondere:
   - Abstracts, Zusammenfassung,
   - Einleitung und Hintergrund,
   - Darstellung der Ergebnisse,
   - Schlussfolgerungen und Diskussion.
4. Als Kategorien wurden diejenigen angelegt, die auch für die Gutachtenanalyse (Analyse 1) in Kap. 10.1 galten: Demografischer Wandel (DW), Epidemiologischer Wandel (EW), Ökonomischer Wandel (ÖW) und Sozialer Wandel (SW). Das jeweilige Verständnis einer Kategorie ist unter Kap.10.2 beschrieben.
5. Analyse- oder Kodiereinheiten:
   - Wörtliche „1 zu 1"-Nennung eines Trends aus Analyse 1 (Beispiel: „Zunahme der Hochaltrigkeit" oder „Zunahme der Pflegebedürftigkeit").
   - Synonyme Verwendungen: Formulierungen, wie „Die Zahl der Pflegebedürftigen in der Bundesrepublik wird stark/enorm [mit evtl. Zahlenangabe] zunehmen" wurden synonym dem Trend „Zunahme der Pflegebedürftigkeit" gewertet und zugeordnet.
   - Latente Sinnstrukturen und „interpretative Muster": Angaben, wie zum Beispiel „dass Inkontinenz immer wieder als sekundärer Risikofaktor für Dekubitus benannt wird" (Krause et al. 2005: 299, siehe Anlage D, Artikel 74) lassen interpretative Schlussfolgerungen zu. Für dieses Beispiel wurde der Trend „Zunehmende Bedeutung gesundheitlicher Prävention (...)" im Sinne einer Vermeidung zusätzlicher Komplikationen bei bestehendem Gesundheits- und Pflegeproblem gewählt.
6. Kodierung
   - Die Kodierung wurde in der laufenden Tabelle (Anlage D) in der letzten Spalte vorgenommen; diese diente zudem als Dokumentationsnachweis und Forschungsprotokoll für auffallende Befunde (Memos).
   - Jeder durchgearbeitete Artikel wurde nach der in der Gutachten-Analyse vorgenommenen Trendnennung mit den jeweils aufgefundenen Trends und Seitenzahlen (in Klammern) versehen.

Beispiel aus der Zeitschrift PFLEGE: Skiba, A. (2000): Pflege und Geragogik, Kategorien EW, ÖW, SW, Befunde B XVI, B XXXVIII (255), C XXXII (257), C XLIV (256), D XXV, D XXVIII (256 f.).

7. Verrechnung, Darstellung und Interpretation der Ergebnisse sind in den folgenden Kapiteln einzusehen.

10.4 Expertenworkshop mit ausgewähltem Datenmaterial

Im Folgenden wird auf das Prinzip der Gruppendiskussion, auf die Teilnehmer, die Rahmenbedingungen und den Ablauf der Diskussionsrunde sowie auf die Transkriptions- und Auswertungsregeln näher eingegangen.

10.4.1 Vorstellung der Workshop-Expertenteilnehmer

Um die gewonnenen Erkenntnisse aus den bislang durchgeführten Analysen kritisch zu durchleuchten und zu diskutieren, wurde die Methode der Gruppendiskussion gewählt. Sie dient einerseits zum Zwecke der Exploration (vgl. Lamnek 2005b: 71), im Sinne der „Aktualisierung und Explikation tiefer liegender Meinungen und Einstellungen" (Mangold 1960: 10), sowie andererseits dazu, die quantitativen Ergebnisse zu „(...) untermauern, zu illustrieren und zu plausibilisieren" (Lamnek 2005b: 73).

Die Gruppendiskussion verfolgte zwei Ziele: zum einen „informelle Gruppenmeinungen" (Mangold in: Bohnsack 2009: 370) zu eruieren, und zum anderen, „kollektive Orientierungsmuster" herauszuarbeiten. Das gesamte Arbeitsverfahren wird im weiteren Verlauf als „Expertenworkshop" bezeichnet, da das Arbeitstreffen als „Work in Progress-Verfahren" innerhalb eines abgeschlossenen Zeitfensters anzusehen ist und in mehreren Runden angelegt war, die aufeinander aufbauten. Die Diskussionsbeiträge sind als einzelne Entwicklungsstränge anzusehen und helfen mit Argumentationen, zum Untersuchungsgegenstand durchzudringen und gewonnene Erkenntnisse aus der Zeitschriftenanalyse zu illustrieren, zu plausibilisieren oder neu zu überdenken.

Die Planung des Verfahrens[101] wurde ein Jahr im Vorfeld des anberaumten Termins im Februar 2010 begonnen. In dieser Phase wurde im Promotionskolleg diskutiert, welche Experten[102] aus welchen Bereichen für die Fragestellung zu weiterem Erkenntnisgewinn beitragen könnten. Die Entscheidung fiel auf diejenigen Bereiche, die in dieser Dissertation maßgeblich tangiert werden und als Dimensionen nach Mangold (1960: 113) „typisch" sind; hier: Pflegewissenschaft, Gerontologie, Gesundheitswesenforschung und Wissenschaftsjournalismus.

Zusagende Experten und Expertinnen für die Gruppendiskussion waren:

Pflegewissenschaft	Prof. Dr. Hanna Mayer (Expertin 1)
Gerontologie	Prof. Dr. Bernd Seeberger (Experte 2)
Gesundheit/Forschung	Prof. Dr. Frank Schulz-Nieswandt (Experte 3)
Wissenschaftsjournalismus	Prof. Dr. Andreas Lauterbach (Experte 4)

Kurzbeschreibungen der Experten

Prof. Dr. Hanna Mayer, seit 1. Oktober 2010 erste unbefristete Universitätsprofessorin der Pflegewissenschaft an der Universität Wien. Krankenschwester, Lehrerin für Pflegeberufe, promovierte Erziehungswissenschaftlerin. Langjährige Bemühungen im Bereich der Etablierung der Pflegewissenschaft in Österreich. Seit 2009 Mitglied der Dekane-Konferenz in Deutschland. Forschungsschwerpunkte: Entwicklung der Pflegewissenschaft, Forschungsmethoden, Caring, Leben mit Krebs.

Prof. Dr. Bernd Seeberger, seit 2009 Univ.-Professor an der UMIT-Universität Hall in Tirol/Österreich, Vorstand des Instituts für Gerontologie und demografische Entwicklung am Department für Pflegewissenschaft und Gerontologie. Promotion und Habilitation in der Gerontologie, Studium der Sozialpädagogik. Aufbau und Mitentwicklung pflegebezogener Studiengänge an Fachhochschulen in Nürnberg und München. Gutachter und Schriftleiter mehrerer Zeitschriften im Bereich der Gerontologie und Altenpflege. Forschungsschwerpunkte (Auswahl): Angewandte Gerontologie: Stationäre Altenhilfe, Individuelles Altern, Auswirkungen des demografischen Wandels.

[101] Zur Planung einer Gruppendiskussion siehe ausführlich Lamnek (Lamnek 2005b: 89 ff.).

[102] Personell wurden die Einladungen an solche Persönlichkeiten gerichtet, die entweder öffentlich durch aktuelle Statements oder maßgebende Publikationen auf sich aufmerksam gemacht hatten oder durch langjährige Erfahrung auf besondere Expertise verweisen konnten. Zudem war eine weitere Voraussetzung, dass der Bezug zum Forschungsfeld vorhanden sein musste. Eine Ausnahme bildeten die Einladungen aus dem Bereich des Wissenschaftsjournalismus, um einen unabhängigen Blick außerhalb der Scientific Community zu gewährleisten. Nach diversen Absagen (Prof. Dr. Wormer aus Dortmund, Prof. Dr. Sommer aus Darmstadt und Dr. Heribert Prantl aus München) wurde auf die Kompetenz eines Chefredakteurs explizit aus dem pflegewissenschaftlichen Bereich zurückgegriffen. Zur Auswahl der Teilnehmer siehe ebenfalls Lamnek 2005b: 113 ff.

Prof. Dr. Frank Schulz-Nieswandt, 1. Prodekan der Wirtschafts- und Sozialwissenschaftlichen Fakultät der Universität zu Köln, Professur für Sozialpolitik. Sozialwissenschaftler, Promotion und Habilitation. Nach mehreren Gast- und Vertretungsprofessuren in ganz Deutschland Leiter des Deutschen Zentrums für Altersfragen (DZA) in Berlin, Vorsitzender der Gesellschaft für Sozialen Fortschritt. Mitgliedschaften (Auswahl): Mitglied der 2. und 3. Altenberichtskommission der Bundesregierung, Mitglied des wissenschaftlichen Beirates des DZA und des Beirates der Gesellschaft für Öffentliche Wirtschaft (GÖW).

Prof. Dr. Andreas Lauterbach, seit 2009 Studiengangleiter Pflege an der Hochschule für Gesundheit in Bochum, Professur für Pflege. Krankenpfleger, Studium der Pädagogik. Promotion (Dr. rer. medic.). Seit 2002 Chefredakteur und Herausgeber der wissenschaftlichen Zeitschrift „Pflegewissenschaft" im Verlagshaus HPS-Media. Mitgliedschaften (Auswahl): Wissenschaftlicher Beirat Pflegepädagogik/Pflegewissenschaft, Wissenschaftlicher Beirat des Kongresses für angewandte Pflegeforschung und Mitglied der Sektion „Methoden" der DG Pflegewissenschaft.

10.4.2

Rahmenbedingungen und Ablauf des Expertenworkshops

Der Expertenworkshop fand am 15.03.2011 von 10:00–12:30 Uhr an der Philosophisch-Theologischen Hochschule in Vallendar statt.[103] Einer der genannten Experten, Prof. Dr. Lauterbach, musste aus terminlichen Gründen tags zuvor absagen. Für ihn sprang dankenswerterweise Prof. Dr. Hermann Brandenburg von der PTH Vallendar ein. Seine Sichtweise ist zwar nicht mit der Perspektive des Wissenschaftsjournalisten identisch, jedoch ist sie ihm nicht wesentlich unbekannt, da er selbst als Gutachter und Autor im Feld tätig ist. Zusätzlich geriet durch sein Beisein die Schnittstelle „Alter(n) und Pflege in der Diskussion" verstärkt in den Blick. Dem Ersatzteilnehmer sind zudem die wesentlichen Entwicklungen der deutschen und internationalen Pflegewissenschaft bestens bekannt. Wegen der kurzfristigen Entscheidung seiner Mitwirkung ließ es sich für den neuen Experten nicht vermeiden, bereits getroffene terminliche Vereinbarungen einzuhalten, sodass Prof. Brandenburg noch vor Ende des Workshops um 12:00 Uhr die Zusammenkunft verlassen musste.[104]

Weitere Personen, die dem Workshop beiwohnten, waren der Autor dieser Arbeit als Moderator und Zeitnehmer sowie drei Studierende aus dem Promotionskolleg des

[103] Zu Verlauf und Dauer solcher Zusammenkünfte siehe ausführlich Lamnek 2005b: 130 f.

[104] Zur Ausfallsquote bei Gruppendiskussionen sei auf die grundlegende Literatur von Mangold verwiesen (Mangold 1960: 15 f.).

Autors als „Hands" und zusätzliche Dokumentationsgehilfen. Sie waren unter anderem für die Zusammenfassung der Statements in Runde 1 zuständig.

Die Rolle des Moderators[105] war bewusst zurückhaltend, um die Teilnehmer zu ungezwungenen, spontanen Meinungsäußerungen anzuregen. Sie beschränkte sich einleitend als Impulsgeber und Auslöser für die Diskussion („Grundreiz", vgl. Mangold 1960: 10) sowie darauf, die Rahmenbedingungen des Treffens sicherzustellen. Der zeitliche Rahmen bewegte sich bei insgesamt 120 Minuten (exklusive Pausen). Die methodische Anlage der Gruppendiskussion sowie die Diskussionsführung selbst verfolgten insgesamt eine qualitative Strategie, die der Gruppe freie Entfaltungsmöglichkeiten gab (vgl. Lamnek 2005b: 103).

Aufgezeichnet wurde der Expertenworkshop mit dem digitalen Aufnahmegerät „Digital Voice Rekorder DM-550/DM-450" der Firma Olympus. Zusätzlich wurde eine Videoaufnahme zur Dokumentation angefertigt, die aber nicht in den Auswertungsprozess einfloss. Die Kosten für den Workshop trug der Verein der Freunde und Förderer der Hochschule. Er übernahm die Reisekosten der Teilnehmer. Auf ein Honorar haben alle Diskussionsteilnehmer bereitwillig verzichtet.

In der Vorbereitungsphase entstand ein grober Diskussionsleitfaden, der den Verlauf der Diskussion strukturieren sollte. Dieser Leitfaden ist als Anlage E beigefügt. Jedem Teilnehmer ging im Vorfeld ein ausführliches Papier mit den Ergebnissen aus den Analysen 1–3 zu, um sich ein Bild von den Forschungsergebnissen machen zu können. Ein kurzes Eingangsstatement der Forschungsperson (zehnminütiges Impulsreferat), diente als „Grundreiz" und Eröffnungsrunde. Es folgen die weiteren Runden und Leitfragen der Diskussion in der Übersicht:

Runde 1: Die Experten bezogen in jeweils fünf Minuten Stellung zu den im Vorfeld eruierten Ergebnissen der Zeitschriftenanalyse, („Eisbrecher", vgl. Lamnek 2005b: 99):

a) „Wie decken sich die Ergebnisse mit den jeweilig spezifischen wissenschaftlichen Erfahrungen des Alltags?" (Persönliche monodisziplinäre Sicht)

b) „Welche Begründungen finden Sie für Schwerpunktsetzungen/Auslassungen in den Themen?" (Analytische Perspektive)

Zwischen Runde 1 und 2 wurden 20 Minuten als Pause eingeschoben, in der der Moderator mit den dokumentarischen Helfern die Expertenstatements in knappe Thesen verschmolz, die vor Beginn von Runde 2 den Experten vorgestellt wurden. Nach eingehender Rückversicherung bei den Experten, dass der Kerngehalt ihrer Aussagen enthalten war, wurde die zweite Runde, die eigentliche Gruppendiskussion, eingeläutet.

Runde 2: Die Experten diskutierten – ausgehend von einzelnen Statements – untereinander und nahmen in ihren Ausführungen aufeinander Bezug („Schlüsselfragen", vgl. Lamnek 2005b: 99):

„Was fällt auf? – Welche Unterschiede sind bemerkbar?"

[105] Zur Rolle des Moderators in Gruppendiskussionen siehe ebenfalls Mangold und Lamnek (Mangold 1960: 10; Lamnek 2005b: 141 ff.).

Danach musste Experte 4 die Diskussion verlassen, und nach kurzer Pause wurde direkt in die dritte Runde übergeleitet.

Runde 3: Die Experten formulierten nacheinander in jeweils fünf Minuten ein Fazit und explizierten Herausforderungen und Handlungsspielräume für die Pflegewissenschaft („Schlussfragen/summary questions", vgl. Lamnek 2005b: 99):

> „Welche zukünftigen Herausforderungen und Handlungsspielräume aus Ihrer jeweils disziplinären Sicht sehen Sie für die Pflegewissenschaft?"

10.4.3

Transkriptions- und Auswertungsregeln

Nach Abschluss des Expertenworkshops wurde die Transkription vom Autor der Arbeit selbst vorgenommen. Sie folgte regelhaft und chronologisch den inhaltlichen Ausführungen. Pausen, Zögern, Stocken im Redefluss usw. wurden ausgespart. Der Textübertrag fand in zwei formalen Ausführungen statt: zum einen als Fließtext-Transskript mit jeweils aufeinander bezugnehmenden Stellungnahmen der Experten zur besseren Lesefreundlichkeit (s. Anhang, Anlage F), und zum anderen in Tabellenform. Letztere Version war notwendig, damit die einzelnen Aussagen aus der Diskussion codiert und verwaltet werden konnten.

Die Auswertung folgte den empfohlenen Schritten einer deskriptiv-reduktiven Inhaltsanalyse (Lamnek 2005b) und denen einer interpretativ-reflektierenden inhaltsanalytischen Form, wie sie von Bohnsack (2009) empfohlen wird.[106]

1) Die deskriptiv-reduktive Analyse verfolgt nach Lamnek (2005b: 191) folgende Schritte:
   - Die Datenanalyse beginnt schon vor der eigentlichen Analyse, wenn der Forscher an der Diskussion – in welcher Rolle auch immer (hier als Moderator) – teilnimmt.
   - Das Transskript wird für die weitergehende Analyse benutzt.
   - Man sucht nach übereinstimmenden oder divergierenden Mustern, nach Typen (hier Kategorien), die sich aus dem Erkenntnisinteresse ergeben).
   - Die Muster oder Typen werden durch entsprechende Zitatstellen dokumentiert.

[106] Beide Verfahren tragen induktive wie deduktive Züge des Erkenntnisgewinns, auch die deskriptiv-reduktive Analyse. Beide Verfahren gehen auf die Suche nach Mustern und Typisierungen, beide Verfahren kontrollieren ihre gefundenen Kategorien in enger Übereinstimmung mit den theoretischen Fundamenten, in die Fragestellung sowie Denk- und Forscherhaltung eingerahmt sind. Zweifellos sind beide Inhaltsanalysen zutiefst qualitativer Natur. Die Ergebnisse solcher Analysen haben eine besondere Güte, um in neue Hypothesen zu münden oder bestehende Annahmen zu unterstreichen.

2) Bei der interpretativ-reflektierenden, inhaltsanalytischen Form wird zusätzlich zwischen formulierender und reflektierender Interpretation unterschieden; beide nehmen aber aufeinander Bezug. Ziel hierbei ist es, eine weitergehende Typisierung des Datenmaterials zu erreichen (vgl. Bohnsack 2009: 382 f.). Damit können die beiden Grundintentionen des Erkenntnisinteresse „informelle Gruppenmeinungen" und „kollektive Orientierungsmuster", erreicht werden. Für die konkrete Auswertung heißt dies, Textstellen auszuwählen, die für die Forschungsfrage und die Vergleichbarkeit innerhalb der Gruppe relevant sind. Ein Merkmal dafür sind deren „besondere interaktive und metaphorische Dichte" (Bohnsack in: Lamnek 2005b: 206). In der reflektierenden Phase geht es darum, das „Prinzip des Kontrasts in der Gemeinsamkeit" zu verfolgen. Die „Differenzierungen und Gemeinsamkeiten", wie Bohnsack sie bezeichnet, wurden in dieser Arbeit als „Kontroversen und Bestätigungen" (s. Kap. 14.2) benannt (vgl. Bohnsack in: Lamnek 2005b: 207).

Bei der Tiefendiskussion der Ergebnisse dieser Arbeit (Kap. 16) fließen beide Auswertungsarten der Gruppendiskussion zusammen. Bei der Diskussion der Ergebnisse der Zeitschriften- und Frequenzanalyse dienen sie einerseits einem eher illustrierenden Zweck, um gewisse Aussagen zu unterstreichen (Plausibilisierung), oder weiter kontrovers zu diskutieren. Andererseits können theoretische Grundannahmen dieser Arbeit vertieft und kritisch diskutiert werden. Diese Tiefeninterpretation dient sowohl einer potentiellen Ursachenforschung[107] als auch dem Ziel, einen Hypothesen- und Zukunftskatalog als Substrat gewonnener Erkenntnis aufzustellen.

Die Auswertung der Gruppendiskussion folgte wieder dem Muster der qualitativer Inhaltsanalyse (Mayring 2008). Als Auswertungseinheiten wurde folgende Struktur gewählt: Grundlage der Auswertung war das Transskript in Tabellenform, als weitere Auswertungseinheiten diente jede Aussage eines Experten als Kontexteinheit.

Die Verwaltung der Zitate (Kodiereinheiten) fand nach folgendem Prinzip statt:

Pro Diskussionsrunde entstand eine laufende Tabelle mit jeweils einer Spalte pro Experten. Jede Aussage wurde nach Expertennummer (Expertin 1 = E1), Runde der Diskussion (Runde 1 = .1) und der chronologischen Reihe des getätigten Zitats (4. Aussage in Runde = .4) gekennzeichnet (Beispiel „E1.1.4"). War in einer Aussage eine zweigeteilte thematische Ausführung zu erkennen, so wurden diese mit runden Klammern gekennzeichnet, z. B. E1.1.4 (I) oder E3.2.4 (II).

Runde 1 wurde bereits im Rahmen des Expertenworkshops in knappe Thesen zusammengefasst und den Experten vor Beginn der Runde 2 vorgestellt (s. o.). In Runde 2 nahmen die Experten Stellung zu getätigten Statements ihrer Kollegen. Diese zweite Runde wurde im Nachgang über das Transskript ausgewertet. Dabei wurden zuerst

[107] Polit et al. (2004) sprechen hier von sogenannten „Assoziationsmustern", die dabei erstellt werden. Der Begriff wird im qualitativen wie im quantitativen Verständnis genutzt. In beiden Modi geht es darum, „Verbindungen zwischen Begrifflichkeiten" herzustellen. Im quantitativen Bereich sind dies Beziehungen, wie Ursache-Wirkungsbeziehungen oder funktionelle Beziehungen (Polit et al. 2004: 43).

diejenigen Aussagen verglichen, die (latent) einen gleichen Sinngehalt aufwiesen und in enger Rückkopplung zur Fragestellung und der theoretischen Konzeption dieser Arbeit standen.[108]

Als erstes Ergebnis entstand das Spannungsfeld „Identität vs. Interdisziplinarität“, aus dem sich weitere untergeordnete Spannungsfelder entwickeln ließen. Diesen wurden nun alle weiteren Aussagen der Experten zugeordnet. Eine weitere Gliederung ergab sich durch die Entstehung sowie Trennung der Kategorien „Begründungszwang“ und „Handlungszwang“, sodass die bereits entstandenen Zweige in eine weitere differenziertere Sinnordnung gebracht werden konnten. Bei der Suche nach Mustern wurde aber nicht nur nach übereinstimmenden Merkmalen gesucht, sondern auch nach divergierenden. Diese wurden in der interpretativ-reflektierenden Variante vertieft und halfen, Kausalverknüpfungen der Kategorien untereinander vorzunehmen.

Ein Übergang von der deskriptiv-reduktiven Inhaltsanalyse zur interpretativ-reflektierenden Form kann hier nicht deutlich abgegrenzt gezeigt werden. Trotzdem wird letztere Form durch die Erarbeitung der kontroversen und bestätigenden Faktoren klar markiert. Die Kontroversen und Übereinstimmungen (Tab. 10) wurden unter Rückbezugnahme der entwickelten Kategorien und Spannungsfelder sowie der theoretischen Rahmung herausgearbeitet.[109] Beide Inhaltsanalysen wurden abschließend einer Kontrolle unterzogen; sie erfolgte im zeitlichen Abstand einer Woche nach Abschluss der Auswertung des Expertenworkshops, wobei noch einmal die Zuordnung der Aussagen zu den einzelnen Kategorien überprüft wurde.

[108] Zur Extraktion von Informationen aus Interviewtexten oder Transskripten siehe auch Gläser und Laudel (2009): „Das Extrahieren von Informationen (...) ist natürlich mit Interpretationen verbunden. Wir lesen einen Textabsatz, interpretieren ihn und entscheiden auf dieser Grundlage, welcher Auswertungskategorie die Informationen zuzuordnen sind und wie wir die Informationen am besten zusammengefasst wiedergeben. Extrahieren bedeutet also, ununterbrochen Entscheidungen zu treffen (...)“ (Gläser und Laudel 2009: 218).

[109] Die interpretativ-reflektierende Form trägt insofern nicht nur zur Sachdimension bei, sondern methodisch auch zur Festigung des Kategoriensystems, dem die Diskussionsbeiträge zugeordnet wurden. Wurden nämlich Zuordnungsschwierigkeiten festgestellt, so war dies ein wichtiger Hinweis darauf, dass das Kategoriensystem noch Lücken hatte und erweitert bzw. modifiziert werden musste.

11
Ergebnisse Analyse 1: Themenanalyse von Prognosen und Zukunftsszenarien („Megatrend-analyse")

Das folgende Kapitel zeigt die Ergebnisse der Analyse der Gutachten.

11.1
Quantitative Ergebnisse

Insgesamt wurden aus den fünf genannten Gutachten 229 Befunde gefiltert. Es dominieren besonders diejenigen aus der Kategorie „Ökonomischer Wandel" (n = 97) und des epidemiologischen Spektrums (n = 72). Der Bereich des sozialen Wandels ist mit 42 Befunden vertreten, also deutlich abgeschlagen, aber noch vor dem des demografischen Wandels (n = 18).

11.2 Darstellung der Ergebnisse

Diese Ergebnisse überraschen nicht. Einerseits bilden sie die Kernaspekte der beteiligten Experten ab, andererseits drückt es sich auch in den Gutachten selbst aus, dass mit Abschluss des letzten Jahrzehnts im vergangenen Jahrtausend eine paradigmatische Trendwende vollzogen wurde, die deutlich den Fokus des Interesses bestimmte. Einerseits determinieren der Fortschrittsgedanke der Medizin und der gesundheitlichen Versorgung sowie der Blick auf das Gesundheitswesens als Wachstumsbranche die Bemühungen im Gesundheitswesen, andererseits führt dies auch zu einem „Entdecken von Wirtschaftlichkeitsreserven für und durch Pflege" (SVR 1996: 7) und damit zu einem zunehmenden Dilemma der Akteure.

Die Gratwanderung zwischen Kostendämpfung und Wachstum wird als eine entscheidende Herausforderung der Gesundheitspolitik Mitte der 1990er-Jahre herausgestellt. Die Aussage, dass es neben der Sichtweise eines Gesundheitswesens als Kostenfaktor auch eine als Wirtschaftsfaktor mit Wachstums- und Produktivitätseffekten geben muss, unterstreicht auch die politische Sichtweise deutlich (vgl. SVR 1996: 8). Die endgültige Vereinnahmung des Gesundheitswesens durch markt- und betriebswirtschaftliche Gesetzmäßigkeiten kann damit auf Mitte der 1990er-Jahre datiert werden.

In der Befundlage im epidemiologischen Sektor fällt hierzu besonders auf, dass keine Krankheitsangabe ohne Kostenangabe erfolgt, dass also epidemiologische und ökonomische Anreize in einem Atemzug genannt werden (Statistisches Bundesamt 1998: 27 ff.). Dies mündet in ein Präventionsparadigma, welches sich in allen drei Sektoren der Präventionsmaßnahmen bemerkbar macht: in der primären (primär gesunderhaltenden), der sekundären (spezifisch krankheitsvermeidenden) und der tertiären (Folgeschäden von chronischer Erkrankung verhindernden) Prävention. Vorbeugende Maßnahmen im Rahmen spezifischer Präventionsaspekte zu beachten und zu ergreifen, wird sowohl in den SVR-Gutachten (vgl. SVR 1996,1997 und 2000, 2001) als auch im 3. Altenbericht intensiv betont. Das Präventionsparadigma kann somit über alle Lebensalter hinweg ab Mitte der 1990er-Jahre als ein gültiges und anzustrebendes Kernelement gesundheitlicher Zielsetzung identifiziert werden.

Hierbei werden sowohl die individuelle gesundheitliche Situation des einzelnen Bürgers als auch die Vermeidung von Krankheit als Einsparpotential betont. Prävention erscheint als Allzweckhilfsmittel, um Kosten zu dämpfen und den bereits angesprochenen Spagat zwischen dem Wachstum und der „Entdeckung von Wirtschaftlichkeitsreserven" (SVR 1996: 32) zu meistern. Es gilt demnach unter anderem die Formel: gesunder Mensch = kostengünstigeres Gesundheitswesen, kranker Mensch = kostenintensiveres Gesundheitswesen. Eine Gefahr dadurch drohender Rationierungen wird ebenfalls schon 1996 benannt, die Ausschöpfung von Wirtschaftlichkeitsreserven jedoch diesbezüglich als Verhinderungsmöglichkeit analysiert (SVR 1996: 32).

Andere kostenverursachende Kriterien werden im epidemiologischen Sektor zukunftsorientiert verhältnismäßig weniger genannt, jedoch wird 1997 bereits ein unabhängiges Einschätzungsinstrument für den technischen Fortschritt gefordert, wie das HTA (Health Technology Assessment), Verfahren evidenzbasierter Medizin oder die Cochrane Collaboration verstärkt zu nutzen und einzusetzen (SVR 1997: 25 f.). Für den technischen Fortschritt wird das marktwirtschaftliche Instrument des Wettbewerbs als systematischer Fortschrittsmechanismus angesehen, der die Akteure zur Entwicklung neuer und kostengünstigerer Instrumente und Verfahren zwinge. Zudem erfülle der Wettbewerb eine Anreiz- und Selektionsfunktion, die es erlaube, erfolgreiche Innovationen von erfolglosen zu trennen (SVR 1997: 23). Insgesamt lassen sich die gefilterten Megatrends des epidemiologischen Wandels im Bereich der Medizin in diagnostisch-therapeutische, präventive, rehabilitative und medizinisch-technische Entwicklungs- und Wandlungstrends unterteilen.

Im Bereich der Epidemiologie lassen sich auch originär gerontologische Herausforderungen für die Zukunft ablesen. Dominant sind hier Fragen eines sich zukünftig ändernden differenzierten Altersbildes (Alter geht nicht immer automatisch mit Krankheit einher), Fragen zur Gesundheitsförderung und Prävention sowie die Forderung nach originär gerontologischer und geriatrischer Expertise.

Für das Subsystem „Pflege" können die epidemiologisch-zukunftsorientierten Herausforderungen und Ergebnisse wie folgt gegliedert werden:

- (Statistische) Trends im Bereich der Pflegebedürftigkeitsentwicklung,
- klinisch-praktische Trends,
- managerielle Trends und Trends zu Organisationsfragen von Pflege,
- Trends zu Fragen der Versorgungs- und Interventionsebene sowie
- pflegepolitische und -pädagogische Trends.

Zum ökonomischen Wandel muss eine etwas differenziertere Gliederung der Ergebnisse vorgenommen werden, da hier das Ausmaß der anstehenden Herausforderungen und tiefgreifenden Veränderungen am größten ist. Bestimmend sind, wie bereits angeführt, die Herausforderungen zwischen Wachstum und Kostendämpfung. An dieser Stelle soll vor allen Dingen auf den Megatrend der Interessenvielfalt am Fortschrittszyklus im Bereich „Wachstum" hingewiesen werden – ein Kostenfaktor, der in der Diskussion weniger öffentlich, unter Experten scheinbar trotzdem als wichtig und nennenswert eingeschätzt wird. Im Bereich der Kostendämpfung werden, wie bereits oben angesprochen, die Entdeckung von Wirtschaftlichkeitsreserven und das Präventionsparadigma aufgegriffen. Zudem spielen auch unabhängige Steuerungsmöglichkeiten eine nicht unwichtige Rolle. Ferner werden arbeitsmarktrelevante Trends, der Qualitätssicherungsdiskurs und politisch-legislative Trends prognostiziert. Eine künftig immer wichtiger werdende Rolle spielen die Veränderungen im Bereich der Versorgungssituation und settingspezifische Herausforderungen. Hierzu werden besonders Veränderungen im Bereich der ambulanten Pflege und im Heimsektor angeführt. Ein wichtiger Baustein im Bereich ökonomischer Herausforderungen sind Organisations- und Personalentwicklungstrends.

Im Sektor des sozialen Wandels lassen sich folgende Unterscheidungen treffen:

- Gesamtgesellschaftliche und demografisch bedingte Trends; diese beziehen sich im Vergleich zu den demografischen Trends auf innergesellschaftliche Veränderungen, wie Globalisierungseffekte oder zeitgeistbedingte Auswirkungen.
- Trends eines sich verändernden Altersbildes,
- sozio-kulturelle Trends, wie im Bereich des Migrationsgeschehens,
- sozial- und gesundheitspolitische Trends,
- lebenslageabhängige Trends: Darunter fallen Vernetzungs- und Teilhabetrends, lebensform- und wohnbezogene Trends und Trends im Bereich des Bildungs- und sozioökonomischen Status,
- beruflich-professionelle Wandlungsphänomene und Trends.

Die Feingliederung ist der tabellarischen Aufstellung im Anhang Anlage C zu entnehmen. Eine Zusammenfassung der Ergebnisse aus allen Teilanalysen findet sich außerdem in Kap. 15.

12 Ergebnisse Analyse 2: Zeitschriften- und Segmentanalyse

Der nun folgende Abschnitt beschäftigt sich mit den Ergebnissen der Zeitschriftenanalyse.

12.1 Quantitative Ergebnisse: Zeitschriftenanalyse

Die Grundgesamtheit aller Artikel im betreffenden Recherchezeitraum betrug n = 1840. Nach den oben genannten Kriterien konnten für alle Zeitschriften insgesamt n = 193 Artikel eingeschlossen werden. Das bedeutet, dass sich rund jeder zehnte Artikel an der Schnittstelle von Alter(n) und Pflege bewegt. Dieses Gesamtbild bestätigt sich für jede einzelne Zeitschrift mit Ausnahme der Zeitschrift *Pflege und Gesellschaft*. Sie veröffentlichte die verhältnismäßig meisten Beiträge zu Alter(n) und Pflege. Dort galt rund jeder vierte Beitrag diesem Fokus. Hervorzuheben ist dabei der Jahrgang 2000 mit mehr als der Hälfte aller Artikel (53,33 %).

Die nachstehenden Tabelle 2 bis 5 zeigen die Verteilung der Artikel pro Zeitschrift und Jahrgänge. Eine Ausnahme hinsichtlich der quantitativen Verhältnisse bildet die *Zeitschrift für Gerontologie und Geriatrie*. Sie wurde nach anderen Kriterien untersucht (s. Kap.10.3.1). Es zeigte sich hier, dass in den interdisziplinären Diskurs der Gerontologie noch kaum originäre pflegewissenschaftliche Beiträge Einzug gehalten haben. Ab 2005 und 2006 kommt es dort aber zu einer deutlichen Zunahme. In einer früheren Untersuchung von Bossle (2008) konnte im Recherchezeitraum 1994–2007 für diese Zeitschrift auch festgestellt werden, dass rund die Hälfte aller Artikel medizinischer oder weitestgehend medizinischer Natur sind. Die andere Hälfte wird von psychologischen Beiträgen dominiert. Somit stellt sich die dargestellte Quote der pflegewissenschaftliche Artikel noch einmal in einem differenzierteren Bild dar.

Zeitschrift/ Erscheinungsturnus	Jahrgang	Artikel	Artikel eingeschlossen	Prozent
Pflege und Gesellschaft (Juventa) 4 Ausgaben/Jahr	1999	12	2	17 (16,67 %)
	2000	15	8	53 (53,33 %)
	2001	16	0	0
	2002	13	2	15 (15,38 %)
	2003	18	6	33 (33,33 %)
	2004	17	2	12 (11,76 %)
	2005	34	12	35 (35,29 %)
	2006	25	3	12 (12,00 %)
	2007	23	6	26 (26,08 %)
	2008	21	6	29 (28,57 %)
Gesamt	**10**	**194**	**47**	**24 (24,22 %)**

Tab. 2: Verteilung der Artikel nach Jahrgängen (Pflege und Gesellschaft); Gesamtzahl der publizierten Artikel und eingeschlossenen Artikel

Zeitschrift/ Erscheinungsturnus	Jahrgang	Artikel	Artikel ein-geschlossen	Prozent
PFLEGE (Hans Huber) 6 Ausgaben/Jahr	1999	42	1	2 (2,38 %)
	2000	46	4	9 (8,69 %)
	2001	36	1	3 (2,77 %)
	2002	26	5	19 (19,23 %)
	2003	34	8	23 (23,52 %)
	2004	37	3	8 (8,11 %)
	2005	33	6	18 (18,18 %)
	2006	33	6	18 (18,18 %)
	2007	32	1	3 (3,13 %)
	2008	31	3	10 (9,67 %)
Gesamt	**10**	**350**	**38**	**11 (10,86%)**

Tab. 3: Verteilung der Artikel nach Jahrgängen (PFLEGE); Gesamtzahl der publizierten Artikel und eingeschlossenen Artikel.

Zeitschrift/ Erscheinungsturnus	Jahrgang	Artikel	Artikel ein-geschlossen	Prozent
Zeitschrift Pflegewissen-schaft/PrInterNet (HPS-Media) 11 Ausgaben/Jahr	1999	96	6	6 (6,25%)
	2000	80	9	11 (11,25 %)
	2001	77	6	8 (7,79 %)
	2002	78	7	9 (8,97 %)
	2003	69	8	12 (11,59 %)
	2004	80	11	14 (13,75 %)
	2005	80	7	9 (8,75 %)
	2006	73	5	7 (6,84 %)
	2007	89	14	16 (15,73 %)
	2008	72	13	18 (18,05 %)
Gesamt	**10**	**794**	**86**	**11 (10,83 %)**

Tab.4: Verteilung der Artikel nach Jahrgängen (Pflegewissenschaft); Gesamtzahl der publizierten Artikel und eingeschlossenen Artikel.

Zeitschrift/ Erscheinungsturnus	Jahrgang	Artikel	Artikel eingeschlossen	Prozent
Zeitschrift für Gerontologie und Geriatrie (ZfGG) (Steinkopff) 6 Ausgaben/Jahr	1999	52	0	0
	2000	52	1	2 (1,92 %)
	2001	52	2	4 (3,84 %)
	2002	56	1	2 (1,78 %)
	2003	56	3	5 (5,35 %)
	2004	52	1	2 (1,92 %)
	2005	43	4	9 (9,30 %)
	2006	49	4	8 (8,16 %)
	2007	42	3	7 (7,14 %)
	2008	48	3	6 (6,25 %)
Gesamt	**10**	**502**	**22**	**4 (4,38 %)**

Tab. 5: Verteilung der Artikel nach Jahrgängen (Zeitschrift für Gerontologie und Geriatrie); Gesamtzahl der publizierten Artikel und eingeschlossenen Artikel.

12.2
Quantitative Ergebnisse: Segmentanalyse

Die folgenden Abbildungen stellen die Verteilung der Befunde nach Zeitschriften und den Metatrendsegmenten „Demografie“, „Epidemiologie“, „Ökonomie“ sowie „sozialer Wandel“ dar. Die pflegewissenschaftlichen Zeitschriften unterscheiden sich in den prozentualen Verteilungen kaum. In der Gesamtsumme der Artikel mit Befunden waren rund 40 % aller Befunde epidemiologischer Natur. Konkret waren dies für die Zeitschrift Pflege und Gesellschaft 37,50 %, für die PFLEGE 39,73 %, für PrInterNet 45,77 % und für die ZfGG 42,86 %. Rund 30 % der Befunde aller Artikel mit Befunden waren ökonomischer Art (Pflege und Gesellschaft 33,33 %, PFLEGE 31,51 %, PrInterNet 35,92 % und ZfGG 28,57 %).

Insgesamt lässt sich mit diesem Ergebnis die Hypothese unterstreichen, dass die deutsche Pflegewissenschaft an der Schnittstelle von Alter(n) und Pflege hauptsächlich vor dem Hintergrund epidemiologischer und ökonomischer Ausführungen zukunftsorientiert argumentiert. Im Vergleich dazu rangieren die Befunde des sozialen Wandels klar dahinter. Abgeschlagen ist die identifizierte Befundlage im Bereich der Demografie. Prozentual ergibt das in Bezug auf die Befundlage in der Summe aller Artikel mit Befunden ein Bild von zwischen 2 und 6 %.

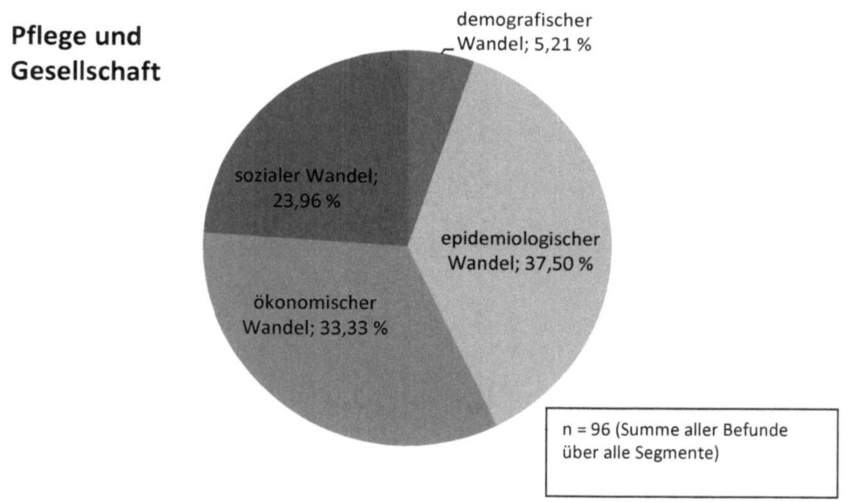

Abb. 1: Prozentuale Verteilung der Befunde nach Megatrendsegmenten in Pflege und Gesellschaft

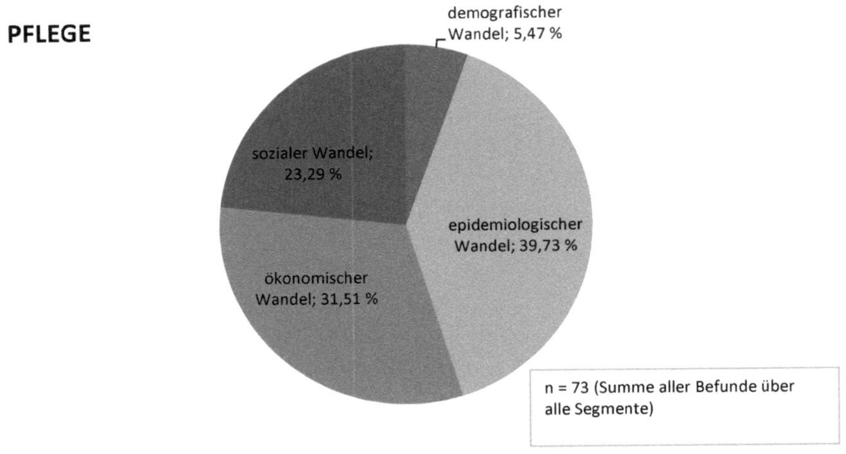

Abb. 2: Prozentuale Verteilung der Befunde nach Megatrendsegmenten in PFLEGE

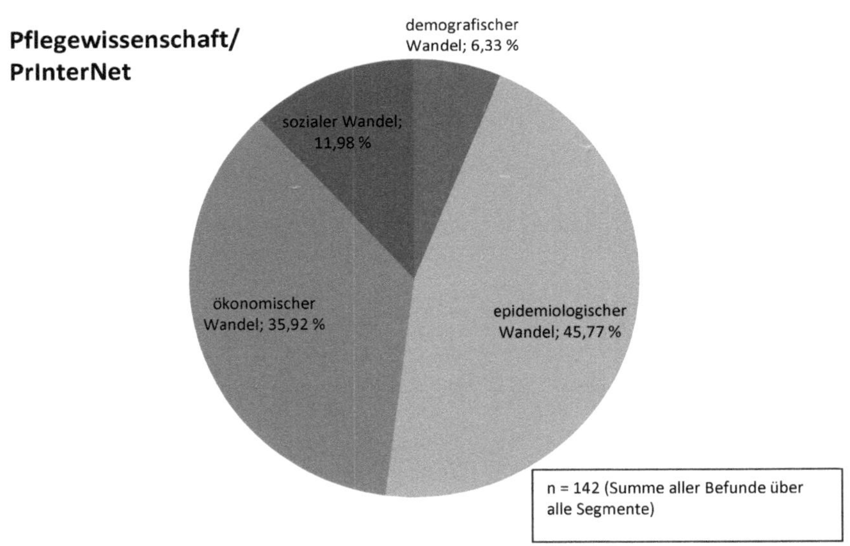

Abb. 3: Prozentuale Verteilung der Befunde nach Megatrendsegmenten in Pflegewissenschaft

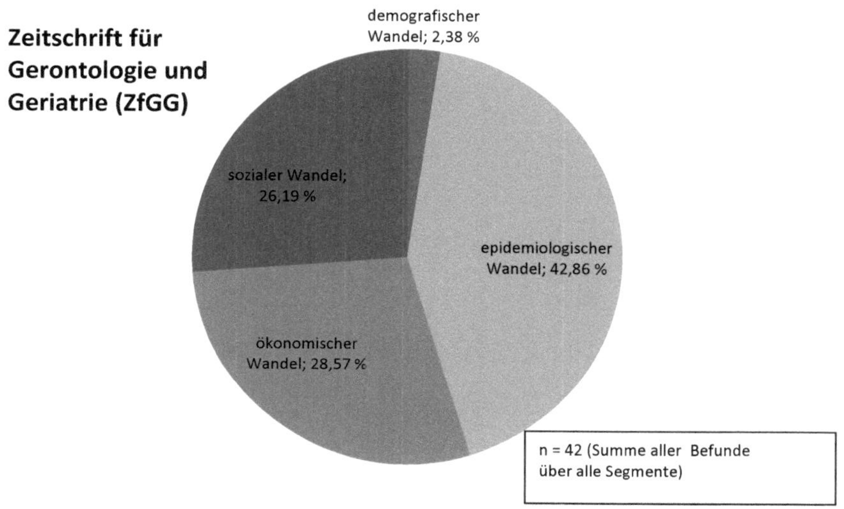

Abb. 4: Prozentuale Verteilung der Befunde nach Megatrendsegmenten in Zeitschrift für Gerontologie und Geriatrie

13 Ergebnisse Analyse 3: Abgleich der Zeitschriftenbeiträge mit den analysierten Megatrends

Im weiteren Verlauf werden die Top-Megatrends sowie die thematischen Auslassungen nach Metatrendsegmenten gezeigt. Abbildung 5 und die Tabelle 6–9 zeigen die eruierten Megatrends und die Top-Auslassungen aus der komparativen Frequenzanalyse mit den eingeschlossenen Beiträgen (n = 193). In insgesamt vier Artikeln bildeten sich keine der Prognosen und Vorhersagen aus der Megatrendanalyse ab (Schnell 1999, Eurich 2008, Geister 2005, Wilhelm 2007). Sie wurden mit Memos versehen und von der Verrechnung ausgeschlossen.

13.1 Tops und Flops – Megatrends zu Alter(n) und Pflege: Segment Demografischer Wandel

Bei den demografischen Befunden dominiert der Megatrend der „Zunahme der älteren Bevölkerung" (11 Nennungen) deutlich vor dem Trend der „Zunahme der Hochaltrigkeit" (7) und der „Zunehmenden Bedeutung von Alter und Migration" (5). Zu vernachlässigen sind die „Feminisierung des Alters" (2) und die „Verdopplung des Altersquotienten" (2).

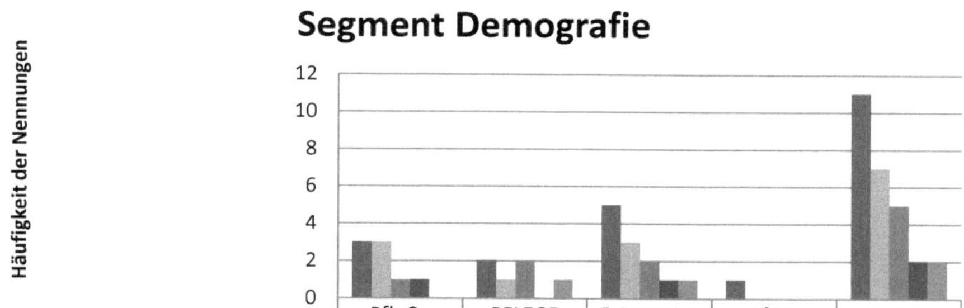

	PfleGe	PFLEGE	PrInterNet	ZfGG	Summe
AIII/ Absolute und relative Zunahme älterer Menschen	3	2	5	1	11
A IV/ Zunahme der Hochaltrigkeit	3	1	3	0	7
A VI/ Zunehmende Bedeutung von Alter und Migration	1	2	2	0	5
A II/ Steigende durchschnittliche Lebenserwartung und Feminisierung des Alters	1	0	1	0	2
A V/ Verdopplung des Altersquotienten und Rückgang des Erwerbstätigenpotentials	0	1	1	0	2

Abb. 5: Top-5-genannte Megatrends aller Zeitschriften im Segment „Demografie"

Wendet man sich den Auslassungen in diesem Segment zu, so ist aus der folgenden Tabelle 6 zu entnehmen, dass der Megatrend „Rückgang der Gesamtbevölkerung" lediglich einmal in 193 Artikeln zu finden war, was einem Ausschluss aus dem pflegewissenschaftlichen Spezialdiskurs gleichkommt. Während sich der Diskurs zu Zukunftsfragen zu Alter(n) und Pflege hauptsächlich mit Fragen zur Zunahme der älteren und hochaltrigen Bevölkerung beschäftigt, spielt der Geburtenrückgang und damit die Gesamtabnahme der Bevölkerung in der thematischen Orientierung der Pflegewissenschaft keine Rolle. Im Hinblick auf den Nachwuchskräftemangel ist dies ein alarmierender Befund. Wie schmal der Grat zwischen Auslassung und Top 5 ist, zeigt der Megatrend A II. Mit zwei Nennungen ist er zugleich bei den meistgenannten, aber auch bei den meisten Auslassungen geführt.

Megatrendnummer/ Kurzbezeichnung	PfleGe	PFLEGE	PrInterNet	ZfGG	Summe
A I/Rückgang der Gesamtbevölkerung	1	–	–	–	1
A II/ Steigende durchschnittliche Lebenserwartung und Feminisierung des Alters	1	–	1	–	2

Tab. 6: Top-Auslassungen im Segment „Demografie"

13.2

Tops und Flops – Megatrends zu Alter(n) und Pflege: Segment Epidemiologischer Wandel

Im Segment „Epidemiologie" (siehe Abb. 6) zeigt sich als Top-Thema der Megatrend der „Zunahme der Pflegebedürftigkeit" (42) noch vor der „Zunehmenden Bedeutung des medizinisch (technischen) und therapeutischen Fortschritts" (36). Es folgen die Befunde zur „Ermittlung und Handhabbarkeit des Pflegebedarfs" (28) und der „Zunahme gerontopsychiatrischer Erkrankungen inklusive der Demenzen" (20) noch vor der „Zunehmenden Bedeutung gerontologischer und geriatrischer Expertise" (20).

Demgegenüber steht in diesem Segment als Top-Auslassung und mit keiner Nennung in allen Zeitschriften der Megatrend der „Zunehmenden Bedeutung von primärer Prävention und Umweltbedingungen". Interessant stellt sich der zweite Spitzenanwärter der Auslassungen dar: Während im Demografie-Segment die Bedeutung der älteren Bevölkerung und die Hochaltrigkeit noch als Top-Befundlage identifiziert werden konnten, wird die „Verbesserte Sterblichkeit (i. S. der Langlebigkeit) in diesen Altersgruppen" im epidemiologischen Sinne ausgeblendet. Mit zwei Nennungen kann der Megatrend „Zunahme der Bedeutung von Alter und Behinderung" als thematische Auslassung gewertet werden.

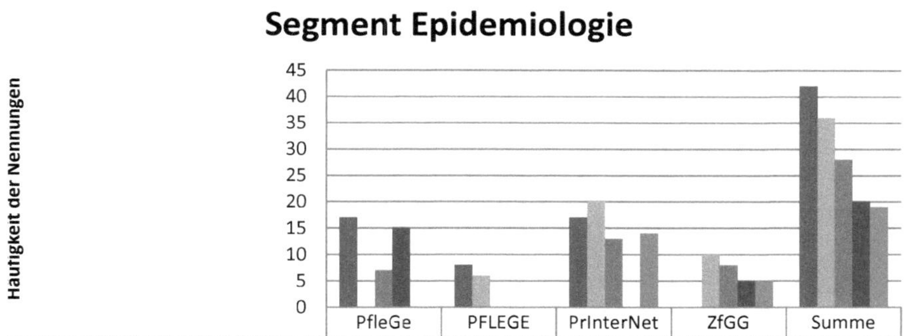

	PfleGe	PFLEGE	PrInterNet	ZfGG	Summe
B XIX/ Zunahme der Pflegebedürftigkeit	17	8	17	0	42
B XIII/ Zunehmende Bedeutung des medizinisch-therapeutischen, des medizinisch-technischen des medizinischen und pflegerischen Fortschritts	0	6	20	10	36
B XXV/ Zunehmende Bedeutung der Ermittlung und Handhabbarkeit des Pflegebedarfs	7	0	13	8	28
B VIII/ Zunahme gerontopsychiatrischer Erkrankungen incl. schwerer bis mäßig-schwerer Demenzen	15	0	0	5	20
B XVIII/ Zunehmende Bedeutung gerontologischer und geriatrischer Expertise	0	0	14	5	19

Abb. 6: Top-5-genannte Megatrends aller Zeitschriften im Segment „Epidemiologie"

Megatrendnummer/ Kurzbezeichnung	PfleGe	PFLEGE	PrInterNet	ZfGG	Summe
B X/Zunehmende Bedeutung primärer Prävention und Umweltbedingungen	–	–	–	–	–
B II/ Verbesserung der Sterblichkeitsraten in den höheren Altersgruppen	–	1	–	–	1
B IV/ Zunahme der Bedeutung von Alter und Behinderung	–	–	2	–	2

Tab. 7: Top-Auslassungen im Segment „Epidemiologie"

13.3

Tops und Flops – Megatrends zu Alter(n) und Pflege: Segment Ökonomischer Wandel

Im Segment „Ökonomie" dominieren klar die Befunde zur Qualitätsdebatte. Mit 30 Nennungen rangiert der Megatrend „Zunehmende Bedeutung der Ergebnisorientierung und der nachfrageorientierten Pflegequalität" vor dem Megatrend „Zunehmende Bedeutung der Qualitätssicherung für die Pflege mit interner und externer Seite" (25). Das weitere Abschneiden ist der folgenden Abb. 7 zu entnehmen. Demgegenüber stehen Auslassungen aus dem Diskurs (jeweils keine Nennung) wie die „Zunehmende Bedeutung unterschiedlicher Interessen im Zusammenhang mit Fortschritt und Kostenentwicklung", die „Zunehmende Bedeutung von Wirtschaftlichkeitsreserven im Zusammenhang mit mangelnder Zielorientierung", die „Zunehmende Bedeutung sozialer und ökonomischer Folgen von Krankheit, Behinderung und vorzeitiger Mortalität" und die „Zunehmende Bedeutung von Betroffenen bei Einbezug in Gremien". Die letzte Auslassung der „Zunehmenden Bedeutung eines Gesundheitsschutzes für Mitarbeiter im Bereich der Mängelfreiheit von Betrieben" unterstreicht das Ergebnis der Auslassungen aus dem epidemiologischen Sektor: Die Gesunderhaltung sowie Maßnahmen zur Gesundheitsförderung gesunder Menschen stand innerhalb der Zeitschriftenpublikationen der Pflegewissenschaft bislang nicht auf der Agenda. Der Gesundheitsschutz der Mitarbeiter – auch im Sinne einer möglich längeren Arbeitsphase – spielte für die Pflegewissenschaft im Untersuchungszeitraum ebenso keine Rolle.

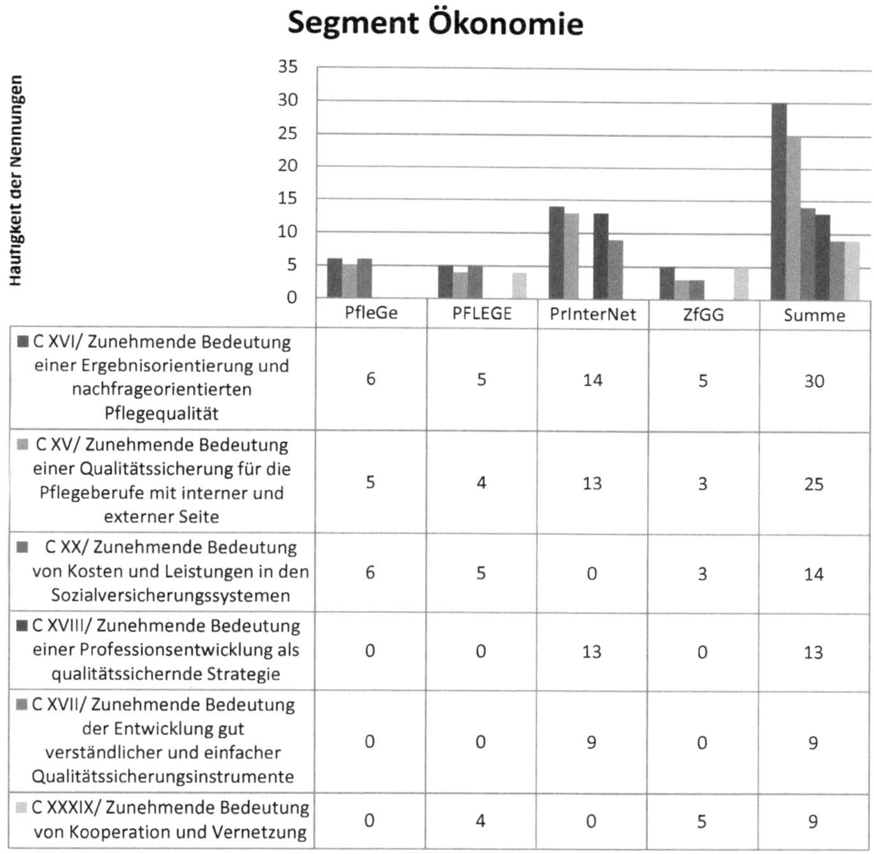

	PfleGe	PFLEGE	PrInterNet	ZfGG	Summe
C XVI/ Zunehmende Bedeutung einer Ergebnisorientierung und nachfrageorientierten Pflegequalität	6	5	14	5	30
C XV/ Zunehmende Bedeutung einer Qualitätssicherung für die Pflegeberufe mit interner und externer Seite	5	4	13	3	25
C XX/ Zunehmende Bedeutung von Kosten und Leistungen in den Sozialversicherungssystemen	6	5	0	3	14
C XVIII/ Zunehmende Bedeutung einer Professionsentwicklung als qualitätssichernde Strategie	0	0	13	0	13
C XVII/ Zunehmende Bedeutung der Entwicklung gut verständlicher und einfacher Qualitätssicherungsinstrumente	0	0	9	0	9
C XXXIX/ Zunehmende Bedeutung von Kooperation und Vernetzung	0	4	0	5	9

Abb. 7: Top-6-genannte Megatrends aller Zeitschriften im Segment „Ökonomie"

Megatrendnummer/ Kurzbezeichnung	PfleGe	PFLEGE	PrInterNet	ZfGG	Summe
C III/Zunehmende Bedeutung unterschiedlicher Interessen im Zusammenhang mit Fortschritt und Kostenentwicklung	–	–	–	–	–
C V/Zunehmende Bedeutung von Wirtschaftlichkeitsreserven im Zusammenhang mit mangelnder Zielorientierung	–	–	–	–	–
C VII/Zunehmende Bedeutung sozialer und ökonomischer Folgen von Krankheit, Behinderung und vorzeitiger Mortalität. Keine Krankheit ohne Kostenangabe.	–	–	–	–	–
C XXIV/Zunehmende Bedeutung von Betroffenen bei Einbezug in Gremien	–	–	–	–	–
C XLIII/Zunehmende Bedeutung eines Gesundheitsschutzes für Mitarbeiter im Bereich der Mängelfreiheit von Betrieben.	–	–	–	–	–

Tab. 8: Top-Auslassungen im Segment „Ökonomie"

13.4

Tops und Flops – Megatrends zu Alter(n) und Pflege: Segment Sozialer Wandel

Der Professionalisierungsaspekt und die „Weiterentwicklung der Pflege vom Helferberuf in eine moderne Gesundheitsprofession" dominiert die Befundlage im Segment „Sozialer Wandel" (36 Nennungen), dagegen stürzt der an zweiter Stelle genannte Megatrend mit 18 Nennungen förmlich ab. Nur noch die Hälfte der Nennungen ergibt sich für die „Zunehmende Bedeutung der Verbesserung von Fort- und Weiterbildung in der Geriatrie" sowie die „Zunahme neuer Tätigkeitsfelder im Zusammenhang mit dem alten Menschen". Die weiteren Ränge belegen die familiären Veränderungen und Änderungen in Netzwerkstrukturen. Auf die „Zunahme der Einpersonenhaushalte und den damit verbunden Rückgang des Laienpflegepotentials" entfallen neun Nennungen, auf die „Zunehmende Bedeutung erweiterter sozialer Netzwerke wegen der zunehmenden Kinderlosigkeit" sieben und auf die „Zunehmende Bedeutung erweiterter Netzwerke und der Erreichbarkeit der Menschen untereinander" sechs.

Ausgelassen aus dem Diskurs sind die Megatrends der „Zunehmenden Bedeutung von Verteilungsaspekten und Ungleichheit von Gesundheitschancen" sowie der Zielbereich der Lebensqualität, was wiederum auf eine eher unpolitische Argumentationshaltung der deutschen Pflegewissenschaft schließen lässt. Die ausgelassenen Megatrends der „Zunehmenden Bedeutung der Wohnformen mit umfassender Hilfestellung, die der Vereinsamung entgegen wirken und auf Selbstbestimmung statt Selbstständigkeit setzen" und die „Zunehmende Bedeutung von Mehrgenerationenarbeit" zeigen deutlich, dass die gerontologische Sichtweise noch nicht in die Pflegewissenschaft eingedrungen ist. Alle gezeigten Auslassungen schneiden bei null Nennungen ab.

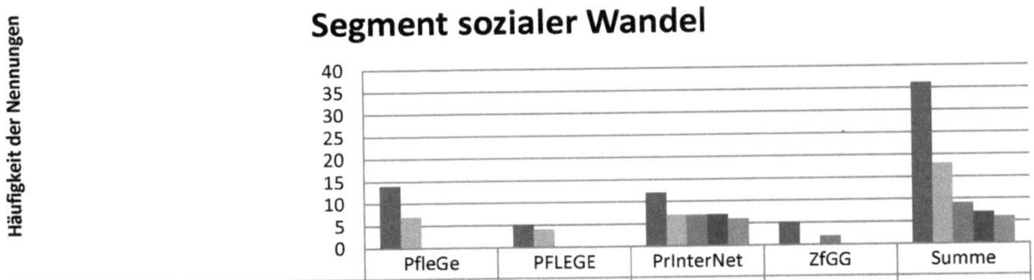

	PfleGe	PFLEGE	PrInterNet	ZfGG	Summe
D XXV/ Zunehmende Bedeutung des Übergangs der Pflege von einem traditionellen Helferberuf in eine moderne Gesundheitsprofession	14	5	12	5	36
D XXVIII/ Zunehmende Bedeutung der Verbesserung von Fort- und Weiterbildung in der Geriatrie und Zunehmende Bedeutung neuer Berufe und Tätigkeitsfelder im Zusammenhang mit dem älteren Menschen	7	4	7	0	18
D II/ Zunehmende Bedeutung und Zunahme der Einpersonenhaushalte, dadurch Rückgang des (Laien) Pflegepotentials	0	0	7	2	9
D XII/ Zunehmende Bedeutung erweiterter sozialer Netzwerke wegen der zunehmenden Anzahl kinderloser Frauen und Männer	0	0	7	0	7
D XIII/ Zunehmende Bedeutung der sozialen Netzwerke und der Erreichbarkeit der Menschen untereinander sowie zunehmende Bedeutung der Kopplung sozialer und räumlicher Netzwerke	0	0	6	0	6

Abb. 8: Top-5-genannte Megatrends aller Zeitschriften im Segment „Sozialer Wandel"

Megatrendnummer/ Kurzbezeichnung	PfleGe	PFLEGE	PrInterNet	ZfGG	Summe
D XI/Zunehmende Bedeutung von Verteilungsaspekten und Ungleichheit von Gesundheitchancen sowie des Zielbereichs der Lebensqualität	–	–	–	–	–
D XVII/Zunehmende Bedeutung von selbstständigen Wohnformen jüngerer Altersgruppen	–	–	–	–	–
D XX/Zunehmende Bedeutung der Wohnformen mit umfassender Hilfestellung, die der Vereinsamung entgegenwirken und auf Selbstbestimmung statt Selbstständigkeit setzen	–	–	–	–	–
D XXI/Zunehmende Bedeutung von Mehrgenerationenarbeit	–	–	–	–	–
C XLIII/Zunehmende Bedeutung eines Gesundheitsschutzes für Mitarbeiter im Bereich der Mängelfreiheit von Betrieben.	–	–	–	–	–

Tab. 9: Top-Auslassungen im Segment „Sozialer Wandel“

14 Ergebnisse Analyse 4: Gruppendiskussion mit Experten

Die nun folgenden Ergebnisse der Gruppendiskussion gliedern sich nach deskriptiv-reduktivem und nach interpretativ-reflektierendem Modus.

14.1 Zentrale Ergebnisse I (deskriptiv-reduktive Analyse)

Im weiteren Verlauf der Darstellung werden die zentralen Ergebnisse des Expertenworkshops dargestellt und mit exemplarisch-sinntransprotierenden Aussagen aus der Gruppendiskussion illustriert. Als zentrales Ergebnis stand für die Experten – auch mit dem Blick auf die Ergebnisse der Zeitschriftenanalyse – das Spannungsfeld „Identität und Interdisziplinarität"[110] im Fokus. Die Pflegewissenschaft, ob aus der Disziplin selbst heraus betrachtet oder aus der Perspektive der angrenzenden Disziplinen der Teilnehmer, sieht sich nach Ansicht der Diskutanten derzeit damit konfrontiert, dass der Status pflegewissenschaftlicher Disziplinarität noch nicht vollständig geklärt ist, sie sich aber bereits interdisziplinär öffnen muss.

> *„Das Dilemma der Pflegewissenschaft ist, dass sie sich durch Abgrenzung selbst architektonisch aufbauen muss, sich aber auch, will sie erfolgreich sein, gleich interdisziplinär öffnen muss"* [E3.1.4].

[110] Zum Begriff der Identität und dem der Interdisziplinarität siehe auch Kap. 3 im Theorieteil sowie Kap.16.3.1 und 16.3.2 im Diskussionsteil.

Weiter differenzieren lässt sich das theoretisierte Spannungsfeld „Identität vs. Interdisziplinarität" mit dem Begriffspaar „Begründungs- vs. Handlungszwang", das Problematiken des praktischen Handelns und Tuns in der (pflege-)wissenschaftlichen Realität konkretisiert.

Expertin 1 verdeutlicht dies mit der Eingangsthese, dass ein

> *„eigener ‚Gegenstandsbereich' der Pflegewissenschaft noch nicht entwickelt sei, es herrsche Vorsicht vor anderen Wissenschaftsbereichen"* [E1.1.3].

In Runde 2 vertieft sie die These, dass sich die Pflegewissenschaft auch mit „angstbesetztem" Verhalten konfrontiert sehe:

> *„Das ist aber gerade der Punkt, wo man als Pflegewissenschaft sehr, sehr vorsichtig wird. Wir sind ja auch noch in einem Legitimationszwang, zumindest in Österreich, wo man dann sehr schnell wegradiert wird oder werden kann. Brauchen wir da die Pflegewissenschaft oder kann das die Soziologie nicht genauso machen?"* [E1.2.3].

Experte 4 illustriert den Handlungsdruck, dem sich die Pflegewissenschaft als junge Disziplin ausgeliefert sieht:

> *„Forschung wird aus der Praxis, von Politik, Institutionen, long term-care angefordert, die konkrete Probleme gelöst haben wollen. Schnittstelle ist hier Probleme zu bedienen und affirmativ abzuarbeiten"* [E4.1.3].

„Metaphorisch verdichtet" (Bohnsack in: Lamnek 2005b) spricht Experte 3 von der „Pubertätsphase", in der sich die Pflegewissenschaft befindet:

> *„Pflegewissenschaft steckt in der „Pubertätsphase". In Abgrenzung zu anderen etablierten wissenschaftlichen Disziplinen, wie der Medizin sucht sie nach „Identität"; darin ist auch eine „selbstgesteuerte Engführung" der Themen begründet. Bewegt sie sich in andere wissenschaftliche Gebiete, verliert sie ihr „wissenschaftsdefinitorisches Monopol"* [E3.1.1].

Bei der Ursachenforschung im Bereich methodologischer Fragen unterstreicht Experte 3 diese Sichtweise noch einmal:

> *„In der Pflegewissenschaft dagegen ist der Anteil qualitativer Forschung sehr hoch. Warum? Ich fahre mal die Schiene: ‚Wo ich Identität gewinne und mich abgrenze gegenüber anderen. Auch das ist so ein Beispiel für Pubertätsrituale'* [E3.2.3(I)].

Die größte Kontroverse ergab sich in der Sichtweise auf die Pflegewissenschaft selbst. Während die Experten 1, 2 und 4 den disziplinären Status der Pflegewissenschaft – wenn auch noch nicht vollständig entwickelt – nicht in Zweifel stellten, wies Experte 3 mehrmals auf seine diesbezüglichen Zweifel hin. Diese Argumentationen wurden zum einen im Kontext mit der Kategorie „wissenschaftstheoretische Mängel und Theorien-Vakuum" vorgebracht

> *„Pflegewissenschaft ist ein ‚Policyfeld'. Sie muss Theorien und Befunde anderer Disziplinen aufnehmen, sie hat keine eigenen Theorien, das macht das „angstbesetzte" Verhalten aus"* [E3.1.5].

zum anderen im Zusammenhang mit der Kategorie „Pflegespezifische Fragestellungen vs. methodologische Zwänge" expliziert:

> „*Die Aufwertung von Pflege als eigenem Gegenstand ist extrem wichtig. Nur die Frage bleibt: resultiert daraus eine eigene Pflegewissenschaft? Für mich ist Pflegeforschung Teil der Sozialpolitik, weil es geht um die Lebenslage von Menschen, und die Lebensqualität ist ein Teil davon, der extrem ernst zu nehmen ist (...)*" [E3.2.5].

14.1.1

Hintergründe im Spannungsfeld „Identität und Interdisziplinarität"

Als „Kausalzusammenhänge, Assoziationsmuster" (Polit et al. 2004: 43) oder „Kausalmechanismen" (Mayntz in: Gläser und Laudel 2009: 26) für das Spannungsfeld „Identität vs. Interdisziplinarität" ergaben sich aus der Diskussion weitere folgende Ursachenstränge (hier als sogenannte „Versus-Kategorien" dargestellt):

a) Wissenschaftstheoretisches und Theorie-Vakuum vs. empirischen Datenproduktionszwang,

b) Strukturelle Professionalisierung vs. „Habituelle De-Professionalisierung",

c) Thematische Emanzipation vs. inhaltlich-strukturelle Assimilation,

d) Pflegespezifische Fragestellungen vs. methodologische Zwänge,

e) Wissenschaftliche Handlungsvollzüge der Wirklichkeit vs. Publikationsmechanismen und Herausgeberphilosophien.

14.1.1.1

Wissenschaftstheoretisches- und Theorie-Vakuum vs. empirischen Datenproduktionszwang

Um Identität aufzubauen, ist eine Disziplin von einem bestimmten Bestand an Wissen, wie Aussagen, Erkenntnissen und Theorien, abhängig (vgl. Sukopp 2010: 21). Remmers (2011: 11) erweitert diese Sichtweise um die Termini „Kanonisierte Fachsystematik" und „Theoretische Ordnungsform des Wissens". Die Experten stellen der Pflegewissenschaft hier ein eher schlechtes Zeugnis aus. Die Ursachen dafür sehen sie in mehreren Bereichen:

- Wissenschaftstheoretische Debatten, die zwischen Grundlagen- und angewandter Forschung unterscheiden:

  „Wenn man sich die pflegewissenschaftliche Debatte anschaut, dann hat es Anfang der 90er-Jahre eine wissenschaftstheoretische Debatte über die Pflegewissenschaft per se gegeben. Handlungspraxis-(Pflege)-Wissenschaft wurde damals decodiert, und dann war aber Schluss damit und es gibt so einen Gap („Lücke", Anm. MB) dazwischen – das steht da und wir haben jetzt diese Schlagworte „Angewandte und Grundlagenforschung", die zum Teil sehr kritiklos übernommen und rezipiert werden, weil sie ein Stück weit auch der Wissenschaftsstatistik inhärent sind. Berta Schrems[111] hat eine neue Debatte aufgemacht mit der Frage, ob man sich hierzu wissenschaftstheoretisch nicht anders positionieren muss: gibt es denn diese Trennung zwischen angewandter und Grundlagenforschung überhaupt und was bedeutet es, wenn wir uns diesem Diktat unterwerfen, diesem Dualismus; können wir unsere Identität nicht besser ausbilden nach dem Motto: Pflegewissenschaft ist immer kontextbezogen! Nur der Rahmen der Kontextualisierung ist ein anderer, um damit auch in eine breitere wissenschaftlich-(methodische) Diskussion einzusteigen. Es besteht ein grundsätzliches, wissenschaftstheoretisches Vakuum, das irgendwo in der Debatte entstanden ist, die ja auch abgebrochen ist" [E1.2.2].

- Wirksamkeits- und Evidence-Based-Paradigma im wissenschaftlich-interdisziplinären Kontext:

  „Ist es im interdisziplinären Feld überhaupt möglich, Grundlagenforschung zu machen? Die Problematik ist doch: Beweisen Sie mir die Wirksamkeit von Pflege, würde ein Mediziner sagen, wenn man ihn darauf anspricht, dass man pflegewissenschaftlich-grundlagenorientiert arbeitet. Darauf sind die Grundlagen stark reduziert" [E2.2.4].

  „Jetzt besteht die Gefahr, ein Stück weit an diese EBN-Debatte anschlussfähig zu werden, dabei kommt man in die Problematik hinein, die Science entwickeln zu müssen, die aber nur bedingt geeignet für Pflegefragen erscheinen. Es müssen Endpunkte definiert werden, es müssen die RCT's her! Das passt zum Teil, zum Teil aber auch nicht. Jedenfalls muss man sich da schon stark verbiegen. Das ist eine ganz schwierige Debatte" [E4.2.3].

- Theoretische Hintergründe, wie Körperlichkeit oder der Leib als „Originäres der Pflege" [E1.2.3], sind noch nicht ausführlich bearbeitet:

  „Wo die Pflegewissenschaft allerdings eine Originärität aufweist, dann ist das der Bereich der „Körperlichkeit". Denn keine andere Disziplin deckt dies in der Art und Weise ab, wie die Pflegewissenschaft es tut. Gerade im Bereich des alten Menschen ist das etwas sehr Originäres, an dem Punkt wird gerade entwickelt, aber wir sind noch nicht sehr weit und dann kommen die Grenzen und Zwänge von außen, die das behindern, um auf die Grundlagenforschung zurückzukommen: die beiden Begriffe Grundlagenforschung und angewandte Forschung, illustriert am Beispiel der Untersuchung von Zegelin[112] zur Bettlägerigkeit. Da hinken diese Begriffe. Ist das jetzt Grundlagen- oder angewandte Forschung? Weder noch. Es ist beides. Es braucht auch hier eine andere

[111] Ausführlich siehe Schrems (2009).

[112] Ausführlich siehe Zegelin (2005).

Definition als die Klassischen es abbilden. Das ist auch die Frage, wenn wir uns der Gerontologie zuwenden, dass wir uns unbedingt unsere wissenschaftstheoretische Position klar machen. Gerade da, wo wir uns ins Interdisziplinäre einklinken. Das muss geschehen, sonst können wir nicht interdisziplinär sein" [E1.2.3].

„Zur Theoriefeindlichkeit: Ich finde Frau Uzarewicz'[113] *Buch faszinierend, weil Sie eben vom Körper gesprochen haben, zur Ontologie der Leiblichkeit. Da sagt sie, ja wär schön, wenn das mal gelesen und diskutiert wird. Also Theoriefeindlichkeit. Aber gar nicht mal despektierlich gemeint gegenüber der Pflege"* [E3.2.6].

- Grundlagentheoretische Defizite sind kein exklusives pflegewissenschaftliches Spezifikum, sondern liegen im Trend:

„In unseren Gesundheitsökonomiestudiengängen, da mussten die ersten Kohorten vorher einen Gesundheitsberuf haben. Das waren ganz andere Hörer als jetzt die letzten 5, 6 Jahre. (...) Ich fange im ersten Semester mit philosophischer Anthropologie an, ich gehe von der Situation des leidenden Menschen aus bevor, ich zur Situation in den Institutionen des Gesundheitswesens komme. Da fällt denen die Klappe runter, das wollen die nicht hören. Die wollen als Bachelor in die Praxis und fragen: „Was bringt mir das?". Und so ähnlich ist das auch mit der Pflege. Die müsste eigentlich mit der Ontologie der Leiblichkeit anfangen. Und nachher mit Pflege nach Modellen usw. Da taucht dann schon was auf über Personalismus, aber wenn man das verstehen will, dann muss man auch was machen über „Personalismus im 20. Jahrhundert". Bis zu dem Grenzbereich der theologischen Anthropologie, zum Themenbereich „guter Fürsorge" usw. Theoriefeindlichkeit gibt es woanders auch, nämlich immer dann, wenn die Leute an einem bestimmten Feld interessiert sind und wenn es berufsstrategisch ist. „Ich will da arbeiten" und nicht die Umweg-Situation machen; erst mal anthropologische Inhalte machen und erst mal Grundlagendisziplinen aufarbeiten" [E3.2.6].

„Und die Theoriedebatte in der Gerontologie war immer ein Desiderat. Diese Fragen, die wir jetzt hier für die Pflegewissenschaft diskutieren, das sind keine exklusiven Probleme, sondern die sehe ich auch in anderen Disziplinen. Allerdings haben die es geschafft einen „Forschungsfokus" aufzubauen, eine „Infrastruktur" zu etablieren. Damit tut sich die Pflegewissenschaft schwer" [E4.2.5].

14.1.1.2

Strukturelle Professionalisierung vs. „Habituelle De-Professionalisierung"

Die Entwicklung der Pflegewissenschaft in Deutschland muss aus mehrerlei Hinsicht betrachtet werden. Zur historischen Perspektive[114] müssen auch Katalysatoren für die

[113] Ausführlich siehe Uzarewicz und Uzarewicz (2005).

[114] Hier sei besonders auf die Arbeit von Dangel (2010) hingewiesen.

Etablierung der Pflegewissenschaft im akademischen Konzert beleuchtet werden. Dass eine Strukturlegung noch lange nicht mit einem handlungsorientierten Professionalisierungsverständnis in der Pflegepraxis einhergeht, zeigten in der Vergangenheit schon mehrfach Autoren (Weidner 1995a, 1995b; Veit 2004; Bollinger et al. 2006; Hülsken-Giesler 2008; Krampe 2009). Über verschiedene Instrumente, wie einen Fachqualifikationsrahmen für die Pflege (Hülsken-Giesler 2011) oder ein Kerncurriculum für pflegebezogene Studiengänge (Hülsken-Giesler et al. 2010), versucht man auf strukturellen Ebenen, Vergleichbarkeit für die akademische Pflegebildung zu garantieren. Beide exemplarisch genannten Vorstöße sind derzeit in Entstehung und Konsentierung. Inwiefern dadurch ein Brückenschlag im Spannungsfeld gelingt, muss derzeit noch offen bleiben. Die Experten warfen für das Spannungsfeld mehrere Ursachen auf, die hier näher gezeigt werden:

- Aus historischer Perspektive hat sich die Pflegewissenschaft „krankenhauslastig" entwickelt:

  „(...) Unter historisch-wissenschaftsstrukturellen Entwicklungen hat sich die deutsche Pflegewissenschaft stark krankenhauslastig entwickelt, die meisten Professuren kamen aus diesem zumeist FH-Bereich, stark mit Fokus Management und Pädagogik, die letzten 10–15 Jahre auch vermehrt mit klinischen Herausforderungen" [E4.1.1].

  „Das Krankenhaus ist in der Gerontologie ein ganz normales Thema, in der Pflege ist es historisch gekommen. Auch aufgrund der zunehmenden Alterung und der mehr und mehr zunehmenden Ausdifferenzierung. Im Vergleich zu früheren Zeiten, wo es Sammelbecken, Alten- und Siechenhaus war" [E3.2.1(II)].

- Die Pflegewissenschaft entwickelt(e) sich auch durch die Einflussnahme von außen durch sogenannte „externe Trigger":

  „Finanzierung von Forschung triggert Themen" [E1.1.1].

  „(...) Auf der anderen Seite: der Zwang Drittmittelfinanzierung zu kriegen, da ist qualitative Forschung so gut wie ausgeschlossen in Österreich. Ich muss also immer etwas Quantitatives dabei haben, dass es überhaupt Chancen auf eine Finanzierung hat [E1.2.2].

  „Am Beispiel Österreich wird deutlich: dort ist die Pflegewissenschaft aufgrund einer Gesetzesänderung notwendig geworden, nicht weil man der Meinung war man bräuchte sie (...)" [E2.2.1 (II)].

  „Die Ausrichtung einer Zeitschrift beeinflusst die Themenfindung genauso wie die Gelder. Es kommt auch darauf an, in welcher Art und Weise die Themen publiziert werden. Stichwort: Formulierung von Titel, Schlagworten und Formulierung von Ergebnissen. Das ist sicher ein Trend" [E1.2.1].

  „Die Pflegeversicherung ist ein eigenes Policyfeld. Damit ist auch die Pflegewissenschaft entscheidend voran gekommen" [E3.2.2].

  „(...) Da hat schon Bologna auch einen Einfluss gehabt. Wir sind im Bereich Gesundheit ja die besten Bologna-Erfüllungsgehilfen, wir sind die Musterschüler, den Bachelor berufsbezogen und dann kommt die wissenschaftliche Schiene. Die Frage ist: was passiert da schon alles vorher oder was kann nachher nicht mehr passieren?" [E1.2.4].

- Professionalisierungsziel: Interdisziplinarität

  „Es wird also von Interdisziplinarität vor dem Hintergrund der Profession gesprochen. Und die Pflegewissenschaft versucht jetzt ein Stück weit diese Entwicklung nachzuvollziehen, muss sich aber auch gleichzeitig eingestehen, dass das Feld nur interdisziplinär verhandelbar ist" [E4.2.4].

  „(...) und die Leute, die auf Interdisziplinarität drängen, die haben es schwer. Übrigens auch in der Gerontologie. Da ist die Frage der Inter- bzw. Transdisziplinarität (vgl. Mittelstraß) quasi ein Unwort. Weil die Karrieren immer auf monodisziplinären Schienen verlaufen, Mediziner, Psychologen usw." [E4.2.4].

  „Um zur Praxis zu kommen: Das Thema „alter Mensch" ist oder wäre ein sehr dankbares Thema, wo sich die Pflegewissenschaft beweisen kann, um Interdisziplinarität zu zeigen: sowohl nach innen, als auch nach außen" [E2.2.5].

  „Es ist aus meiner Sicht auch eine Chance für die Pflegewissenschaft, dieses Thema der Interdisziplinarität noch einmal ganz neu ernst zu nehmen. Bei vielen etablierten Disziplinen ist das eher eine „Mogelpackung", aber immerhin die Gerontologie hat es geschafft sich unter dem Deckmantel der Interdisziplinarität auch institutionell zu vereinigen. Das ist nicht unwichtig" [E4.2.5].

- „Pflege braucht Eliten" heißt: Eliten für die Praxis!

  „Fokus liegt stark bei den Betroffenen, dem Handhabbarmachen des Pflegeproblems, im Zusammenhang mit der Demenz, sehr viel Interventionsforschung (wie z. B. herausforderndes Verhalten). Etablierte deutsche Pflegewissenschaft orientiert sich stark an der angloamerikanischen Diskussion, weniger an kritischen sozialwissenschaftlichen Debatten. Fokus hierbei liegt auf Handhabbarkeit, Regulierung und Manipulation von Umwelten zur besseren Beherrschung des Pflegeproblems" [E4.1.2].

  „Aber so ist das ja in D gelaufen. Genauso. „Pflege braucht Eliten" heißt im Grunde „Eliten für die Praxis" und die Studiengänge sind etabliert worden [E4.2.6].

  „Ich fand das falsch mit der Fachhochschule, Pflegewissenschaft gehört an die Universität!" [E3.2.7]

- Denkstil beeinflusst Professionalisierung:

  „Neuere Steuerungsformen, wie das Public-Management, verfügen über andere ‚mentale Modelle'. Stichwort Professionalisierung: Was ist der alte und der neue Habitus der Profession? Was läuft ab in der Selbstkonstituierung der Pflegewissenschaft?" [E3.1.2].

  „Pflege nimmt nicht den kritischen Aspekt des Alter(n)s, wie in den Phänomenen wie Gebrechlichkeit, Ekel etc. auf, sondern der Fokus liegt auf einem Professionalisierungsverständnis von technisch-akademischer Handhabbarkeit von Pflegebedarfen" [E4.2.1].

14.1.1.3

Thematische Emanzipation vs. inhaltlich-struktureller Assimilation

In engem Zusammenhang mit der Professionalisierungsproblematik steht die Themenfindung in der Scientific community. Die Experten sehen darin eine Fortsetzung des Identitäts-, Interdisziplinaritäts- und Professionalisierungsszenarios. Alle drei Dimensionen sind für die Pflegewissenschaft eng miteinander verwoben. Einige Ursachen für thematische Schwerpunktsetzungen und Auslassungen wurden bereits benannt, einige weitere sollen noch ergänzend an diese Stelle treten; sie berühren nicht nur Fragen zum bearbeiteten Themenspektrum, sondern weitestgehend auch die zur Methodologie eines Faches:

- Der Einfluss von Strukturen und Ausrichtung wissenschaftlicher Organisationen

  „Gerontologische Pflege wird unter „Angewandter Gerontologie" im Verband der DGGG geführt. Kann die Pflegewissenschaft ihre Architektur entwickeln, ihr Dasein begründen in einer angewandten Pflegeforschung? Es muss der Markt bedient werden, der auf der Suche ist nach Lösungen oder nach Ideen, die nicht aus der Medizin kommen" [E2.2.2 (II)].

  „Wenn ich mich erinnere, welche Kämpfe in der Deutschen Gesellschaft für Soziologie herrschten, eine eigene Sektion (für qualitative Forschung, Anm. MB) aufzumachen, da sieht man heute noch die fehlende Akzeptanz" [E3.2.3].

- Die mangelnde Expertise in gewissen Feldern:

  „Pflegewissenschaft fehlt in gewissen Feldern an Expertise, z. B. bei der primären Prävention" [E1.1.2].

- Appell: Thema „Alter Mensch" verstärkt als Spezifikum und Emanzipationsmöglichkeit für die Pflege entdecken:

  „Um zur Praxis zu kommen: Das Thema „alter Mensch" ist oder wäre ein sehr dankbares Thema, wo sich die Pflegewissenschaft beweisen kann(...)" [E2.2.5].

  „Wo die Pflegewissenschaft allerdings eine Originärität aufweist, dann ist das der Bereich der „Körperlichkeit". Denn keine andere Disziplin deckt dies in der Art und Weise ab, wie die Pflegewissenschaft es tut. Gerade im Bereich des alten Menschen ist das etwas sehr Originäres, an dem Punkt wird gerade entwickelt, aber wir sind noch nicht sehr weit und dann kommen die Grenzen und Zwänge von außen, die das behindern" [E1.2.3].

14.1.1.4

Pflegespezifische Fragestellungen vs. methodologische Zwänge

Mit welchen Methoden werden welche Fragestellungen bearbeitet? Diese Frage bewegte auch die Experten in der Diskussion. Dass für die Pflegewissenschaft der Gegenstand die Methode bestimmt, dürfte unbestritten sein. Jedoch zeigte die Diskussion deutlich – gerade weil sie auch auf den wissenschaftlichen Forschungsalltag fokussierte –, dass diese Regel nicht immer zutrifft. Die Teilnehmer meldeten Zweifel an der wissenschaftlichen Praxis an, die Spielregeln vorgibt, nach welcher methodologischen Ausrichtung geforscht werden soll. Diese Frage ist eng an das Thema der Drittmittelvergabe gekoppelt (siehe auch Diskussionsergebnis „externe Trigger"). Doch den alleinigen Grund beim Geldgeber zu suchen, würde zu kurz greifen. Es wurden noch weitere Ursachen von den Experten angeführt, alle stehen in enger Korrespondenz zum Identitätsthema:

- Methodologie als Abgrenzungsversuch zu anderen Disziplinen:

  „Der hohe Anteil der qualitativen Sozialforschung, für den ich mich begeistere ist ein typisches ‚Underdog'-Verhalten in der Pflege. In der Soziologie ist nämlich der Standard, dass die Akzeptanz der qualitativen Forschung eher gering ist. (…) In der Pflegewissenschaft dagegen ist der Anteil qualitativer Forschung sehr hoch. Warum? Ich fahre mal die Schiene: ‚Wo ich Identität gewinne und mich abgrenze gegenüber anderen. Auch das ist so ein Beispiel für Pubertätsrituale" [E3.2.3 (I)].

  „Da ist wieder der Zwiespalt, in dem wir sind: Qualitative Sozialforschung zu pushen, da es eine Methodologie ist, die unseren Fragestellungen entgegenkommt. Das steht in engem Zusammenhang mit der Grundhaltung der Pflege oder Pflegephilosophie auf das Individuum bezogen. Hier bestünden weitere Möglichkeiten zur Theorieentwicklung" [E1.2.2].

- Feldsozialisation ist zur besseren Durchdringung des Forschungsfeldes förderlich:

  „Das Selbstverständnis, das von den ersten Kohorten (Pflegeakademikern, Anm. MB) geprägt wurde, hieß: ‚Man kann nur über Pflege forschen, wenn man aus dem Feld kommt', deswegen auch hier ein Stück Selbstrevidierung; natürlich kann ein Soziologe eine Studie machen, aber versteht er genug vom Feld? Ich merke oft, wenn Soziologen Sozialpolitikforschung machen, dass das ganz schön danebengehen kann, weil sie das Sozialrecht nicht kennen, sie kennen nicht diese Details. Im Umkehrschluss weiß ich nicht genau, ob man immer aus dem Feld kommen kann. Wenn man aus dem Feld kommt, dann ist diese selbstgesteuerte Enge natürlich sozialisationsbedingt" [E3.2.6(I)].

„Hilde Steppe hatte die Akademisierung schon so entwickelt wie Du (mit Blick auf E3, Anm. MB), da muss keine Praxisgeschichte vorneweg, die sind ja ein Stück weit durch die Praxis auch deformiert“ [E4.2.7].

- Die methodologische Ausrichtung steht in enger Verbindung zum wissenschaftstheoretischen und Theoriengebäude einer Disziplin:

  „Pflegewissenschaft ist immer kontextbezogen!“ [E.1.2.2].

- Grundlagenfragen werden linear mit Fragen zur Wirksamkeit in Verbindung gesetzt:

  „Die Problematik ist doch: Beweisen Sie mir die Wirksamkeit von Pflege, würde ein Mediziner sagen, wenn man ihn darauf anspricht, dass man pflegewissenschaftlich-grundlagenorientiert arbeitet. Darauf sind die Grundlagen stark reduziert“ [E2.2.4].

14.1.1.5

Wissenschaftliche Handlungsvollzüge der Wirklichkeit vs. Publikationsmechanismen und Herausgeberphilosophien

Ein wesentlicher und nicht zu unterschätzender Ursachenfaktor ist in der Struktur der wissenschaftlichen Zeitschriftenlandschaft zu suchen. Die Experten diskutierten den Einfluss formaler und solcher Kriterien, die im weitesten Sinne als „Herausgeberphilosophie“ bezeichnet werden. Darunter versteht man so etwas wie Werte, leitende Hintergründe oder Entscheidungsmerkmale für Editoren, die dazu beitragen, welche Inhalte publiziert werden und welche nicht. Letztere lassen sich aber zum Teil über das Profil der Beiträge in den einzelnen Zeitschriften sowie über Themenkomplexe, Settingbezug oder Methodenschwerpunkte und möglicherweise auch über die beruflichen Hintergründe der Herausgeber erschließen. Folgende Ursachen wurden benannt:

- Formale Kriterien der Veröffentlichungspraxis, wie Review-System:

  „Blick auf das Review-System in Zeitschriften: Unterliegt nicht auch die Pflegewissenschaft Moden? Es ist ‚in‘, etwas über Generationenforschung zu machen, biografieorientierte Forschung, Politik und Wissenschaftsjournalismus hat etwas vorgegeben, was im Großen und Ganzen unter dem epidemiologischen Wandel abgebildet wird“ [E2.2.2(I)].

- Paradigmenwechsel von der Diffusität zur Systematisierung:

  „Veränderung der Philosophie bzw. des Profils in den Zeitschriften. Beispielsweise die PFLEGE (Hans Huber) in den 80er-Jahren, da war das Profil diffus und ich erinnere mich auch an sehr schlechte Beiträge. Die haben damals alles angenommen. Es gab kein Reviewsystem usw. Dann kam es zum Paradigmenwechsel: „Klinische Pflegepraxis“ und Einrichtung eines Reviewsystems, insofern hat sich die Publikationslandschaft da etwas verändert. Auch bei der ZfGG interdisziplinär schon in den 70er- und 80er-Jahren mit der Blickrichtung Medizin und Psychologie. Die anderen (Disziplinen, Anm. MB) kommen dann auch ein bisschen drin vor.“ [E4.2.2].

„Das Medium beeinflusst den Blickwinkel. Sieht man sich die PFLEGE (Hans Huber) genauer an, dort sind die Publikationen stark empirisch und im oberen Segment (der Dyade nach E3, Anm. MB) mit Ausnahmen einer Sonderausgabe zur Theorien, welche eine Person stark gepusht hat." [E1.2.1].

- „Ex ante"-Ablehnungen wegen fehlender thematischer Passung:

  „Das Interessante ist die ‚ex ante'-Ablehnung, weil die Artikel nicht ‚passen', thematisch. Es gibt vermutlich eine Fülle an pflegewissenschaftlichen Artikeln, die vom Selbstverständnis her anders sind, aber auch anders erscheinen. Vielleicht in einer soziologischen Zeitschrift. Im ‚sozialen Fortschritt' tauchen manchmal Beiträge auf, die sind nicht so eng pflegewissenschaftlich, die sind breiter, eher pflegepolitisch. Da bleibt natürlich die Frage: welches Verständnis von Pflegewissenschaft haben wir? (hier in der Gruppendiskussion, Anm. MB)" [E3.2.3].

- Herausgeberphilosophie bestimmt methodisches Repertoire der Veröffentlichungen:

  „Mit Blick in die Zukunft und weiter an das wissenschaftliche Peer-Review-System gedacht werden es die Autoren wohl schwer haben theoretische Beiträge und solche hermeneutischer Denkart unterzubringen, wenn sie bereits beim Verfassen des Beitrags schon die ‚Schere des Reviewers' im Kopf haben müssen." [E2.2.6].

14.2

Zentrale Ergebnisse II (interpretativ-reflektierende Analyse)

Zur tieferen Durchdringung und Diskussion der Ergebnisse aus dem Expertenworkshop wurde noch eine kontrastierende und konsentierende Perspektive auf die Diskussionsinhalte vorgenommen. Sie zeigen die Spannweite einzelner Argumentationen sowie die größten Übereinstimmungen und die größten Kontroversen. Zu diesem Zwecke wurden zwei Tabellen angelegt, die sich in Rückversicherung zu den entwickelten Kategorien der deskriptiv-reduktiven Analyse sowie den theoretischen Bestandteilen der Arbeit bewegten. Nach Bohnsack wurden als Merkmale für die in diese Analyse einbezogenen Textstellen deren „besondere interaktive und metaphorische Dichte" (Bohnsack in: Lamnek 2005b: 206) berücksichtigt. Sie sind in den Tabellen fett markiert.

Systematik und Bedingung für diese Analyse war, dass mindestens zwei unterschiedlich-disziplinäre Expertenperspektiven auf ein gemeinsames Thema vorhanden waren. Das Thema wurde in der Tabelle noch einmal neu benannt und im Titel reduziert wiedergegeben. Somit wurde auf der Sachebene ein zusätzlich differenzierter und vertiefender Einblick auf einzelne verhandelte Diskussionsthemen gewährt. Auf der methodischen Ebene kann diese Darstellung zudem als Bestätigung der Kategorien der inhaltlich-reduktiven Analyse angesehen werden.

In Tabelle 10 sind die Bedeutungsgegensätze von Diskussionsthemen und Argumentationen der Experten aufgelistet.

Tabelle 11 verdeutlicht die Argumentationslinien aus verschiedenen disziplinären Perspektiven.

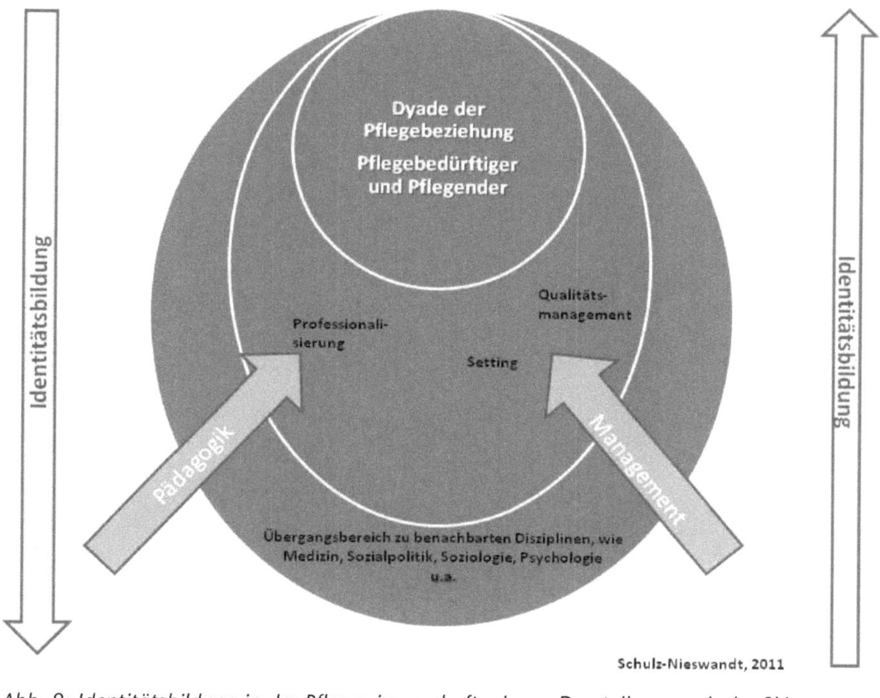

Abb. 9: Identitätsbildung in der Pflegewissenschaft; eigene Darstellung nach der Skizze von Schulz-Nieswandt, als ein Ergebnis vom Experten angefertigt während der Diskussionsrunde (s. Kap. 16.3.1.1, S. 166, Diskussion zur Gegenstandsbestimmung)

Was in der deskriptiv-reduktiven Inhaltsanalyse auch als externer Treiber von außen angesehen werden könnte, ist die Orientierung an der angloamerikanischen Theorien- und Wissenschaftsdebatte. Hier wird deutlich, wie eng die Spannungsfelder „Professionalisierung" und „Themenfindung" beieinander liegen. Der Fokus angloamerikanischer Theoriediskussionen liege auf Handhabbarkeit, Regulierung und Manipulation von Umwelten zur besseren Beherrschung des Pflegeproblems [E4.1.2]. Auf dieses eher pragmatische Verständnis trifft man analog auch in der Analyse der Themen in den Zeitschriften.

Thema	Expertenmeinung	Expertenmeinung
Historische Bedeutung des „Krankenhauses" im Zusammenhang mit der Pflegewissenschaftsentwicklung	**Experte 4 (E4.1.1)** *Die Entwicklung der Pflegewissenschaft in Deutschland ist „krankenhauslastig"* [...unter historisch-wissenschaftsstrukturellen Entwicklungen hat sich die deutsche Pflegewissenschaft stark **krankenhauslastig** entwickelt ...]	**Experte 3 (E3.2.1)** *Das Krankenhaus ist in der Gerontologie ein ganz „**normales**" Thema,* in der Pflege ist es historisch „gekommen". [„Auch aufgrund der zunehmenden Alterung und der mehr und mehr zunehmenden Ausdifferenzierung. Im Vergleich zu früheren Zeiten, wo es **Sammelbecken, Alten- und Siechenhaus war**"].
Bedeutung von Herausgeberphilosophie und Reviewsystem für die Entwicklung der Pflegewissenschaft	**Experte 2 (E2.2.2)** ***Moden- und zeitgeistinduzierte Publikation von Themen*** [„... Unterliegt nicht auch die Pflegewissenschaft Moden? Es ist „in" etwas über Generationenforschung zu machen, biografieorientierte Forschung, Politik und Wissenschaftsjournalismus hat etwas vorgegeben, was im Großen und Ganzen unter dem epidemiologischen Wandel abgebildet wird ..."]	**Experte 4 (E4.2.2)** *Reviewsystem steht auch als Gütekriterium und für weniger Diffusität in den Themen* [„...z. B. die PFLEGE (Hans Huber) in den 80er-Jahren, da war das **Profil diffus** und ich erinnere mich auch an sehr schlechte Beiträge. Die haben damals alles angenommen. Es gab kein Reviewsystem usw. Dann kam es zum **Paradigmenwechsel**: „Klinische Pflegepraxis" und Einrichtung eines Reviewsystems, insofern hat sich die Publikationslandschaft da etwas verändert..."]
Methodische Schwerpunktsetzungen in der Disziplin und in ausgewählten Publikationen	**Experte 3 (E3.2.3 [I])** *Hoher Anteil qualitativer Forschung in den Publikationen auch ein Ausdruck eines „**Underdog**" Verhaltens* [„...Warum? Ich fahre mal die Schiene: ‚wo ich Identität gewinne und mich abgrenze gegenüber anderen'. **Auch das ist so ein Beispiel für Pubertätsrituale** ..."]	**Expertin 1 (E1.2.2)** *Qualitative Forschungsmethoden als geeignetes Repertoire, um Forschungsgegenstände und theoretische Zusammenhänge für die Pflege handhabbar zu machen* [„... **qualitative Sozialforschung (zu) pushen**, da es eine Methodologie ist, die unseren Fragestellungen entgegen kommt. Das steht in engem Zusammenhang mit der Grundhaltung der Pflege (Pflegephilosophie) auf das Individuum bezogen, hier bestünden weitere Möglichkeiten zur Theorieentwicklung ...]
Disziplinärer Status der Pflegewissenschaft	**Experte 3 (E3.1.5 und E3.2.5, E3.2.2)** *Pflegewissenschaft ist ein „**Policyfeld**". Braucht es deswegen (überhaupt) eine eigene Pflegewissenschaft?* [„... Sie (die Pflegewissenschaft, Anm. MB) muss Theorien und Befunde anderer Disziplinen aufnehmen, sie hat keine eigenen Theorien, das macht das „angstbesetzte" Verhalten aus ..."] ***Legitimation** der Pflegewissenschaft durch gesetzlichen Treiber, das SGB XI* [„... Die Etablierung des SGB XI war eine Legitimation für die Pflegewissenschaft, denn damit entstand auch Forschungsbedarf ..."] *Problem der **Identitätsfindung**: Dilemma zwischen Abgrenzung und (geforderter) interdisziplinärer Annäherung* [... Das Dilemma der Pflegewissenschaft ist, dass sie sich durch Abgrenzung selbst architektonisch aufbauen muss, sich aber auch, will sie erfolgreich sein, gleich interdisziplinär öffnen muss ...]	**Expertin 1 (E1.3.1, E1.2.2)** *Pflege ausschließlich als interdisziplinäres Feld zu betrachten, hieße **„das Rad zurückdrehen"*** [„... Oder man bezeichnet sich grundsätzlich als interdisziplinäres Feld, da müsste man das Rad aber fast wieder zurück drehen. Das heißt nicht Ausgrenzung von anderen, sondern eine bewusste Auseinandersetzung damit."] *Dilemma mangelnder Grundlagenforschung einerseits und gleichzeitiger interdisziplinärer Öffnung andererseits ist ein Hemmnis für Disziplinbildung in der Pflegewissenschaft* [„... diese **Zerrissenheit der Suche nach Identitätsbildung, nach etwas Eigenem** auf der einen Seite und auf der anderen Seite das starke Anhängen an anderes, an andere Disziplinen und Methoden, um überhaupt gesehen und gehört zu werden."]

Feldsozialisation in der Pflege?	**Experte 3 (E3.2.6 [1])** *Feldsozialisation trägt der detaillierteren Kenntnis der Verhältnisse im Feld bei* [„… natürlich kann ein Soziologe eine Studie machen, aber versteht er genug vom Feld? Ich merke oft, wenn Soziologen Sozialpolitikforschung machen, **dass das ganz schön danebengehen kann**, weil sie das Sozialrecht nicht kennen, sie kennen nicht diese Details. Im Umkehrschluss weiß ich nicht genau, ob man immer aus dem Feld kommen kann. Wenn man aus dem Feld kommt, dann ist diese selbstgesteuerte Enge natürlich sozialisationsbedingt …"]	**Experte 4 (E4.2.7, E4.2.6)** *Praxis-Sozialisation „deformiert" die Protagonisten im Feld* [… Hilde Steppe hatte die Akademisierung schon so entwickelt wie Du (*mit Blick auf E3*, Anm. MB), da muss keine Praxisgeschichte vorneweg, **die sind ja ein Stück weit durch die Praxis auch deformiert …]** **Pflege braucht Eliten, heißt Eliten für die Praxis** [„… „Pflege braucht Eliten" heißt im Grunde „Eliten für die Praxis" und die Studiengänge sind etabliert worden …"]
Grundlagentheoretische Forschung als Desiderat in der Pflegewissenschaft	**Experte 3 (E3.1.5, E3.2.4)** *Der Pflegewissenschaft fehlen eigene Theorien* [Pflegewissenschaft ist Policyfeld. Sie muss Theorien und Befunde anderer Disziplinen aufnehmen, sie hat keine eigenen Theorien, das macht das **„angstbesetzte"** Verhalten aus]. *Ist Grundlagenforschung in der Pflegewissenschaft überhaupt möglich?* [… Wenn ich grundlagenorientiert forschen will, muss ich Spezialist sein. Es gibt hier im Hause eine Debatte ob historischer Pflegeforschung. **Für historische Pflegeforschung muss ich Historiker sein** von den Methoden her usw. **Man hat zwar eine Neigung zu dem Themengebiet**, aber es ist nicht Pflegewissenschaft. Wenn man Grundlagenforschung machen will, dann muss man Spezialist sein, ein Mediziner macht dann Forschung oder ein Jurist: Nehmen wir Begriffe wie Entmündigung oder Würde im Alter. Wenn man das richtig diskutieren will, muss man Jurist sein oder im Grenzbereich praktische Philosophie oder Ethik oder beides aber eigentlich doch gar nicht Pflegewissenschaft …]	**Expertin 1 (E1.2.3)** *Theoretische Bezüge in der Pflegewissenschaft gibt es, weitere Operationalisierungen wären notwendig, genießen allerdings kein großes Interesse* [… Ich möchte die These **entschärfen**, dass es keine Theorien in der Pflegewissenschaft gebe, sie sind ein Stück weit anders gelagert. Wir suchen unsere wissenschaftlichen Bezüge – die Grundlagen kommen da durchaus von woanders, wie zum Beispiel die Systemtheorie –, aber wenn ich versuche, die Wissenschaftsentwicklung insoweit zu stärken, z. B. im Bereich der Entwicklung und Testung der Middle-Range-Theories, dann können wir daraus auch Instrumente ableiten, die vielleicht Bezüge zu anderen Wissenschaften abbilden, aber im Kern aus der Pflegewissenschaft kommen. Man merkt allerdings, dass diese Debatten nicht im Mittelpunkt stehen, sondern (dass die Debatten, Anm. MB) eher sozioökonomisch usw. geprägt sind …]

Tab. 10: Kontroversen und Bedeutungsgegensätze von Themen aus divergierenden disziplinären Blickwinkeln

Thema	Expertenaussage	Expertenaussage
Einflussnahme eines Denkstils neuerer Steuerungsformen, wie des New-Public-Managements auf die Pflegewissenschaft	**Experte 3 (E3.1.2)** [„Neuere Steuerungsformen, wie das Public -Management verfügen über andere „mentale Modelle“. Stichwort Professionalisierung: Was ist der alte und der neue Habitus der Profession? Was läuft ab in der Selbstkonstituierung der Pflegewissenschaft? Als Beispiel: Selbstregulierungsparadigma im SVR-Gutachten im Zusammenhang mit Prävention als lockerer liberaler Diskurs oder als Selbstinszenierung i. S. des Selbstmanagements, Selbstwirksamkeitssteuerung und Selbstinszenierung von Biografien mit öffentlichem Druck und Schuldzuweisung: „Wer nicht Prävention macht, ist Parasit!“]	**Experte 2 (E2.2.3)** [„Als die Grounded Theory Debatte abriss, hat da diese Ökonomisierungswelle nicht auch die Pflegewissenschaft erreicht? Ein Prozess im Erwachsenwerden: Ich muss mich dem wirtschaftlichen Druck auch wissenschaftlich stellen? Dieses Wesen der Wissenschaft auf Endpunkte hin zu arbeiten, hat sich weiter fortgesetzt. Ist es nicht auch die Angst, die Absolventen (aus den pflegewissenschaftlichen Studiengängen, Anm. MB) sollen auch eine Tätigkeit bekommen in diesem Feld? Und deshalb müssen wir sie auch mit diesen Mitteln ausbilden. Qualitativ ist ganz ok für „nebenher“, aber eigentlich müssen wir quantitativ arbeiten. Ich muss erklären, was „N“ ist. Also auch hier; inwieweit drückt die Praxis hinein in den Diskurs?“]
Wissenschafts-definitorisches Monopol und der Gegenstand von Pflegewissenschaft stecken Handlungsareal ab	**Experte 3 (E3.1.3)** [„Über den Sektor der Epidemiologie werden „Randstrukturen“ inszeniert.“] **Expertin 1 (E1.1.3)** [„Eigener Gegenstandsbereich ist noch nicht entwickelt bzw. es herrscht eine Vorsicht vor anderen Wissenschaftsbereichen“] **Expertin 1 (E1.1.2)** [„Pflegewissenschaft fehlt in gewissen Feldern Expertise z. B. primäre Prävention“] **Experte 2 (E2.2.4)** [„Beweisen Sie mir die Wirksamkeit von Pflege, würde ein Mediziner sagen, wenn man ihn darauf anspricht, dass man pflegewissenschaftlich-grundlagenorientiert arbeitet. Darauf sind die Grundlagen stark reduziert.“]	**Experte 4 (E4.1.1)** [„Pflege befindet sich frei nach Twenhöfel im Klammergriff der Disziplinen, dem Zugriff der etablierten Disziplinen und dem „Strampeln nach Eigenentwicklung…“] **Experte 2 (E2.1.4)** [„Orientierung an der Medizin, negative Anteile des Alters wer-den ausgeblendet. Pflege ist auch mit Ekel und Scham behaf-tet.“] **Experte 2 (E2.2.1)** [„Wir haben keine gute Leibtheorie, der Körper als Ort des Alter(n)s wird nicht benannt, wird ausgeblendet, stattdessen wird über den Körper Qualität von intern und extern gemacht (I)“]

Externe Trigger, wie Finanzierung, Gesetzgebung, internationale Entwicklung in USA und Praxislast nehmen Einfluss auf pflegewissenschaftliches Denken und Handeln	**Expertin 1 (E1.1.1)** [„Finanzierung von Forschung triggert Themen"] **Experte 3 (E4.1.2)** [„... Etablierte deutsche Pflegewissenschaft orientiert sich stark an der angloamerikanischen Diskussion, weniger an kritischen sozialwissenschaftlichen Debatten. Fokus hierbei liegt auf Handhabbarkeit, Regulierung und Manipulation von Umwelten zur besseren Beherrschung des Pflegeproblems."] **Experte 2 (E2.2.1)** [„Am Beispiel Österreich wird deutlich: dort ist die Pflegewissenschaft aufgrund einer Gesetzesänderung notwendig geworden, nicht weil man der Meinung war man bräuchte sie, deswegen noch einmal der Hinweis auf das Statement der „Selbsterhöhung": Wir sind jetzt was geworden!" (II)]	**Experte 4 (E4.1.4)** [„Dies zeigt sich auch in den Ergebnissen der Zeitschriftenanalyse: die Ergebnisse sind bestätigend, affirmativ, systemerhal-tend, wenig aus der Distanz im Sinne einer Kritik an den Ver-hältnissen, sondern in der Forschungstradition begründet mit den Geldern, die wir bekommen oder nicht. Druck der Praxis auf die Wissenschaft ist enorm, bestimmte Ergebnisse zu erzeugen!"] **Experte 4 (E4.2.6)** [„Pflege braucht Eliten" heißt im Grunde „Eliten für die Praxis"] **Experte 2 (E2.2.2)** [„Es muss der Markt bedient werden, der auf der Suche ist nach Lösungen oder nach Ideen, die nicht aus der Medizin kommen"(II).]
Das Medium beeinflusst den Blickwinkel	**Expertin 1 (E1.2.1)** [„Die Ausrichtung einer Zeitschrift beeinflusst die Themenfindung genauso wie die Gelder. Es kommt auch darauf an, in welcher Art und Weise die Themen publiziert werden. Stichwort: Formulierung von Titel, Schlagworten und Formulierung von Ergebnissen Das ist sicher ein Trend. Das Medium beeinflusst den Blickwinkel ..."]	**Experte 2 (E2.2.6)** [„... die Autoren (werden es) wohl schwer haben theoretische Beiträge und solche hermeneutischer Denkart unterzubringen, wenn sie bereits beim Verfassen des Beitrags schon die „Schere des Reviewers" im Kopf haben müssen.] **Experte 3 (E3.2.3)** [„Philosophie der Veröffentlichungspraxis: Hinweis auf die Qualität der angenommenen Beiträge. Das Interessante ist die „ex ante"-Ablehnung, weil die Artikel nicht „passen", thema-tisch".]

Tab. 11: Bestätigende Argumentationslinien aus divergierenden disziplinären Blickwinkeln

15 Zusammenfassung der Ergebnisse

Zusammenfassend zeigen sich die Ergebnisse der einzelnen Analysen in Tabelle 12 auf einen Blick:

Analyse[115] 1 (Gutachten)	Insgesamt ist eine Verbesserung des gesundheitlichen Zustands der älteren Bevölkerung fest zu halten (BMFSFJ 2001: 87).
	Eine Beschreibung der Pflegebedarfe aus subjektiver Sicht der Pflegebedürftigen wird zunehmend wichtiger (BMFSFJ 2001: 86).
	Modernisierungsprozesse in der ambulanten Pflege müssen eingeleitet werden (BMFSFJ 2001: 105).
	Kenntnisse zum geriatrischen Assessment und zum besonderen Bedarf von Menschen mit psychischer und seelischer Behinderung werden wichtiger (BMFSFJ 2001: 96, 90).
	Snoezelen, Humorkonzepten oder tiergestützten Interventionen kommt eine immer größere Bedeutung zu (BMFSFJ 2001: 100).
	Eine Reform der Pflegeausbildung muss den genannten Herausforderungen Rechnung tragen (BMFSFJ 2001: 120)
	Pflege muss Einfluss auf Leistungsspektren, Leistungsprozessoptimierung und Produktinnovationen nehmen (SVR 1996: 7).
	Pflegeleistungen müssen aus dem stationären in den ambulanten (Nachsorge)-Bereich ausgelagert werden (SVR 1997: 32).
	Eine Erhebung verlässlicher Personal- und Beschäftigungszahlen ist geboten (SVR 1996: 40).
	Die Einführung von Informations- und Kommunikationsdiensten wird von zunehmender Wichtigkeit sein (SVR 1997: 33).
	Die Entwicklung von Pflegeorganisationssystemen muss voran getrieben werden (SVR 1997: 32).
	Die Einführung von Pflegeklassifikationen und Pflegediagnosen zum Leistungsnachweis – im besten Fall EDV-gestützt – muss voran getrieben werden (SVR 1997: 33).
	Die Entwicklung krankenpflegerischer Tätigkeitsprofile steht für die Altenpflege an (SVR 1997: 34).
	Eine kritische Auseinandersetzung mit der Akademisierung des Berufsstandes wird begrüßt (SVR 1997: 34).

Tab. 12: Zusammenfassung der Ergebnisse

[115] Diese Spalte stellt ausschließlich die Zusammenfassung wesentlicher pflegespezifischer Prognosen dar. Die Gesamtübersicht aller identifizierten Megatrends im Gesundheitswesen für den alten Menschen der Jahre 1996-2001 findet sich im Anhang, Anlage C (Darstellung Megatrends).

Analyse	Ergebnis
Analyse 2 und 3(Zeitschriften)	Die deutsche Pflegewissenschaft beschäftigt sich nur eingeschränkt mit dem Fokus „Alter(n) und Pflege". Rund jeder zehnte Artikel im Zeitraum 1999–2008 konnte in die Untersuchung eingeschlossen werden
	In den Zeitschriftenbeiträgen werden vor allen Dingen epidemiologische und ökonomische Prognosen genutzt. In der Summe der Artikel mit Befunden wiesen rund 40 % aller Befunde (in allen Zeitschriften) epidemiologische Prognosen aus und rund 30 % Befunde mit ökonomischen Prognosen.
	Die Zunahme der älteren und hochaltrigen Bevölkerung dominiert die demografische Perspektive; zurückgehende Geburtenraten im Rahmen des Gesamtbevölkerungsschwundes spielen dagegen keine Rolle.
	Epidemiologisch wird überproportional die Zunahme der Pflegebedürftigkeit bei Zunahme gerontopsychiatrischer und dementieller Veränderungen angeführt sowie der medizinische Fortschritt samt technischer und therapeutischer Fortentwicklungen und die Handhabbarkeit des Pflegebedarfs.
	Der Gegenstand der primären Prävention (Gesunderhaltung des gesunden Menschen) taucht in der Analyse als rezipierte Vorhersage nicht auf.
	Im Segment Ökonomie wird argumentativ besonders auf die Qualitätsdebatte eingegangen. Ergebnisorientierung, Pflegequalität mit interner und externer Seite sowie der Qualitätssicherungsdiskurs werden in den Zeitschriftenbeiträgen als zentrale Herausforderungen aufgegriffen.
	Die Hintergründe der Kostenzunahme im deutschen Gesundheitssystem sowie verschiedene Interessenslagen, die mit Fortschritt und Kosten verbunden sind, geraten nicht in den Blick. Die Aussparung des Megatrends „Einbezug von Betroffenen in Gremien" zeigt, dass die Pflegewissenschaft ein spezifisches Qualitätsverständnis in ihrer Argumentation nutzt. Die Voraussetzungen für eine partizipierende Haltung gegenüber den Betroffenen oder Angehörigen scheinen nicht auf.
	Die Professionalisierung des Pflegeberufs und die Veränderungen in den Familien- und Netzwerkstrukturen dominieren die Ergebnisse im Segment des sozialen Wandels. Gerontologische Perspektiven zu Wohnfragen wurden nicht angeführt. Ein fehlender Blick auf Gesundheitschancen in der Bevölkerung unterstreicht die Vakanz sozialpolitischer Argumentation in den analysierten Beiträgen.
Analyse 4 (Gruppendiskussion)	Die Pflegewissenschaft ist sowohl Begründungs- und Legitimationszwängen als auch Handlungszwängen ausgesetzt. Diese drücken sich im Spannungsfeld „Identitätsbildung vs. Interdisziplinarität" aus. Als wesentliche Voraussetzung für die drängende Interdisziplinarität wird die Klärung der eigenen Disziplinarität durch die Operationalisierung wissenschaftstheoretischer, theoretischer und methodologischer Bezüge genannt. Als wichtiger Beitrag im Rahmen der Theoriearbeit wird der Einbezug leib- und körperorientierter Ansätze angesehen.
	Gesetzliche Veränderungen (z. B. Einführung der Pflegeversicherung), Drittmittelgelder, bildungspolitische Maßnahmen (z. B. Bologna-Prozess) oder über Autoritäten im Diskurs geleistete Vorstellungen von Akademisierung und Professionalisierung (z. B. „Pflege braucht Eliten"-Programm der Robert Bosch Stiftung) führten die Pflegewissenschaft in ein praxisorientiertes Forschungsumfeld, das für die Bearbeitung des „Theorie-Vakuums" nur eingeschränkt geeignet ist. Die Pflegewissenschaft sieht sich damit nach der Aufholjagd struktureller Professionalisierung einem Nachholbedarf im Rahmen der Generierung einer grundständig akademischen Disziplin und dem Aufbau einer grundlagenorientierten Forschungsinfrastruktur auf universitärem Niveau mit Promotions- und Habilitationsmöglichkeiten ausgesetzt.
	Das Thema der Interdisziplinarität verursacht nicht nur Druck, sondern ist gleichzeitig auch Chance. Als quer gelegte Dimension könnte besonders der alte Mensch einen legitimierten Hintergrund für die Pflege abbilden. Dieser erscheint in den Publikationen der pflegewissenschaftlichen Zeitschriften allerdings als noch zu wenig differenziert (überwiegender Blick auf Intervention/Demenz, weniger auf die tabuisierten Bereiche und Phänomene im Alter).
	Zum Emanzipationsprozess der Pflegewissenschaft gehören neben Abgrenzungsversuchen und Identitätsfindung genauso Partner- und Bündnissuche. Die „Pubertätsphase" auszuleben, erscheint als ein wichtiger physiologischer Prozess, auch in der Entwicklung einer Wissenschaft. Die Pflegewissenschaft muss sich trotz aller Zwänge von außen eine physiologische Zeitspanne zugestehen, um als Disziplin „erwachsen" zu werden. In ihrer noch jungen deutschen Geschichte kann sie durchaus Interessen oder Begehrlichkeiten bei anderen Disziplinen wecken. Diese gilt es gehaltvoll zu erkennen und zu reflektieren.

Tab. 12: Zusammenfassung der Ergebnisse

	Thematisch fällt der Ausschluss der primären Prävention in den Zeitschriftenartikeln auf. Als Ursache werden fehlende Expertise, ein spezifisch nicht näher untersuchtes Verständnis von Pflege und Prävention sowie ein durch mentale Programme wie das „New Public Management" gesteuertes Verständnis angeführt.
	Formelle und informelle Publikationsstrukturen in der wissenschaftlichen Zeitschriftenlandschaft leisten einen nicht unerheblichen Beitrag dahingehend, wie sich die Zusammensetzung publizierter Artikel darstellt. Einerseits erklären Qualitätssicherungsbemühungen wie das Peer Review den Paradigmenwechsel von „Diffusität zu Systematisierung", andererseits sind sogenannte „Herausgeberphilosophien" und Bedenken der Reviewer[116] entscheidend. Die Einführung sogenannter „Peer-Reviews" zeigt weiter, dass sich die deutsche Pflegewissenschaft an internationale und Vorgaben etablierter Disziplinen formal angepasst hat. Ablehnungen von Beiträgen können damit kritisch gesehen sowohl mit „fehlender thematischer Passung" des jeweiligen Journals zusammenhängen als auch mit der methodischen Expertise und Präferenz einzelner Reviewer.
	Die Themen „Status der deutschen Pflegewissenschaft" und „Wissenschaftsdefinitorisches Monopol" illustrieren die Professionalisierungsdebatte („Strukturelle vs. habituelle Professionalisierung") noch deutlicher und unterstreichen damit ihre Bedeutung. Mit dem „wissenschaftsdefinitorischen Monopol" steht auch die Identitätsfrage der Pflegewissenschaft in enger Verbindung. Es drückt sich als suchende Bewegung einer Disziplin nach identitätsstiftenden Merkmalen oder nach ihren Gegenstandsbereichen aus.

Tab. 12: Zusammenfassung der Ergebnisse

[116] Dickersin et al. (2007) sprechen dabei von sogenannten „Journalism concerns", Bedenken, die im Diskurs über ein Manuskript im Review geäußert werden. Darunter sind solche, die Zweifel am Konzept oder Thema bzw. Gegenstand des Forschungsinteresses und der Wichtigkeit der Ergebnisse erkennen ließen. Darüber hinaus werden maximierendes strategisches Interesse des Journals und Leserinteressen als Entscheidungshilfen für Reviewer zur Annahme bzw. Ablehnung eines Artikels benannt (vgl. Dickersin et al. 2007: 4).

16

Interpretation und Diskussion der Ergebnisse: Tiefenanalyse

Die Interpretation und Diskussion im Rahmen dieses Kapitel sucht nach Zusammenhängen und Analogien in den Ergebnissen der einzelnen Analysen und zielt auf die hintergründige Deutung dieser Zusammenhänge ab. Als Ergebnis mündet dieser Prozess in weitere Forschungsfragen und in die gegenwartsbezogene Statuseinschätzung von Disziplinarität und Interdisziplinarität der deutschen Pflegewissenschaft. Letzeres Zwischenfazit wird nötig, um in den Zukunftskatalog mit Aussagen zu Chancen, Gefahren und Szenarien in der deutschen Pflegewissenschaft überleiten zu können (Kap. 18).

16.1

Diskussion der Gutachten („Nachrichten und Signale")

Diese Analyse bringt deutlich die ökonomische Trendwende im Gesundheitswesen ans Licht. Das ökonomische Paradigma, hier verstanden als die „um sich greifende und bruchlose Übertragung ökonomischer Gesetze und Instrumente auf außerökonomische Sachverhalte" (Deppe 2008, S. 133), wirkt sich entsprechend in den Prognosen der interdisziplinären Experten aus. Als zentrale Herausforderung wurde von der Politik als Auftraggeber des SVR der Spagat zwischen „Kostendämpfung und Wachstum" (SVR 1996: 8) ausgegeben (vgl. Kap. 2). Die Gesundheitsberichterstattung des Bundes aus dem Jahr 1998 folgt diesem Prinzip, indem sie jede Inzidenzangabe konsequent und linear mit den verursachten Kosten für die Versicherten in Verbindung setzt.

Als eine kostendämpfende Maßnahme wird intensiv das Prinzip der Prävention (primär, sekundär und tertiär) ins Feld geführt. Hier wird weiterer Forschungsbedarf sichtbar. Eine dekonstruierende Analyse könnte das dezidierte Verständnis von Prävention in den Gutachten offen legen. Als Anreiz und Forschungsfokus kann das Statement des Experten 3 aus der Gruppendiskussion dienen:

> *„Selbstregulierungsparadigma im SVR im Zusammenhang mit Prävention als lockerer liberaler Diskurs oder als Selbstinszenierung im Sinne des Selbstmanagements, Selbstwirksamkeitssteuerung und Selbstinszenierung von Biografien mit öffentlichem Druck und Schuldzuweisung: ‚Wer nicht Prävention macht, ist Parasit!'"* [E3.1.2].

Für das Segment „Pflege" im deutschen Gesundheitswesen wurde der Blick bei den Prognosen der Gutachter besonders auf die Versorgungsebene gerichtet. Ein Fokus wurde dabei auf Kosten-Nutzen-Szenarios gelegt, die den Rahmen für ein unter ökonomischen Bedingungen ausgerichtetes Gesundheitswesen bilden. Die Kategorien „(statistische) Trends im Bereich der Pflegebedürftigkeitsentwicklung", „Klinisch-praktische Trends", „Managerielle Trends" und „Trends zu Organisationsfragen von Pflege", „Trends zu Fragen der Versorgungs- und Interventionsebene" sowie „Pflegepolitische und -pädagogische Trends" belegen dies. Ergänzt wird dies durch die Aussage des Experten 4 im Rahmen der Gruppendiskussion. Er sieht den vorrangigen Forschungsfokus in der Pflege bei Betroffenen und der Handhabbarkeit des Pflegeproblems:

> *„(Der) Fokus hierbei liegt auf Handhabbarkeit, Regulierung und Manipulation von Umwelten zur besseren Beherrschung des Pflegeproblems."* [E4.1.2]

Vor dem Hintergrund des ökonomischen Wandels drückt sich die Übernahme dieser Entwicklung nicht nur pflegepraktisch, sondern besonders auch manageriell aus. Die Arbeiten von Friesacher (2004, 2008, 2009) widmen sich eingehend dieser Entwicklung und belegen sie kritisch unter Einbezug des machtanalytischen Konzepts der Gouvermentalität von Michel Foucault. Eine diesbezügliche Analyse wäre ebenso für den pädagogischen Bereich als Forschungsziel wünschenswert und wichtig.

Der Einbezug technischer Hilfsmittel zur Handhabbarmachung des Pflegeproblems erscheint im Rahmen des Fortschrittsgedankens[117] sinnlogisch und konsequent. Im Zusammenhang mit dem Fortschrittsgedanken ist in den Sachverständigengutachten aber gleichzeitig auch die Rede von der „Interessensvielfalt im Fortschrittszyklus". Es ist demnach davon auszugehen, dass bei den verschiedenen Akteuren des Gesundheitswesens kein eindeutiges und vor allen Dingen kein einheitliches Verständnis von Fortschritt und Entwicklung besteht. Verfolgt man diese Prognose aus einer kritischen Perspektive, so müssen viele der technischen Hilfen[118], gerade im EDV–Bereich, als Folge eines empfohlenen Qualitätsverständnisses, das auf Vergleichbarkeit, Kontrolle und Verwaltung setzt, angesehen werden. Mit Stand des Jahres 2011 ist es kei-

[117] Die Genealogie des Fortschrittsgedankens in der Argumentationslinie der Experten müsste hierzu allerdings noch eingehender untersucht werden.

[118] Zur theoretischen Rekonstruktion von Professionalisierungsstrategien pflegerischen Handelns im Spannungsfeld von Mimesis und Maschinenlogik siehe ausführlich Hülsken-Giesler (2008).

ne Besonderheit mehr, von elektronischer Patientenakte, EDV-vernetzter Struktur in der Krankenhausversorgung, Krankenhausinformationssystemen und elektronischer Pflegedokumentation zu sprechen. Die Folgen einer EDV-gestützten Pflegediagnostik im Zusammenhang mit der klinisch-praktischen Beherrschung und Könnerschaft des Pflegeprozesses wird noch abzuwarten und zu untersuchen sein. An dieser Stelle reproduziert sich der Gedanke einer Interessensvielfalt auch im Feld der Pflege: Technische Lösungen werden inzwischen auch aus der Disziplin selbst heraus entwickelt und auf dem Gesundheitsmarkt angeboten. Sie unterliegen marktorientierten Gesetzmäßigkeiten und Prinzipien, wie Wettbewerb, Preis-Leistungs-Verhältnis oder Gewinnmargen. Insofern werden zukünftig auch hier unabhängige Expertisen, ähnlich der Einschätzungsinstrumente, die von den Gutachten-Experten als Health Technology Assessment (HTA) gefordert wurden, notwendig. Ziel ist es, den Nutzen- und Gefahrenquellen der Innovationen und damit deren Sinnhaftigkeit zu bestimmen (vgl. Megatrend BXIV).

Der Qualitätssicherungsdiskurs[119] sowie arbeitsmarktrelevante und politisch-legislative Trends werden von den Gutachtern als wichtige Zukunftstreiber prognostiziert. Ebenso die zukünftig immer wichtiger werdende Rolle von Veränderungen im Bereich der Versorgungssituation. Diese Prognosen sind für das Feld der Pflegepraxis eingetreten. Krampe (2009) arbeitete dazu in ihrer Dissertation heraus, dass das ökonomische Paradigma von der Pflege als eine wirksame Emanzipationsmöglichkeit zur Medizin angesehen wurde. Darüber hinaus brachte es für viele Berufsangehörigen die Möglichkeit, sich mit Einführung der Pflegeversicherung marktorientierten Gesetzmäßigkeiten zu stellen. Dass die unkritische Adaption dieser Sichtweise keineswegs zu einer Emanzipation der Pflege von den etablierten Disziplinen geführt hat oder führt, zeigt der Soziologe Twenhöfel (2011) für die Altenpflege in Deutschland auf. Experte 4 teilt diese Sichtweise im Rahmen seines Eingangsstatements:

> *„Pflege befindet sich frei nach Twenhöfel im Klammergriff der Disziplinen, dem Zugriff der etablierten Disziplinen und dem ‚Strampeln nach Eigenentwicklung'* [E4.1.1].

Als gerontologische Empfehlungen wurden ein sich künftig änderndes differenziertes Altersbild (Alter geht nicht immer automatisch mit Krankheit einher), wiederum Fragen zur Gesundheitsförderung und Prävention sowie die Forderung nach originär gerontologischer und geriatrischer Expertise aufgeworfen. In diesem Kontext sticht die Argumentation des Experten 2 ins Auge, die kontrovers zeigt, dass die Pflege die negativen Anteile des Alters ausblenden würde [vgl. E2.3.1].

Fazit

Die vorliegende Gutachtenanalyse macht deutlich, dass besonders ökonomische Wandlungsphänomene zu maßgebenden Wegweisern und Empfehlungen in der Gesundheitswesensforschung ab Mitte der 1990er-Jahre geworden sind. Die Analyse

[119] Zu verschiedenen Qualitätsauffassungen und -verständnissen siehe auch Mühlenkamp (2006) sowie Borutta und Ketzer (2008).

bringt im Zusammenhang mit pflege- und altersspezifischen Herausforderungen epidemiologisch gefärbte und problemzentrierte Empfehlungen oder Prognosen sowie solche, die sich mit der Beherrschung der Pflegeproblematik beschäftigen, hervor. Dazu gehören Krankheits-, Versorgungs- und Settingfragen genauso wie Hinweise auf eine spezifische Fortschrittsperspektive, die sich mit technischen Lösungen beschäftigt. Insgesamt folgen die Empfehlungen und Visionen für Pflege und Gerontologie einem populären, pragmatischen Verständnis von Problemlösung und -beherrschung. Analogien zur angloamerikanischen Debatte sind dabei nicht zu übersehen, was der damaligen unzureichenden oder fehlenden Mitsprache von Vertretern der deutschen Pflegewissenschaft in den Expertengremien geschuldet ist.

16.2 Diskussion der Zeitschriften („Früherkennungsarchitektur")

Ein Ergebnis der Zeitschriftenanalyse im Segment „Demografischer Wandel" ist, dass unter Demografie vor allem der Pol „Alter und Hochaltrigkeit" (A III, A IV) und weniger der „Rückgang der Gesamtbevölkerung"[120] (A I) verstanden wird. Für die Pflegewissenschaft herrscht, wie Experte 4 es im Expertenworkshop geltend angemerkt hat, demzufolge die Betroffenenperspektive [E4.1.2] gegenüber der Sichtweise vor, wie sich rückgehende Geburtenraten auf das Feld auswirken. Es bleibt offen, ob die Pflegewissenschaft[121] in den untersuchten Beiträgen die Zukunftsherausforderung „Nachwuchsrekrutierung"[122] nicht erkannt hat oder ob sie sich für diesen Bereich weniger zuständig fühlt. Auffallend ist jedoch, dass seit Jahren ein Defizit einer verlässlichen differenzierten Pflegeberichterstattung (Elkeles 2000) mit stabilen Datenbeständen vorliegt. Inzwischen wird diesem Problem zwar vereinzelt auf Länderebene und auch durch pflegewissenschaftliche Expertise Abhilfe geleistet (Dörpinghaus und Weidner

[120] Birg et al. (2002) konstatieren den Rückgang der Geburtenrate unter das „Bestandserhaltungsniveau" bereits zum Ende der 1960er-Jahre (vgl. Birg 2002: 387).

[121] Es ist hier nochmals daran zu erinnern, dass im hier vorliegenden Sprachgebrauch von „Pflegewissenschaft" innerhalb der Zeitschriftenanalyse diejenige Pflegewissenschaft zu verstehen ist, deren Autoren sich mit der Schnittstelle „Alte(r)n und Pflege" befasst haben!

[122] In Buchpublikationen früheren Datums werden die Nachwuchsprobleme durchaus erkannt und angesprochen, allerdings weniger unter der Prämisse des demografischen Wandels als vielmehr im Lichte der Phase des kurz zuvor zu Ende gegangenen „Pflegenotstandes" in der Bundesrepublik (u. a. Krüger et al. 1996).

2003 oder www.dip.de 2011[123]); eine Generierung statistischen Datenmaterials kann aber nur als ein erster Schritt angesehen werden, der konkrete Initiativen in Richtung Politik und Gesetzgebung nicht ersetzen kann (vgl. Kap. 3.10.). Eine mangelnde Einflussnahme der Pflegepolitik auf die Gesundheits- und Sozialpolitik macht sich hier nachdrücklich bemerkbar. Pflege wird zwar von der Politik als gesamtgesellschaftliche Herausforderung angesehen und mit Aufnahme des SGB XI in den Kanon der Sozialgesetzgebung auch legitimiert, ein wesentlicher Niederschlag anhand größerer Drittmittel- oder Bundesforschungsprojekte zum Thema „Demografie" war in den Veröffentlichungen der untersuchten Zeitschriften allerdings nicht zu erkennen. Hier deutet sich nach der Identitätsfindung ein weiterer dringender Nachholbedarf an: die politisch-legislative Einflussnahme der Pflege, die sich bestenfalls auch in pflegewissenschaftlichen Forschungsprogrammen niederschlagen könnte. Einen Zusammenhang zwischen politischer Einflussnahme und Rückkopplungsprozessen zur Wissenschaft führt auch Expertin 1 in der Gruppendiskussion an [E1.1.1, E1.3.1].

Auffallend und näher zu diskutieren ist auch der Befund, dass das zunehmende Alter und die Hochaltrigkeit, weniger aber die „Feminisierung des Alters"[124] (A II) mit seinen Konsequenzen benannt werden. Die Genderbetrachtung als kulturwissenschaftliche Perspektive sowie eine soziologische und sozialpolitische, an Lebenslagen orientierte Sichtweise auf Phänomene, wie die verbreitete Altersarmut bei älteren und alleinstehenden Frauen, scheint für die untersuchten pflegewissenschaftlichen Beiträge nicht drängend genug zu sein. Eine These wäre, dass dies mit einer mangelnden methodischen Expertise zusammenhängen könnte; es soll dabei die nicht zu vernachlässigende Vermutung angestellt werden, dass der Bereich der Lebenslage eher in die „Zuständigkeit" der Soziologie oder Sozialpolitik fallen könnte. So mag es sich auch mit pflegestatistischen Fragestellungen verhalten. Es stellt sich demnach die Frage, ob hier nicht die Sichtweise auf das „Policyfeld Pflege" für die Pflegewissenschaft hilfreich wäre, um neue Gegenstandsbereiche zu identifizieren.[125]

Überdies wird in der Zeitschriftenanalyse eröffnet, dass das neue *„mentale Programm des Public Management"* [E3.1.2] in den wissenschaftlichen Denkstil der Akteure der Pflegewissenschaft Einzug gehalten hat. Vertieft könnte des Weiteren in einer folgenden Arbeit nach methodologischen und methodischen Zusammenhängen geforscht werden: Gibt es, wie Experte 2 in der Gruppendiskussion anmerkt, nachweisbar einen Effekt zwischen ökonomischer Trendwende und den Methoden, die in Forschungsarbeiten präferiert werden? Es scheint im Rahmen der wissenschaftstheoretischen

[123] Zum Thema „Pflegepersonal in Nordrhein-Westfalen gewinnen und halten": http://www.dip.de/presse/pressemitteilungen/pressemitteilung/?tx_ttnews%5BbackPid%5D=62&tx_ttnews%5Btt_news%5D=140&cHash=7edb68bace407c6b9693780362ad011c, Zugriff vom 21.07.2011

[124] Hierzu sei wieder auf Krüger et al. (1996) verwiesen, die zu demografischen, epidemiologischen und settingspezifischen Wandlungsphänomenen auch die Veränderungen in den Lebensläufen der Frauen hervorheben, die für Pflege verantwortlich sind (vgl. Krüger et al. 1996: 11).

[125] Blinkert und Klie (2005) gehen beispielsweise in diesem Areal auf weitere Szenarien bezüglich der Laienpflegeproblematik ein, Dackweiler (2008) auf konkret feministische Perspektiven im Zusammenhang mit dem demografischen Wandel.

Reflexion einer Disziplin durchaus lohnenswert, dieser These weiter nachzugehen (vgl. [E2.2.3] in Tabelle 11).

Das Segment „Ökonomie" wird eindeutig von Themen wie „Pflegequalität" (C XVI) und „Qualitätssicherung" (C XV), dominiert. Demgegenüber steht die bereits bemerkte, eher unpolitische Haltung im Themenfeld zukunftsorientierter Vorhersagen. Die „unterschiedlichen Interessen im Zusammenhang mit Fortschritt und Kostenentwicklung" (C III) sowie die „zunehmende Bedeutung von Wirtschaftlichkeitsreserven im Zusammenhang mit mangelnder Zielorientierung" (C V) haben auch für die praktische Pflegerealität eine erhebliche Auswirkung. Politische Statements und Forschungshintergründe sowie kritische Veröffentlichungen zu Umverteilungs- und Gerechtigkeitsszenarien sind größtenteils aus der publizierenden Pflegewissenschaft ausgeschlossen, wohlgemerkt für den hier untersuchten Ausschnitt der Zeitschriften. Ein Blick in Monografien und Dissertationen mag den Eindruck korrigieren. Trotzdem soll hier auf Basis der vorliegenden Datenlage die These gewagt werden, dass sich die deutsche Pflegewissenschaft in ihrem Beitragsspektrum vor gesellschaftskritischen und oder sozialpolitischen Statements scheut. Bemerkung [E4.1.4] in Tabelle 11: „Wie politisch kann/darf/muss Wissenschaft sein?" „Wo wird die Grenze zur Unabhängigkeit überschritten?" Diesen Fragen muss sich die Pflegewissenschaft dringend stellen. Solange sie nicht die Themen, die politisch brisant sind, für sich entdeckt und mit Forschungsfragen durchdringt, solange wird sie auch für den öffentlichen Diskurs unentdeckt bleiben. Andere Akteure erheben dann im „Policyfeld Pflege" das Wort und sprechen für und über die Pflege und damit auch über und für die Pflegewissenschaft.

Kritische Beiträge zur ökonomischen Trendwende aus bzw. für die Pflegewissenschaft zeigen sich in den Zeitschriften im Untersuchungszeitraum nur selten. Sie stammen größtenteils aus benachbarten Disziplinen wie Soziologie, Theologie oder Ethik (Ausnahmen aus der Pflegewissenschaft sind Friesacher 2004 und Schwerdt 2005) und bewegen sich hauptsächlich im Stile kritisch-rekonstruktiver, kritisch-konstruktiver oder kritisch-genealogischer Art (Schnell 1999, Wilhelm 1999, Bönsch 2000, Wilhelm 2000a und 2000b, Friesacher 2004, Schwerdt 2005, Twenhöfel 2007, Roth 2007, Wilhelm 2007a und 2007b, Eurich 2008 und Biendarra et al. 2008).

Friesacher (2011) beschreibt Kritik als ein konstitutives Merkmal menschlicher Praxis und meint, dass jegliches Handeln auf normativen Unterscheidungen und damit auf der Möglichkeit von Kritik beruhe (vgl. Friesacher 2011: 344). Eine solche Grundannahme mag auf den ersten Blick kontrovers zu einem Entwicklungsverständnis stehen, das sich ausschließlich an strukturprofessionellen Merkmalen orientiert und verhält. Dass eine rein linear nachfrageorientierte Wissenschaft in der disziplinären Identitätssuche auf Hindernisse und Probleme stößt, geht aus der Diskussion mit den Experten deutlich hervor. Auch Krampes[126] Arbeit zur „Emanzipation des Frauenberufs Pflege" schildert dies eindrücklich (vgl. Krampe 2009).

[126] Krampe (2009) untersuchte im Rahmen der Professionalisierungsdebatte die Emanzipation des Frauenberufes „Pflege" im Zusammenhang mit dem Akademisierungsprojekts für die Pflege.

Wie kritisch die Pflegewissenschaft ist, woran sich die Kritik festmachen sollte, welchem Modus sie innerhalb einer wissenschaftlichen Community folgen und wie kritisch die Pflegewissenschaft insgesamt sein sollte, lässt sich hier nur schwer eruieren. Der Befund mag jedoch auch aus wissenschaftstheoretischer Sicht ein Wink für weitere Untersuchungen sein, diesen Bereich genauer zu analysieren, denn die Entwicklungsfähigkeit einer wissenschaftlichen Gemeinschaft hängt auch davon ab, wie sehr sie über sich „hinausdenken" kann.

Die Prognose des „Einbezugs von Betroffenen in Gremien" (C XXIV) wird ebenfalls in den Zeitschriftenbeiträgen nicht identifiziert. Die Betroffenenperspektive, die von der Pflegewissenschaft eingenommen wird, bezieht sich größtenteils auf die Beherrschung spezifischer Pflegeprobleme und weniger auf Merkmale wie Teilhabe oder Mitbestimmung der Betroffenen selbst. Auch hier können die Ursachen im „Zuständigkeitsbereich" anderer Disziplinen gesucht werden (soziale Arbeit, Heilpädagogik, Gesundheits- und Sozialpolitik). Dazu muss festgestellt werden: Eine vertiefte Durchdringung des Subjektbegriffs in der Pflege ist wissenschaftstheoretisch und theoretisch noch nicht erfolgt[127], wäre aber dringend notwendig. Ferner wäre in diesem Zusammenhang die Hypothese zu untersuchen, ob und inwiefern ein paternalistischer Professionshabitus der Praxis von einem demokratischen, auf gleicher Augenhöhe verhandelnden Beziehungsaspekt im Sinne eines Regelwissen einsetzenden und fallverstehenden Professionsverständnis abgelöst worden ist.

Analog zur ökonomischen auch eine „epidemiologische Trendwende" zu konstatieren, wäre zu undifferenziert und würde zu kurz greifen. Beim konzentrierten Blick auf die epidemiologischen Befunde fallen die Auslassungen „Zunehmende Bedeutung primärer Prävention und Umweltbedingungen" (B X), „Verbesserung der Sterblichkeitsraten in den höheren Altersgruppen" (B II) und „Zunahme der Bedeutung von Alter und Behinderung" (B IV) auf. Im Zusammenhang mit der Auslassung der primären Prävention wurde in der Gruppendiskussion als eine Ursache „mangelnde Expertise" [E1.1.2] angeführt. Ein Trigger dürfte auch die politische und legislative Perspektive sein. Das, was als Pflege anerkannt und bezahlt wird, rückt(e) vermehrt in den Mittelpunkt. Die Gesunderhaltung des Gesunden wird dabei für die professionelle Pflege ausgeklammert und dem Individuum selbst, dem Markt oder anderen Akteuren (Gesundheitsämter, Medizinern im Bereich der Zahnvorsorge, Ernährungs- und Sportwissenschaftlern, Pädagogen oder privaten Interessen, wie dem Wellness-Markt) überlassen.

Überdies wird es bemerkenswert, wenn man die „Extremszenarien" des Gesunden und der Langlebigkeit anhand der Wohlfahrtseffektformeln „Gesundheit = Abwesenheit von Krankheit und Langlebigkeit = Rückgang der Sterblichkeitsraten in höheren Lebensaltern" gegenüberstellt. Das Themenfeld der analysierten Beiträge scheint an den Rändern beider Positionen entlang ausgeschnitten. Für die „Hochaltrig-Langlebenden" mag dies daran liegen, dass die palliative Medizin nicht zum Mainstream des

[127] An der PTH Vallendar befindet sich derzeit eine Dissertation von Jörg Kleinhenn im Entstehen, die sich dem Subjektbegriff der Pflege widmet.

medizinisch-therapeutischen Verständnisses gehört. Es geht damit aus diesem Ergebnis deutlich hervor, dass die Pflegewissenschaft im Untersuchungszeitraum einem traditionellen medizinischen Therapiediskurs anhängt.[128] Eine Sichtweise, die Langlebigkeit als Erfolgsfaktor abbildet, impliziert einen spezifischen Blickwinkel, der möglicherweise tabuisierte Themenfelder, wie Einsamkeit, Trauer, Abschied oder Entscheidungsfindungsfindungsprozesse, im Rahmen von Lebensqualitätsfragen ausklammert. Dazu bezog auch Experte 2 im Rahmen der Gruppendiskussion Stellung:

> *„Es wäre gut, wenn philosophische Grundlagen und wissenschaftstheoretische Ansätze integriert würden. Wenn das in der pflegewissenschaftlichen Ausbildung vermehrt möglich wäre, weg von Alltagsinstrumenten, die sich auch stark verändern, dann wäre es auch möglich, das Negative, das Traurige des Alters oder des Pflegedaseins zu benennen, zu beschreiben und es auch darzustellen. Pflegebedürftigkeit ist wie Langlebigkeit von tristen Anteilen begleitet"* [E2.3.1].

Als weiterer Schluss soll deswegen auch gelten, dass in der Pflegewissenschaft ein spezifisches Verständnis von Prävention und Hochaltrigkeit vorherrscht, das sich einerseits im Bereich der chronischen Erkrankungen zur Vermeidung von Begleiterscheinungen und andererseits zur Handhabbarkeit von Pflegebedürftigkeit abspielt. Gesundheitserhaltung, Abschied nehmen und Sterben als letzter Akt im Leben scheinen daraus nahezu ausgenommen zu sein. Eine philosophisch oder theologisch besetzte Sichtweise erscheint nicht.

Ähnlich gelagert wie beim Thema „primärer Prävention" verhält es sich beim Thema „Alter und Behinderung". Lediglich Brandenburg (2002) und Jahnke-Lattek et al. (2004) nehmen diesen Fokus in ihren Beiträgen auf. Während Brandenburg allgemein auf zukunftsorientierte Herausforderungen und neue Tätigkeitsfelder, besonders für das Feld gerontologischer Pflege, abzielt, untersuchen Jahnke-Lattek und Kollegen ganz konkret das Feld der Behindertenhilfe als ein Areal mit zunehmendem Bedarf an Pflegeberatung. Letzterer Artikel bildet thematisch für alle analysierten Artikel eine Ausnahme. Das hängt einerseits damit zusammen, dass eine Einrichtung für Behindertenhilfe gezielt mit einer Hochschule für Pflege kooperierte und andererseits die verantwortliche Professorin als Pädagogin eine spezifische Vorstellung von Gegenstandsentwicklung in und für die Pflege zu hegen scheint.[129] In diesen Kontext fügt sich auch die Aussage von Experte 3 nahtlos ein:

> *„Ein kleiner Exkurs zum Abschluss noch zum Thema ‚Behinderung': Auch beim Thema Behinderung ist ein starker Praxisbezug bemerkbar, nämlich in den Therapiekonzepten.*

[128] Einschränkend muss bemerkt werden, dass bei einer Analyse mit bis zur Gegenwart reichenden Artikeln möglicherweise eine andere Akzentsetzung erreicht worden wäre, denn der Bereich der Palliativ Care konnte sich in den letzten Jahren mehr und mehr in das Bewusstsein der Pflege drängen. Damit hält auch vermehrt eine ethische Debatte Einzug in den pflegewissenschaftlichen Diskurs.

[129] Prof. Dr. Petra Weber, HAW Hamburg. „Meine Aufgabe sehe ich hier z.Zt. neben der Lehre in der Unterstützung bei der Weiterentwicklung der pflegerischen Praxis. Ich hege (noch) die hehre Hoffnung, dass mit der Akademisierung in der Pflege auch die Entwicklungsperspektiven mehr aus einer Innen- denn einer Außensicht erfolgen können, dass nicht mehr Mediziner, Soziologen, Juristen und Ökonomen die Visionen der Pflege entwickeln und sie uns dann normativ präsentieren, sondern dass aus der Sicht und der Kenntnis dieses komplexen Geschehens Pflege diese Visionen selbst entste-

Heilpädagogisches Können war Therapieausbildung. Es gab aber in der Behindertenarbeit immer eine große Theorietradition im Bezug auf Recht, Philosophie und Ethik. Und das ist umgekehrt zur Pflege: was es dort kaum gibt, ist eine Tradition von Disability-Forschung oder allgemein empirischer Forschung. Nur ganz, ganz wenig. In der Pflege hingegen gibt es sehr viel empirische Forschung, wenig Theorie, in der Behindertenarbeit sehr viel Theorie (Inklusion, Teilhabeschaft) und auch Therapieforschung, nicht aber empirische Sozialforschung. Disability-Forschung ist eher kulturwissenschaftlich" [E3.2.7].

Dieser Befund mag Anreiz sein, das Feld der Behindertenhilfe im Bereich empirischer Kompetenz zu unterstützen, ähnlich wie theoretische Ansätze aus dem Bereich sozialer Arbeit oder Sonder- bzw. Heilpädagogik das theoretische Denkgebäude der Pflege ergänzen können. In einer anderen Studie im Setting der ambulanten Pflege zeigen wiederum Jahnke-Lattek et al. (2008), dass es hierbei um Bezüge wie Situationsdeutung, Lebensweltorientierung oder Normalität gehen kann. An diesem Punkt erscheint eine wichtige Schnittstelle zwischen struktureller und habitueller Professionalisierung: Das Feld der Pflege als interdisziplinäre Herausforderung wird inzwischen an den Hochschulen[130] im Rahmen der Entwicklung von pflege- und gesundheitsbezogenen Studiengängen bearbeitet. Inzwischen ist dies keine Seltenheit mehr, dass auch die Pflegewissenschaft Beiträge für und mit anderen beteiligten Disziplinen leisten kann und muss. In der Entwicklung wird sich zeigen müssen, in welchem Ausmaß sich weiterhin etablierte Professionen, wie Medizin, Recht, Theologie, Psychologie oder Soziologie, und die neuen Professionen, wie die Pflege- und die Therapiewissenschaften, das Feld aufteilen. Diese Frage klingt auch im Expertenworkshop bei Experte 3 durch:

„Stichwort ‚Professionalisierung': Was ist der alte und der neue Habitus der Profession? Was läuft ab in der Selbstkonstituierung der Pflegewissenschaft?" [E3.1.2]

Die Herausforderung wird sein, wie und nach welchen Seiten sich die Pflegewissenschaft öffnet: die thematische Nähe zu heil- und sonderpädagogischen Settings ist nur ein Beispiel. Das Ergebnis der Zeitschriftenanalyse illustriert sehr deutlich, wie wenig diese Schnittstelle in Augenschein genommen wird.

Abschließend ist zum Segment „Sozialer Wandel" noch zu bemerken, dass in den Artikeln die Prognose der „Weiterentwicklung der Pflege vom Helferberuf in eine moderne Gesundheitsprofession" dominant in Erscheinung tritt. Dieses Ergebnis steht kontrovers zur Einschätzung des Experten 2, die er mit dem Stichwort „Selbsterhöhung" versehen hat und die, obwohl Pflege als Gesundheitsprofession angesehen werde, bislang keine

hen." (http://www.pflege.haw-hamburg.de/index.php?id=1488, Zugriff vom 20.07.2011). In einer E-Mail an den Verfasser schreibt Frau Prof. Weber weiter: „(...) Insofern sind es wohl sowohl das Engagement des Trägers der Behindertenhilfe als auch das spezifische Interesse der Akteure aus der Pflegewissenschaft gewesen, die dazu beigetragen haben das Thema zu bearbeiten" und „Ich bin der festen Überzeugung, dass es der Pflegewissenschaft gut täte, auch die in der Behindertenhilfe bereits gefestigte gesellschaftliche Perspektive (Stichworte: Normalisierung, Inklusion) häufiger in den Fokus der Betrachtung zu stellen" (E-Mail Frau Prof. Weber vom 02.08.2011).

[130] Ein deutlicher Trend macht sich hier auch in der Hochschulpolitik bemerkbar: In den Namen der Hochschulen verschwindet zusehends der Terminus „Fachhochschule" und wird zunehmend durch den Begriff „Hochschule für angewandte Wissenschaft" oder „University of Applied sciences" ersetzt.

maßgeblichen Veränderungen für das Tätigkeitsspektrum der Pflege in der Praxis mit sich gebracht habe [E2.1.3]. Die Aussage lädt ein, über den Akademisierungsprozess von „außen" zu diskutieren. Folgt man der These des Experten 4 *„Pflege braucht Eliten, heißt Eliten für die Praxis"* [E4.2.6], hätte die Überlegung einer Elitenbildung im Feld eine direkte Auswirkung auf die Praxis haben müssen. Dem stehen aber in der Realität Hindernisse im Berufsfeld gegenüber. Bollinger et al. (2006) führen als eine Barriere ein „professionspolitisches Paradoxon" an. Verkürzt bringen es die Autoren auf die Formel, dass die

> *„Ausübung bestimmter pflegerischer Tätigkeiten und die Übernahme von Führungspositionen – vor allem im Regelungsbereich des SGB XI – an das Führen der Berufsbezeichnung eines gesetzlich anerkannten Berufs in der Pflege (Kranken-, Kinderkranken- oder Altenpflege) gekoppelt ist"* (Bollinger et al. 2006: 83).

Diese legislative Beschränkung mag eine Ursache für einen lahmenden Fortschritt im Sinne zunehmender habitueller Professionalisierung in der Pflege sein. Dies in der Begründung als alleinige Ursache anzuführen, greift aber zu kurz. Der Mangel an habitueller Professionalisierung liegt auch in der noch unzulänglich operationalisierten Form des neuen professionellen Habitus der Pflegewissenschaft verborgen. Und darauf folgen sogleich die nächsten Fragen: Was war der alte professionelle Habitus, und – wenn es ihn gibt/gab – an welchen Stellen gilt er als überholt? Was ist der neue professionelle Habitus in der Pflege? [E3.1.2].

Die Praxisorientierung der Akademisierungsprozesse an den Fachhochschulen[131] führte dazu, dass grundlagentheoretische Forschung, die in diesem Areal eher als unüblich gilt, nur unter schlechten Bedingungen möglich war. Selbst die Forschung an den Universitäten steht immer mehr unter dem Druck, Praxislösungen zu generieren (vgl. [E4.1.3], vgl. Kap.3.8). Es bleibt also die Frage: Wenn es einen neuen Habitus in der Pflege geben soll oder bereits gibt, wie ist er beschrieben? Und wenn nicht, wer, wenn nicht die Pflegewissenschaft, generiert ihn?

Entgegen dem Ergebnis, dass im Segment „Demografie" keine lebenslageabhängigen Fragen gestellt oder Ausgangssituationen eingenommen werden, tauchen im Segment des sozialen Wandels einige Befunde auf, die sich der „Netzwerkthematik" (D XII, D XIII) widmen. Blickt man auf die Themen der Artikel, so sind diese eng an die Versorgungs- und Settingdebatte gebunden und beschäftigen sich maßgeblich mit der Pflegesituation, dem Pflegebedarf oder -bedürftigkeit oder der Finanzierung entweder im Heim, im ambulanten oder im familiären Sektor. Dieses Ergebnis erzielt Übereinstimmung mit dem Fazit aus der Gutachtenanalyse, dass die Handhabbarkeit und die Versorgungssituation rund um die Pflegebedürftigkeit für die Pflege im Mittelpunkt stehen. Im epidemiologischen Sektor wurde dieses Ergebnis im Zusammenhang mit einem pflegeimmanenten Verständnis von Hochaltrigkeit herausgestellt. Im gleichen Zusammenhang wird auch die Thematik des Laienpflegepotentials (D II) genutzt.

131 Hier nochmals der Hinweis auf die Bezeichnung „Hochschule für angewandte Wissenschaft".

An bildungsspezifischen Prognosen wird in den Artikeln besonders auf Empfehlungen klinischer Weiterbildung eingegangen, im Bereich des alten Menschen vor allem im Zusammenhang mit der Demenz. Auch hier zeigt sich, dass der Versorgung und Beherrschung des Pflegeproblems deutliche Priorität zugesprochen wird.

Befunde zu Versorgungsfragen im Rahmen infrastruktureller oder wohnformaler Art (D XVII, D XX, D XXI) wurden in den untersuchten Zeitschriftenartikeln nicht gefunden. Dieses Thema scheint der Gerontologie oder anderen Disziplinen überlassen. Im Rahmen des von den Gutachtern benannten Trends der „zunehmenden Bedeutung von Verteilungsaspekten und Ungleichheit von Gesundheitschancen sowie dem Zielbereich der Lebensqualität" (D XI) zeigt sich bei keiner Nennung das bereits angeführte Vakuum gesellschaftlicher und politischer Kritik.

Fazit

Die Ergebnisdiskussion der Zeitschriftenanalyse legt offen, dass über allen untersuchten Segmenten (Demografie, Epidemiologie, Ökonomie, Sozialer Wandel) thematisch das Handhabbarkeitsparadigma im Zusammenhang mit dem Pflegebedarf und der Pflegesituation der Betroffenen schwebt. Für die demografische Datenlage wurde zudem fest gestellt, dass vor allem Vorhersagen in Bezug auf das zunehmende Alter und der Hochaltrigkeit der Bevölkerung genutzt wurden. Im Bereich der Epidemiologie geht damit linear einher, dass das Verständnis der Pflegewissenschaft im Bezug auf Alter(n) und Pflege einem eher tradierten medizinisch-therapeutischen Problemlösungsparadigma anhängt.[132] Sterben als letzter Akt des Lebens mit seinen Bedingungen, wie Abschied oder Trauer, werden ausgeklammert. Philosophische Debatten innerhalb der Pflegewissenschaft im Zusammenhang mit dem Alter sind marginal. Aus den Beiträgen der Zeitschriften wird ersichtlich, dass die Pflegewissenschaft das ökonomische Paradigma eines „New Public Management"[133] auch als „mentales Programm" übernommen hat. Dies zeigt sich besonders in den Beiträgen zur Qualitätssicherung und Pflegequalität. Ein Ausdruck eines solchen mentalen Programms ist die Übertragung und Anwendung des kybernetischen Konzepts[134] im Gesundheitswesen.

Dem entgegen steht ein Vakuum an gesellschaftlicher und politischer Kritik in den Zeitschriftenartikeln, wie insgesamt auch allgemein-kritische Beiträge für die Schnitt-

[132] Epidemiologisch werden in den Gutachten „verbesserte Sterblichkeitsraten" als Wohlfahrtseffekt angesehen.

[133] Zu Steuerungsinstrumenten des New Public Management (NPM) lassen sich Strategien wie die „ziel- und ergebnisorientierte Steuerung", persönliche „Ergebnisverantwortung", „deutliche Orientierung am Bürger (Kunden) und an klaren Qualitätsmaßstäben", „Öffnung in Richtung Wettbewerb", „Transparenz von Kosten und Leistungen" und „Personalmanagement, das vor allem auf Leistungsmotivation und Personalentwicklung abstellt" zählen (Oppen in: Friesacher 2011: 352).

[134] Exkurs: Kybernetisierung des Gesundheitswesens:

Friesacher (2011) führt im Sinne Tiqquns (2007) an, dass eine kybernetische Hypothese als politische Hypothese angesehen werden müsse. Sie habe die liberale Hypothese seit dem Zweiten Weltkrieg verdrängt. Im Gegensatz zu Letzterer sehe sie vor „(...) die biologischen, physischen und sozialen

stelle „Alter(n) und Pflege" Mangelware sind. Wie bereits angeführt, kann die aufgefächerte Sichtweise eines „Policyfelds Pflege" der Pflegewissenschaft einen Pfad in politisch-brisante Themengebiete ebnen, da zwischen Einflussnahmen in politische Interessensfelder und Rückkopplungsprozessen zur Wissenschaft nachvollziehbare Zusammenhänge bestehen. Als Potential und Ansatzpunkte könnten hier beispielsweise lebenslageinduzierte Folgen im Zusammenhang mit Alter(n) und Pflege oder Umverteilungs- und Gerechtigkeitsfragen mit Auswirkungen auf die Pflegesituation im deutschen Gesundheitssystem dienen.[135] Eine strukturelle Ankopplungsmöglichkeit an die Praxis bestünde über vorhandene und ausbaufähige Strukturen der Berufspolitik. Damit könnte auch der vereinbarte Sprachgebrauch einer „Gesundheitsprofession" als Praxislogik untersucht werden.

Als für die Pflegewissenschaft zukunftsorientierte, verhandelbare und von ihr noch un- oder unterbesetzte Forschungs- und Themenfelder stellen sich, gemäß der Zeitschriftenanalyse, folgende Themenstränge dar:

- Die Feminisierung des Alters und deren spezifische lebenslageabhängige Auswirkungen sind auch Herausforderungen für die Pflege.
- Sinkende Geburtenraten in der Zukunft bedeuten erschwerte Nachwuchsrekrutierung für die professionelle Pflege.
- Heterogene Interessenslagen im Zusammenhang mit Fortschritt und Kostenentwicklung im deutschen Gesundheitswesen zeigen Auswirkungen und einen Analysebedarf.
- Die disziplinübergreifende Identifikation von Wirtschaftlichkeitsreserven im Zusammenhang mit mangelnder Zielorientierung stellt ein noch lange nicht ausgeschöpftes Potential für die Pflege dar.
- Die Begriffe „Fortschritt" und „Wachstum" in einem ökonomisierten Gesundheitssystem induzieren spezifische Folgen, die kritischer Reflexion bedürfen.
- Zeigt das „mentale Programm" des New Public Management einen Reflex auf Forschungsfragen und Methodenanwendung in der Pflegewissenschaft?

Verhaltensweisen als voll und ganz programmiert und neu programmierbar zu betrachten" (Tiqqun in: Friesacher 2011: 346). Die Kybernetisierung des Menschen sei Macht- und Steuerungsinstrument, das zu Subjektivierungsprozessen führe und mittels Steuerung und Feedback-Mechanismen Macht ausübe (Friesacher 2011: 344). Auch wenn die Kybernetik in der allgemein-wissenschaftlichen Debatte keine zentrale Rolle mehr spiele, so habe sie in verschiedenen Bereichen der Gesundheits- und Humanwissenschaften einen bis heute zentralen Einfluss, deren Auswirkungen sich idealtypisch an den neuen Steuerungsformen im Bereich der Gesundheitsversorgung aufzeigen ließen (Friesacher 2011: 349).

Tiqqun (2007) wird im Zusammenhang mit der Kybernetik noch radikaler: „In der Weiterentwicklung einer neoliberalen und marktförmigen Logik, die wesentlich auf Steuerung und Kontrolle abhebt, fungiert die Kybernetik als „neue Herrschaftstechnologie", die kybernetische Hypothese ist heute der konsequenteste Anti-Humanismus, der die allgemeine Ordnung der Dinge aufrecht erhalten will und sich zugleich damit brüstet, das Humane überschritten zu haben" (Tiqqun in: Friesacher 2011: 350).

[135] Eine kritische und feministische Perspektive wird hierzu von Gröning (2007, 2008) angelegt.

- Kann die primäre Prävention und die Gesunderhaltung der gesunden Bevölkerung als Aufgabe für die Pflege theoretisch begründet werden?
- Alter, Behinderung und Pflege zu bezeichnen, ist eine lauter werdender Dreiklang der Gegenwart und nahen Zukunft.
- Welches Potential bietet die Pflegewissenschaft für die deutsche Berufspolitik in der Pflege?

16.3 Interpretation des Expertenworkshops („Dynamisches Netzwerk")

Zur Diskussion des Expertenworkshops wird nun das prominent hervorgetretene Spannungsfeld „Identität vs. Interdisziplinarität" intensiv analysiert, um aus diesem Ergebnis eine zukunftsorientierte Ableitung von Chancen, Gefahren und Szenarien (Kap. 18) generieren zu können.

16.3.1 Das Identitätsproblem der Pflegewissenschaft

Zu diesem Zweck wird mithilfe der Ergebnisse aus der Gruppendiskussion und des Hinzuziehens grundlegender Literatur der Status der Pflegewissenschaft an der Schnittstelle „Alter(n) und Pflege" näher eingeschätzt. Als Gliederungshilfe werden die bereits in Kapitel 3 eingeführten Merkmale von Disziplinarität verwendet.

16.3.1.1

Gegenstand

Die Experten führten in der Gruppendiskussion aus, dass der Gegenstandsbereich der Pflege noch nicht entwickelt sei und eine Vorsicht vor anderen Wissenschaftsbereichen herrsche [E1.1.3] wie auch die Abgrenzung zu anderen etablierten wissenschaftlichen Disziplinen zur Suche nach „Identität" führe; darin sei auch eine *„selbstgesteuerte Engführung"* der Themen begründet. Die Pflegewissenschaft befinde sich noch in der *„Pubertätsphase"* [E3.1.1].

Friesachers Dissertation (2008), die sich explizit dem Entwurf einer kritischen Theorie widmet, bringt es auf den Punkt, wenn er von einer allzu „einseitig am handlungstheoretischen Funktionalismus orientierten Theoriebildung" in der Pflegewissenschaft spricht. Auch er sieht eine „Vernachlässigung impliziter Grundlagen der Pflegepraxis und Pflegewissenschaft" (Friesacher 2008: 91 f.).

In der Replik hat sich bestätigt, was Dornheim und Kollegen im Jahr 1999 im Bezug auf Mittelstraß als Gefahr werteten:

> *„Wird die Produktrelevanz als Gütekriterium wissenschaftlicher Erkenntnis verabsolutiert, führt dies – wie Mittelstraß vor allem in Hinblick auf die aktuelle Wissenschaftsentwicklung warnt – zu einer gefährlichen Verarmung der Wissenschaft(en) in „ihren Grundlagenaspekten und Forschungsfreiheitsgraden"[136] und einer Inflationierung ihrer Produkte im materiellen Verwertungsprozess (...). Anwendbarkeit ist überhaupt ein gefährliches Kriterium in einer Kultur, die ihre besondere Form gerade vielem Unanwendbaren, Dingen mit Selbstzweck, rationaler Neugierde verdankt"* (Mittelstraß in: Dornheim et al. 1999: 74).

Möglich, dass aufgrund oder gerade wegen dieser Prophezeiung den Fachleuten Ende der 1990er-Jahre bereits klar war, in welches Dilemma die Pflegewissenschaft geraten wird und die grundlagentheoretische Debatte vielleicht auch deswegen abriss (vgl. E4.2.3). Daran ändert auch die differenzierte Diskussion zum Thema „Pflegewissenschaft als Praxis- und Handlungswissenschaft" nichts. Das Resultat der Diskussion „vorläufig von einer pragmatischen sowie einer theoretischen Praxiswissenschaft" (Dornheim et al. 1999: 78) zu sprechen, ähnelt eher einem Umschiffen schwieriger Klippen als einer deutlichen Positionierung. Letztendlich ist sie als abschließendes Fazit des damaligen Diskurses im *Deutschen Verein für Pflegewissenschaft*[137] zur wissenschafts-

[136] Hervorhebung im Original.

[137] Der *Deutsche Verein für Pflegewissenschaft* wurde 1989 gegründet und 2005 in die *Deutsche Gesellschaft für Pflegewissenschaft* umbenannt.

theoretischen Standortbestimmung zu werten. In der DG Pflegewissenschaft existiert seither keine Arbeitsgruppe mehr, die sich explizit wissenschaftstheoretischen Fragen widmet (Stand August 2011).[138]

Zur Präzisierung der „Komplexität der betrachteten Forschungsobjekte" (Sukopp 2010: 19) lieferte Experte 3 mit seinem Schaubild einen Vorschlag (*„Je näher an der Dyade, desto höher das Identitätsniveau"*) [E3.2.1] (siehe Abb. 9). Er sieht dabei die Dyade „pflegebedürftiger Mensch – Pflegeperson" im ersten konzentrischen Kreis der Abbildung, die Belange der Versorgungsstrukturen, der Professionalisierung, der Settings sowie des Qualitätsmanagements im zweiten konzentrischen Kreis, aber ebenfalls noch im „Zugriff" der Disziplin. In beiden konzentrischen Kreisen arbeitet sich auch die deutsche Pflegewissenschaft nach dem Verständnis der bisher angeführten Gegenstandsbereiche im untersuchten Zeitschriftenausschnitt zu Alter(n) und Pflege ab. Gehen die Beiträge über diese Bereiche hinaus, erreichen sie die Ausläufer anderer Disziplinen, und entsprechend nimmt die Anzahl der Artikel in diesen Bereichen ab oder sie werden von originär anderen Disziplinen ins Feld eingebracht. Es überrascht allerdings, dass sich die Beiträge im ersten konzentrischen Kreis auf die Handhabbarkeitsperspektive beschränken.

Wie Experte 2 in der Diskussion meinte, fehle es der Pflegewissenschaft an

> *„(...) guten Leibtheorien, der Körper als Ort des Alter(n)s werde nicht benannt, er werde ausgeblendet, stattdessen werde über den Körper Qualität von intern und extern gemacht"* [E2.2.1].

Expertin 1 identifiziert die „Körperlichkeit" gar als Bereich, wo die Pflegewissenschaft eine Originärität aufweise [E1.2.3]. Diese Aussagen ermutigen ein wenig mehr, in dieses Areal der Leiblichkeit und der Körperlichkeit vorzudringen. Hierzu ist es zuerst einmal wichtig zwischen Leib und Körper zu unterscheiden.[139] Schmitz hat dazu ein

[138] Nachfrage beim Sprecher (Dr. Manfred Hülsken-Giesler) der Sektion „Hochschulbildung" im August 2011.

[139] Exkurs: Leibtheorie

Dibelius und Uzarewicz (2006) identifizieren das Thema „Leiblichkeit und Pflege" als Kernthema der Pflege von Menschen höherer Lebensalter. Eine Unterscheidung zwischen Leib und Körper wird dabei notwendig: Uzarewicz (2006) zeigt, dass Körper bzw. körperlich das sei, was fest, stabil, teilbar, ausgedehnt und örtlich relativ (zu anderen Orten) ist. Unter diesen Begriff fielen sowohl Körper (Organismen) als auch tote Körper (z. B. Mineralien). Leiblichkeit dagegen habe immer etwas mit Lebendigkeit zu tun (vgl. Uzarewicz und Uzarewicz in: Uzarewicz 2006:127).

In Rückbezug auf Schnell und Gröning führt Uzarewicz weiter an, dass wir deswegen keinen Zugang zu diesen Seinsweisen gefunden hätten, weil die Hierarchisierung von Körper und Geist so tief in uns verankert seien, dass es scheine, als könnten alle anderen Seinsweisen nur „pathologisiert" werden (Schnell 2001 und Gröning 2001 in: Uzarewicz 2006: 130).

Weitere Merkmale zum Leib und Leiblichkeit (nach Uzarewicz 2006: 131 f.):

- „Die Begriffe Leib und Leben sind eng miteinander verbunden.
- Der Leib ist nicht stofflich (im Gegensatz zum Körper).
- Der Leib ist eine dynamische Struktur: sie bezieht sich auf subjektive Tatsachen des eigenleiblichen Spürens und des affektiven Betroffenseins von Gefühlen, die an Lebenserfahrungen heran reichen. Jeder Mensch ist in jeder Sekunde mit seinem Leib konfrontiert.
- Leiblich sein heißt, sich spüren können, heißt: „erschrecken können" (Schmitz in: Uzarewicz 2006).

„Alphabet der Leiblichkeit und der leiblichen Kommunikation" entwickelt. Es bringt eine neue Denkweise in die Pflege ein, nicht nur um in neuen und anderen Kategorien über eine Zugangsweise zum Menschen nachzudenken, sondern sich auch der Bedeutung des Spürens gewahr zu werden.

Zum Zwecke der besseren Handhabbarkeit phänomenologischer Denkart entwickelte Uzarewicz (2010) eine Methode, die für Pflegende hilfreich ist, um sich über die Phänomenologie auch an die Bereiche „Leib und Leiblichkeit" heranzuarbeiten (vgl. Uzarewicz 2010 und Bossle et al. 2010).

Zur Gegenstandsbestimmung der Pflegewissenschaft finden sich in den Grundlagenwerken eher Vorstellungen von Gegenstandsbereichen (Themen oder Schwerpunkte, die noch weiterzuentwickeln sind), die an das konkrete Handeln gebunden sind, oder solche, die sich an kontextualisierten Konzepten, wie Gesundheits- und Krankheitsvorstellungen, orientieren. Die Bestimmungen dienen eher der „Präzisierung der Komplexität der betrachteten Forschungsobjekte" (Sukopp 2010: 19) als dass sich daran ein theoretisches Integrationsniveau ablesen ließe. Grundlagentheoretische Arbeiten, die sich wissenschaftstheoretisch eher geisteswissenschaftlich oder wissenssoziologisch der Gegenstandsdebatte widmen, finden sich kaum mit größerer Auflage auf dem einschlägigen Lehrbuchmarkt. Dies lässt darauf schließen, dass solche Perspektiven auch noch kein tradiertes Lehr- und Lern- oder Wissenschaftsverständnis darstellen; vielmehr sind sie immer noch als „Geheimtipps" für ein spezifisch pflegewissenschaftlich interessiertes Publikum anzusehen.[140] Theorien zum Leib oder zur Leiblichkeit, Konzepte in Abgrenzung zu den physiologisierten und pathologisierten Bereichen des Körpers sind für die Pflege noch selten. Die Dyade „Pflegebedürftiger und zu Pflegender" gerät durch diesen Denkmodus in einen anderen Blick. Die bislang bestehenden Ausnahmen zeigen deutlich, wie das Handhabbarkeitsparadigma durch subjektive Anteile des Denkens und Spürens erweitert und ergänzt werden kann. Es sind dies Bereiche, die der Pflege originär zugerechnet, aber eher im Bereich „unsichtbarer Pflege" (Kumbruck et al. 2010)[141] und damit als nicht bezahlbar verortet werden. Insofern ist das theoretische Integrationsniveau bislang auf eine natur- und sozialwissenschaftliche Basis eingegrenzt, weniger auf geisteswissenschaftliche Zugänge.

Dass eine sich immer mehr ausdifferenzierende pflegeakademische Landschaft auch ein Bedürfnis hat, heterogene inhaltliche Verständnisse zu homogenisieren, kann man an den Bestrebungen zu einem Kerncurriculum für pflegebezogene Studiengänge ablesen (Hülsken-Giesler et al. 2010). Hier finden sich zwei Bereiche: „wissenschaftstheore-

[140] Einschränkend muss bemerkt werden, dass diese Aussage nicht auf den gesamten hochschulischen Bereich ausgeweitet und verabsolutiert werden kann. Es ist aber davon auszugehen, dass es mit Sicherheit kein Einheitsverständnis zum Gegenstand der Pflegewissenschaft gibt. Dies hängt einerseits eng mit der historischen Entstehung pflegebezogener Studiengänge und den damals tätigen, kaum jedoch mit pflegewissenschaftlicher Expertise besetzten Akteuren sowie der Freiheit akademischer Lehre zusammen.

[141] Im Gegensatz zu Uzarewicz zielen Kumbruck et al. (2010) auf fehlende Anerkennung im Bereich pflegerischer Arbeit, auch im Kontext mit einer beruflichen Genderdebatte, ab, sodass die Bereiche fürsorglicher Praxis besonders „weiblichen Anteilen" zugesprochen werden.

tische Grundlagen" und „Grundbegriffe, pflegetheoretische Diskussion" (Hülsken-Giesler et al. 2010: 227). Nichtsdestotrotz: Das theoretische Integrationsniveau der deutschen Pflegewissenschaft ist sowohl in den analysierten Zeitschriftenbeiträgen an der Schnittstelle „Alter(n) und Pflege" als auch für die gesamte deutsche Pflegewissenschaft als eher niedrig einzuschätzen. Dies zeigte auch die Gruppendiskussion mit Experten.

Die Diskussion um eine Pflegewissenschaft als Praxis- oder Handlungswissenschaft kann in einer Replik von vor mehr als zehn Jahren eher als „abgerissen" denn als „vollständig geklärt" gewertet werden.[142] Dornheim et al. (1999) setzten trotz differenzierter Debatten indirekt das Primat einer praktischen Pflegewissenschaft, indem sie die theoretische Praxiswissenschaft als eine die Pflegepraxis möglicherweise überfordernde dargestellt haben (vgl. Dornheim et al. 1999: 76). Dies geschah vor dem Hintergrund, dass eine grundständige akademische Ausbildung für Pflegende für die Bundesrepublik flächendeckend noch nicht in Sicht war. In der Gegenwart wirft diese Tatsache nun im Zeitalter von Bologna erneut die Frage auf, was hierzu konkret von grundständig wissenschaftlich-gebildeten Pflegenden erwartet werden soll, gerade wenn das damalige Verständnis einer „theoretischen Praxiswissenschaft" nur vorläufig war.[143] In einer Diskussion um einen Fachqualifikationsrahmen „Pflege" (vgl. Hülsken-Giesler 2011) wird auch dieser historische Bruch berücksichtigt werden müssen.

Abschließend ist zu konstatieren, dass die Spezifität des Feldes mitsamt ihrem Theorie-Praxis-Dualismus, unterschiedlichen Professionalisierungsverständnissen und dem verstärkten Eintauchen in einen ökonomisierten Gesundheitsmarkt für die grundlegende Frage nach dem Gegenstand der Pflegewissenschaft bedeutsame Spuren und Lücken hinterlassen hat. Die Dringlichkeit vermehrter grundsätzlicher Arbeiten zu dieser Herausforderung geht aus der Expertendiskussion und ihrer vertieften Interpretation deutlich hervor.

16.3.1.2

METHODEN

Hier sieht Experte 3 für die Pflegewissenschaft methodologisch einen hohen Anteil qualitativer Forschung, auch um sich abzugrenzen (*„Pubertätsritus", „Underdog-Verhalten"*). Ein enger Zusammenhang, der sich auch methodisch in den wissenschaftlichen

[142] Stemmer (2001) und Vollstedt (2001) ließen etwas später die Debatte noch einmal aufflackern, was allerdings – gemessen an Veröffentlichungen – auf wenig Widerhall innerhalb der science community gestoßen ist. Ein weiterer Artikel zum paradigmatischen Diskurs in der Pflegewissenschaft folgte von Arnold und Stemmer (2006).

[143] Siehe dazu auch Bögemann-Großheim (2004).

Zeitschriften abbilden kann, bestünde auch über eine sogenannte Herausgeberphilosophie (vgl. [E3.2.3], vgl. Kap. 6.2).

Auf die Studie von Hausner und Kollegen (2010) wurde bereits in Kap. 3 aufmerksam gemacht. Ein eindeutig methodischer Schwerpunkt für qualitative Studien konnte für die PFLEGE dort nicht festgestellt werden. Sie halten sich mit den quantitativen Untersuchungen die Waage (qualitative Studien 23,4 %, quantitative 23,8 % aller erschienenen Artikel). Dieses Ergebnis kann selbstverständlich nicht für alle Zeitschriften in der Pflege als repräsentativ gewertet werden. Was allerdings Expertenaussagen aus dem Workshop bestätigt [E3.2.3, E4.2.2] ist die Tatsache, dass die Untersuchung von Hausner ergab, dass das Peer-Review-Verfahren Änderungen in der Publikationsphilosophie mit sich gebracht hat: Im Zeitraum von 1988–2000 (Zeitspanne ohne Peer-Review) wurden deutlich mehr „sonstige Beiträge" veröffentlicht als danach. Der Rückgang lag von 2001 bis 2007 bei 25 % (!) (vgl. Hausner et al. 2010: 342). Der Trend ging nach Peer-Review also eindeutig zu den empirischen Beiträgen. Ein dezenter Anstieg der quantitativen Untersuchungen ist dabei ebenfalls evident (vgl. Hausner et al. 2010: 342). Literaturreviews konnten nach Einführung des Peer-Reviews die größte Zunahme verzeichnen. Seither wurden ähnlich der Literaturreviews, wenn auch in weit geringerem Ausmaß, in jedem Jahrgang auch vermehrt gemischt-methodische Beiträge oder triangulierte vorgefunden.

Im Peer-Review findet sich der Gedanke der Qualitätssicherung wieder. Es ist also auch im Publikationsbetrieb eine Orientierung zu verzeichnen, die auf Vergleichbarkeit und messbare Unterschiede setzt. Setzt sich dadurch, was die Publikationen betrifft, auch eine methodische Haltung durch? Stellvertretend für diese These sei hier nochmals an die Aussagen von Experten 2 [E2.2.3] und [E2.2.6] erinnert (siehe Tabelle 11).

Sieht man sich mit Hausner et al. (2010) die Feindifferenzierung der Methoden an, so kann man im Bereich der quantitativen Methoden einen Schwerpunkt bei den nicht-experimentellen[144] Designs feststellen. Experimentelle Studien werden mit insgesamt 20 % aller Beiträge angegeben, wobei 16 % auf die quasi-experimentellen und 4 % auf die experimentellen entfallen. Hausner und Kollegen erklären dies mit der Entwicklung, dass viele dieser publizierten Forschungsarbeiten im Rahmen von Diplom- und/oder Masterarbeiten oder Promotionen als Zulassungs- oder Qualifikationsarbeiten erbracht worden seien – eine Entwicklung, die wohl auch dem Aufbau der Disziplin mit Lehre und Infrastruktur an den Hochschulen geschuldet sei (vgl. Schaeffer in: Hausner 2010: 343 f.).

[144] Unter „nichtexperimentelle Designs" wird eine große Menge an sehr unterschiedlichen Forschungsdesigns erfasst. Bei ihnen findet keine Manipulation unabhängiger Variablen statt – es wird keine bewusste und kontrollierte Intervention seitens des Forschers gesetzt, um eventuell den Zusammenhang zwischen zwei Variablen zu prüfen. Diese Designs weisen einen geringeren Grad an Kontrolle über die Forschungssituation auf. Unabhängig davon, ob es beim nichtexperimentellen Design um eine korrelative oder deskriptive Forschung geht, kann man auch zwischen Längsschnitt- und Querschnittstudien unterscheiden (vgl. Bartholomeyczik et al. 2008: 72).

Es wird bei Hausner et al. aber auch deutlich prognostiziert, dass vor allem den Wirksamkeitsstudien im Bereich der quantitativen Forschung eine immer größere Bedeutung zukommen werde. Insbesondere die randomisiert kontrollierten Studien, die sogenannten RCTs[145], könnten in der politischen Diskussion bestehen – eine Tatsache, die nach Abdellah und Levine davon zeuge, dass die knappen öffentlichen Gelder besonders an solche Institutionen gingen, denen es gelänge, gesellschaftliche Probleme anzugehen (vgl. Hausner 2010: 344). Diese Prognose bestätigen sowohl die Befundlage aus der Gutachtenanalyse als auch die Argumentation der Experten [E 1.1.1, E1.2.2, E2.2.3, E4.2.3]

16.3.1.3

Spezifisches Erkenntnisinteresse

Zu diesem Thema nimmt Expertin 1 in Bezug auf den Dualismus von angewandter und Grundlagenforschung eine eher kritische Haltung ein und verweist auf die Debatte, die Schrems (2009) für die deutschsprachige pflegewissenschaftliche Landschaft eröffnete, als sie anregte, sich innerhalb der Wissensproduktion an kontextualisierten Denkrahmungen[146] (Modus 1- und Modus 2-Wissenschaften) zu orientieren [vgl. E1.2.2].

Wenn Schrems (2009) von Modus 1- und Modus 2-Wissenschaften spricht, so sieht sie einen wesentlichen Unterschied darin, dass bei der Modus 2-Wissenschaft der Kontext der Anwendung im Mittelpunkt steht und bei der Modus 1-Wissenschaft, egal ob angewandt oder grundlegend, dasjenige Wissen, das innerhalb einer Disziplin generiert wird. Eine Unterscheidung zwischen monodisziplinärer und interdisziplinärer Wissensproduktion würde hier allerdings insofern zu kurz greifen, als dass in den Modus 2-Wissenschaften nicht nur eine interdisziplinäre, sondern eine transdisziplinäre Auffassung der Zusammenarbeit gegeben sein müsste. Modus 2 ersetzt die Modus 1-Wissenschaften nicht, sondern ergänzt sie und ist darüber hinaus der Zielgruppe verpflichtet, diese in die Forschung einzubinden (vgl. Schrems 2009: 49).

Eine solche Sichtweise berücksichtigt den gesellschaftlichen Wandel, der sich auch bei einem mehr expandierenden wissenschaftlichen Markt in der Gesellschaft niederschlägt. Wissen werde somit nicht nur für die Wissenschaft, sondern für alle gesell-

[145] Randomised Controlled Trials (randomisiert kontrollierte Studien).

[146] Exkurs: Van Maanen (1996) bezog sich vor gut 15 Jahren auf Rand (1979), indem sie ein konzeptionelles Verstehen der Pflegewissenschaft nicht in einem Vakuum, sondern in einem Kontext einfordert. „Concepts are not or cannot be formed in a vacuum; they are formed in a context; the process of conceptualization consists of observing the differences and similarities of the existence within the field of one's awareness" (Rand in: van Maanen 1996: 148).

schaftlichen Bereiche relevant; die Forderungen und Entscheidungen oder die Vergabe öffentlicher Gelder nach evidenten Kriterien zu gestalten, ziehe sich mittlerweile durch das gesamte gesellschaftliche System (vgl. Schrems 2009: 48). Damit lösten sich auch tradierte Zuständigkeiten von Wissenschaft und Gesellschaft auf:

> *„Wissenschaft und Gesellschaft sind zu Phänomenen der Grenzüberschreitung geworden. Das heißt, beide sind auf das Terrain des jeweils anderen vorgedrungen, und die Demarkationslinien zwischen beiden sind weitgehend verschwunden"* (Nowotny, Scott und Gibbons in: Schrems 2009: 49).

Ob dies nach Krüger (1987) nun eher als „wandelbare historische Präferenz" oder gar als paradigmatischer Anreiz zur Überwindung der tradierten Einteilungen von Wissensproduktion gewertet werden kann, mag dahin gestellt sein (Krüger in: Sukopp 2010: 20).

Schrems (2009) zeigt Modus 2-Wissenschaften als neue ergänzende Wissenschaftsform dem Anwendungskontext verpflichtet, und Remmers (2011) erörtert ein grundlagentheoretisches Interesse als theoretische Grundlagenforschung zu Anwendungsfragen, die nicht ausschließlich einer Problemlösung, sondern dem Handeln in der Pflege und seinem Kontext verbunden sind.

Meleis (1999) zeichnet dagegen eine pragmatische, der Praxis und dem Anwender verpflichtete Sichtweise. Käppeli (1999) erweitert die pragmatisch-anglo-amerikanische Sichtweise mit der Forderung nach Pluralismus und öffnet die Disziplin vorsichtig für andere Wissenschaftskulturen – eine erste intentionale Bewegung hin zur Interdisziplinarität.

Schrems (2009) und Remmers (2011) plädieren zehn Jahre später konkret für Transdisziplinarität, und während beide eher abstrakt und in einem meta-wissenschaftstheoretischen Verständnis argumentieren, zeigen Käppeli (1999) und Meleis (1999) eher mikro-wissenschaftstheoretische Ausführungen.[147]

Während das abstraktere meta-wissenschaftstheoretische Gehäuse von Remmers eher als Ausnahme im Feld zu verstehen ist, zeigt es dennoch deutlich, wie hilfreich komplexe Reflexionen über das pflegerische Handeln zur methodologischen Doppelseitigkeit und der Mehrdimensionalität der Praxisumgebung in einem sich mehr und mehr ausdifferenzierenden Tätigkeitsfeld der Pflege sein können. Wie eng verwoben die Merkmale zu Gegenstand, Methoden und Erkenntnisinteresse sind, wird auch an der Ebene, auf der die Autoren das jeweilige Erkenntnisinteresse formulieren, deutlich.

[147] Eine die Käppeli- und Remmersposition verbindende Sichtweise nimmt Stemmer (2001) ein. Sie verweist auf ein weiteres Spannungsfeld innerhalb der wissenschaftstheoretischen Positionierung der Pflegewissenschaft, das sich als „Addition oder Integration von Wissen" aus verschiedenen Einzeldisziplinen beschreiben lässt, wobei sich der Mangel an Integration nicht eindeutig von der Addition unterscheiden ließe, da die ‚Wiederherstellung einer Einheit' auf der Grundlage von Erkenntnissen und Methodologien differierender Einzelwissenschaften geschehen müsse, was wiederum im Sinne eines Hinzufügens von Wissen nichts anderes als additiven Charakter habe. Als Problem sieht sie hierbei an, dass die Frage nach wie viel und welchem Wissen wiederum vom Verständnis des professionellen Handelns abhängig sei (vgl. Stemmer 2001: 5).

Hinsichtlich des „spezifischen Erkenntnisinteresses" der Pflegewissenschaft zu einem abschließenden Urteil zu kommen, fällt insofern wieder schwer. Mit dem nicht neuen Schluss, dass sich die Pflegewissenschaft als eine dem Handeln und der Anwendung verpflichtete Wissenschaft versteht, wagt man sich sicher nicht zu weit nach vorne. Dieses Urteil kann an dieser Stelle allerdings noch weiter differenziert werden, nämlich in ein Verständnis von Praxiswissenschaft auf einer mikro-wissenschaftstheoretischen Ebene, das der Lösung konkreter Pflegeprobleme verpflichtet ist, und in ein solches, das sich auch mit den Rahmenbedingungen der Wissensgenerierung und der grundlagentheoretischen Rahmenbedingungen des Handelns beschäftigt, also ein eher makro-wissenschaftstheoretisches.

Das Übergewicht für die deutsche Pflegewissenschaft liegt immer noch deutlich auf der mikro-wissenschaftstheoretischen Seite; sobald allerdings Arbeiten am Wissenschaftsgehäuse (Wissensproduktion, theoretische Grundlagenforschung zu Anwendungs- und Handlungsfragen) weiter zunehmen, kann der Pflegewissenschaft ein immer besser werdendes Zeugnis zum Status der Disziplinarität im Zusammenhang mit einem Verständnis zum spezifischen Erkenntnisgewinn ausgestellt werden. Die Pflegewissenschaft kommt nicht umhin, sich auch über den Praxisbezug hinaus zu positionieren. Dies prognostizieren auch die Experten in der Gruppendiskussion: Zum einen begründen sie dies mit der zunehmenden interdisziplinären Herausforderung, die auf die Pflegewissenschaft zukommen wird [vgl. z. B. E1.3.1], andererseits mit der Notwendigkeit einer zunehmenden Eröffnung geisteswissenschaftlicher Perspektiven, die das Erkenntnisinteresse der Pflegewissenschaft weiten und alternative Fokussierungen möglich machen [vgl. E2.3.1].

16.3.1.4

Theorien und deren systematische und historische Zusammenhänge

Experte 2 sieht im Rahmen der Gruppendiskussion einen Mangel an leibtheoretischen Ansätzen und Konzepten zur Laienpflege für die deutsche Pflegewissenschaft [E2.1.2, E2.2.1]. Dass das theoretische Integrationsniveau bei den leibtheoretischen Ansätzen als niedrig einzuschätzen ist, wurde bereits im Areal zu Fragen der „Gegenstandsbestimmung" ausgeführt.

Auch Laienpflegekonzepte fließen, wenn überhaupt, nur über konkrete Anwendungsprinzipien, etwa im Bereich der Beratung oder Unterstützungskonzepte für pflegende Angehörige, in den Diskurs der Pflegewissenschaft ein. Dies mag einerseits der praxis- und handlungsorientierten Sichtweise von professioneller Pflege geschuldet sein, betrachtet man jedoch andererseits die Entwicklung der theoretischen Konzepte für die Pflegewissenschaft, so findet man auch im paradigmatischen Wandel allumfänglich erklärender Theoriekonzepte (Grand Theories) hin zu den Middle-Range-Theories, den Theoriekonzeptionen mittlerer Reichweite, eine weitere potentielle Erklärung für diese Entwicklung (vgl. Moers und Schaeffer 2011, Shaha 2009, Brandenburg und Dorschner 2003).

Die Theorieentwicklung der Pflegewissenschaft in Deutschland ist in enger Verbindung mit der internationalen Entwicklung zu betrachten und wurde bereits in Kapitel 3.4. abgehandelt. Sowohl eine US-amerikanische als auch eine europäische Strömung, die wiederum der US-amerikanischen und der praxisorientierten englischen Entwicklung anhängt, schlugen sich in den Vorstellungen von „Theoriekernen" oder „Leitbildern" (vgl. Sukopp 2010) nieder. In einer US-amerikanischen Lesart stünde für die deutsche Pflegewissenschaft eine Phase der Theoriebildung (erst) an, da sie sich bislang mit ihrer akademischen Etablierung und dem Aufbau von Forschungsinfrastruktur gefordert sah und weiterhin sieht. Entsprechend der Entwicklungslinien der Disziplin sind die Theorieentwürfe in ihrer Tiefe und Breite heterogen angelegt: Sie beschäftigen sich mit metatheoretischen Verständnissen von Pflege (etwa Friesacher 2008) genauso wie mit einem Situationsbezug (z. B. Schaeffer 2009). Genuin pflegewissenschaftliche Theorien fehlen noch für die deutsche Pflegewissenschaft; sie bewegen sich allesamt entweder zwischen geborgten und weiterentwickelten Ansätzen aus geistes-, sozial- oder naturwissenschaftlichen Bezugsdisziplinen oder aus bereits für die Pflege entwickelten Konzepten oder Modellen (Krohwinkel 1993 benannt in: Rennen-Allhoff 2003).

Im Hinblick auf ihren disziplinären Status wird die Pflegewissenschaft in Zukunft stark gefordert sein, hierzu vermehrt Beiträge abzuliefern. Diese Herausforderung wird sowohl in der Grundlagenliteratur von Moers und Schaffer (2011) als auch in der Gruppendiskussion mit den Experten benannt. Ob sie angenommen wird oder bestenfalls gelingt, hängt stark von der Diskussion ab, wie noch „unentschiedene Fragen um den Charakter der Pflegewissenschaft – ob sie eigenständig ist oder nicht, eine Profession oder ein moderner Dienstleistungs*beruf*[148] – beantwortet werden" (Moers und Schaeffer 2011: 59). Es könnte dabei um eine Art Richtungsentscheidung entweder für US-amerikanische oder britische Verhältnisse gehen. Europa hat sich hierzu insgesamt mit einigen Ausnahmen (Skandinavien) noch nicht deutlich positioniert. Es bleibt abzuwarten, wie diese Frage entschieden wird.

Moers und Schaeffer (2011) geben keine eindeutige Stellungnahme bezüglich der nächsten Phase, der Theorienentwicklung, an und sehen die Notwendigkeit, dass die existierende Pflegeforschung zur Theoriebildung und Erarbeitung einer eigenständigen Wissensbasis beitrage. Beides sei wichtig, damit sich die Pflegewissenschaft als eigenständige Disziplin im Wissenschaftssystem behaupten könne. Allerdings sehen sie mit wenigen Ausnahmen (z. B. Friesacher 2008, Käppeli et al. 2009 und Schaeffer 2009) eine Theoriemüdigkeit und auch, dass infolge

[148] Hervorhebung im Original.

> *„(...) des auf der deutschen Pflege lastenden Problemdrucks praxis- und problemlösungsorientierter Forschung der Vorzug vor Grundlagenforschung gegeben wird, wodurch die Theorienbildung eben nicht befördert wird. Hinzu kommt die infolge der Forderung nach Evidenzbasierung um sich greifende Tendenz zum kleinteiligen Empirizismus, im Zuge derer die Generalisierung der in Studien gewonnen empirischen Erkenntnisse zu wenig Beachtung erfährt"* (Schaeffer 2009 in: Moers und Schaeffer 2011: 60 f.).

Dieser Einschätzung ist wenig hinzuzufügen; sie harmoniert zudem mit den Aussagen der Experten aus der Gruppendiskussion.

Schlussendlich soll für die Einschätzung des disziplinären Status der deutschen Pflegewissenschaft noch auf die „scientific community" und die „spezifischen Karrierestruktur" geblickt werden.

16.3.1.5

Science community und spezifische Karrierestruktur

Im Bereich der wissenschaftlichen Qualifikationsstrukturen hat die deutsche Pflegewissenschaft noch einen Nachholbedarf an universitären Standorten und in der Forschungsinfrastruktur. Zwar konnte in den letzten zehn Jahren in diesem Bereich erheblich aufgeholt werden (auf die 2010 auslaufenden Forschungsverbünde des BMBF wurde bereits hingewiesen), dennoch fehlt es der Pflege vor allem noch an Strukturen, um Kandidaten zur Promotion oder Habilitation zu bringen.

Wie bereits in Kapitel 3.6 und 3.7 angedeutet wurde, kann für die deutsche Pflegewissenschaft in der Bilanz inzwischen getrost ein florierender kleiner, aber feiner Kommunikationszusammenhang konstatiert werden. Die wissenschaftlichen Fachzeitschriften erscheinen viermal (*Pflege und Gesellschaft*), sechsmal (PFLEGE) und elfmal (*PrInterNet*) jährlich. Der Buchmarkt bringt in verschiedenen Verlagen eine nicht mehr bestimmbare Anzahl von Neuerscheinungen, überarbeiteten und aktualisierten Neuauflagen, Übersetzungen, Nachdrucken und Originalarbeiten hervor. Die pflegewissenschaftlichen Fachtagungen sind inzwischen zumeist internationaler Natur, die Anzahl[149] an einge-

[149] Für den internationalen Kongress für Pflegepädagogik „Lernwelten" beispielsweise kann ein zunehmendes Interesse aus der scientific community konstatiert werden. Die Zahlen der Einreichungen von Abstracts nahm von Jahr zu Jahr stetig zu. Eine Ausnahme bildet der Rückgang im Jahr 2010. Eine solche Stagnation kann entweder auf Schwerpunkte innerhalb der Ausschreibung des Call for Abstracts zurück geführt werden oder auch auf den Veranstaltungsort, der für das deutschsprachige ausländische Publikum schwerer zu erreichen war. Eine Trendwende zur Abnahme von Abstracts kann jedenfalls nicht fest gestellt werden. Die Zahlen an Einreichungen im Einzelnen 2001: ca. 10 Abstracts, 2002: 10–20, 2003: ca. 20, 2004: ca. 30, 2005: ca. 35, 2006: ca. 40, 2007: ca. 40, 2008: 77, 2009: 87, 2010: 45, 2011: 63 (Quelle: Prof. Andreas Lauterbach, Chefredakteur HPS Media).

reichten Beiträgen aus der scientific community für diese Tagungen nimmt stetig zu. Die Fachtagungen beschäftigen sich mit klinischen, pflegepädagogischen, allgemein wissenschaftlichen und historischen Schwerpunktsetzungen; eine Kultur der Veröffentlichung und Dokumentation besteht auch dank des Internets. Pflegewissenschaftliche Beiträge erscheinen sowohl in elektronischer als auch Printform, was den Zugang zu den Wissensbeständen erheblich erleichtert.

16.3.1.6

Zusammenfassung zum Status der Disziplinarität und Identität der deutschen Pflegewissenschaft

1. Eine Gegenstandsbestimmung für die Pflegewissenschaft kann anhand des theoretischen Integrationsniveaus als keineswegs abgeschlossen eingeschätzt werden. Letzteres bewegt sich größtenteils auf natur- und sozialwissenschaftlicher Basis. Diese Einschätzung wird in enger Abstimmung mit der Theorienentwicklung getroffen. Es finden sich mehrere differenzierte Vorschläge, die der Reduktion von Komplexität im Bereich der Betrachtung von Forschungsobjekten dienen. Eine originär-grundlegende, sich dem Gegenstandsbereich der Pflege widmende Auseinandersetzung über philosophische, leiborientierte oder wissenschaftssoziologische und -historische Theorieansätze findet sich jedoch kaum. Zum niedrigen theoretischen Integrationsniveau kommt eine abgerissene Debatte aus der Disziplin zur Standortbestimmung der Pflegewissenschaft als Handlungs-, Praxis- oder „theoretischer Praxiswissenschaft" (Dornheim et al. 1999: 76). Als wichtigste Hindernisse zur Gegenstandsbestimmung müssen die Spezifität des Feldes mit seinem Theorie-Praxis-Dualismus, verschiedene Auffassungen von Professionalisierung („Profession oder moderner Dienstleistungsberuf"; Moers und Schaeffer 2011: 59) sowie die Ökonomisierung des Gesundheitssystems angesehen werden.
2. Für das methodische Spektrum kann festgehalten werden, dass sich die deutsche Pflegewissenschaft im Trend zur Empirie entwickelt hat, was einerseits der Einführung einer Qualitätssicherung, wie dem Peer-Review-System, geschuldet ist und andererseits mit der zunehmenden Ökonomisierung in Verbindung gebracht werden kann. Diesem Trend folgend, werden vermehrt Studien im experimentellen Design mit Interventionen auf Endpunkte hin erscheinen, was als Folge des Wirksamkeitsparadigmas in der Pflege zu betrachten ist. In ihren methodischen Anwendungen präsentiert sich die Pflegewissenschaft deutlich als Praxiswissenschaft.
3. Zum „spezifischen Erkenntnisinteresse" der Pflegewissenschaft wurde zwischen dem Verständnis einer Praxiswissenschaft auf einer mikro-wissenschaftstheoretischen Ebene, das der Lösung konkreter Pflegeprobleme verpflichtet ist, sowie einem Verständnis, das sich auch mit den Rahmenbedingungen der Wissensgenerierung und der grundlagentheoretischen Rahmenbedingungen des Handelns beschäftigt, also einer

eher makro-wissenschaftstheoretischen Sichtweise, unterschieden. Diese Unterscheidung bestätigt die Einschätzung aus Gegenstandsbestimmung, theoretischem Integrationsniveau und Theorienverbundenheit. Das Übergewicht ist bei den mikrowissenschaftstheoretischen Ansätzen zu finden, was wiederum die Einschätzung aus dem Bereich „Methoden" hin zu einer Praxiswissenschaft unterstreicht.

4. Die Theorieentwicklung der Pflegewissenschaft in Deutschland wurde in den Vorstellungen von „Theoriekernen" oder „Leitbildern" (Sukopp 2010) sowohl von einer US-amerikanischen als auch von einer europäischen Strömung beeinflusst. Letztere ist in enger Verbindung mit der US-amerikanischen und der praxisorientierten englischen Entwicklung zu sehen. Im Bereich der Theorien setzte man in der Vergangenheit in den USA auf eher praxisorientierte Ansätze und Theorien großer Reichweite und in jüngerer Vergangenheit dann auf Theorieansätze mittlerer und niedriger Reichweite. Diese werden, wenn überhaupt, entweder weiterentwickelt oder durch geborgte Ansätze anderer Disziplinen, zumeist im natur- und sozialwissenschaftlichen Kontext, ergänzt. Einer US-amerikanischen Einschätzung folgend, steht die eigentliche Phase der Theoriebildung in Deutschland erst an, da man hierzulande bisher der akademischen Etablierung und dem Aufbau von Forschungsinfrastruktur nachgekommen ist und noch weiter nachkommen muss. Deutschland ließe sich demnach noch in die Phase der „Ausbildung und Forschung" einordnen. Die Theorieentwürfe sind in ihrer Tiefe und Breite heterogen angelegt; sie beschäftigen sich mit metatheoretischen Verständnissen von Pflege (z. B. Friesacher 2008) genauso wie mit einem Situationsbezug (z. B. Schaeffer 2009). Genuin pflegewissenschaftliche Theorien fehlen noch für die deutsche Pflegewissenschaft.

5. Der wissenschaftliche Kommunikationszusammenhang in der deutschen Pflegewissenschaft ist als zunehmend florierend und stabil einzuschätzen. Kontinuierlich erscheinende Fachzeitschriften, ein expandierender Buchmarkt und regelmäßig stattfindende pflegewissenschaftliche Fachtagungen gehören inzwischen zum angestammten Bild der deutschen Pflegewissenschaft.

6. Die Karrierestrukturen in der Pflegewissenschaft haben besonders in einer universitären Kultur erheblichen Nachholbedarf, die berufliche und akademische Ausbildung bietet über mehr und mehr durchlässige Strukturen Aufstiegs- und Karrieremöglichkeiten. Diese werden allerdings vom „professionspolitischen Paradoxon" (Bollinger et al. 2006: 83) überlagert, da die große Welle der Akademisierung (Anfang/Mitte der 1990er-Jahre) größtenteils den weiterbildenden Bereich fokussiert hatte und sich mit den bestehenden Sonderstrukturen in der Pflegebildung kompatibel zeigte. Somit ist für die Pflege eine „Sowohl als auch Situation" (beruflich und/oder akademisch) zu konstatieren. Akademische Karrieren werden zunehmend eingegangen, gehören allerdings noch nicht zur Normalität. Von der beruflichen Schiene aus ist ein Einstieg in die akademische Landschaft inzwischen über ein vielfältiges und föderal-unterschiedliches „Qualifikationsgestrüpp" möglich.

16.3.2

Das Interdisziplinaritätsproblem der Pflegewissenschaft

Was heißt dies nun für die deutsche Pflegewissenschaft? Einige der Herausforderungen und Hindernisse in der interdisziplinären Zusammenarbeit wurden auch von den Experten in der Gruppendiskussion angeführt [z. B. E2.2.4, E3.2.5]. Herausgestellt seien jedoch zwei Aussagen von Experte 4, der Interdisziplinarität als Chance sieht, allerdings in dem Sinne, sich nochmals ernsthaft diesem Konstrukt zu widmen, sei Interdisziplinarität doch des Öfteren als „Mogelpackung" oder, wie in den obigen operationalisierten Ausführungen, eher als ‚multi- oder pluridisziplinäre' Unterfangen zu verstehen [E4.2.5]. Personale Schwierigkeiten im interdisziplinären Feld zeigt Experte 4 ebenfalls auf:

> *„Es ist aus meiner Sicht auch eine Chance für die Pflegewissenschaft, dieses Thema der Interdisziplinarität noch einmal ganz neu ernst zu nehmen. Bei vielen etablierten Disziplinen ist das eher eine „Mogelpackung"* [E4.2.5].

> *„Es ist schwierig, wirklich interdisziplinär zu forschen. In diesem Sinne die Souveränität aufzubringen, ich habe hier ein Forschungsfeld – das bezeichne ich hier gar nicht als monodisziplinäre Veranstaltung, sondern bin von vornherein auf der interdisziplinären Agenda aufgestellt. Das ist eine Form von Selbstbewusstsein, die Pflegewissenschaft momentan noch nicht hat, sondern sie klammert sich an ihr Proprium (was das auch immer sein mag) und die Entwicklung hin zu den anderen Disziplinen ist erst in den letzten fünf bis acht Jahren los gegangen. Zum Beispiel Schäffer und andere, aber da tut man sich immer noch sehr schwer damit. Es ist weitgehend immer noch ‚closed shop' (‚geschlossener Betrieb', Anm. MB) und die Leute, die auf Interdisziplinarität drängen, die haben es schwer"* [E4.2.4].

Als Erklärung der letzten Ausführung bietet sich an, dass sich die Pflegewissenschaft noch in der Phase der Ausbildung und Forschung befindet. Entsprechend spielen Qualifizierung und Ausbildung noch eine große und tragende Rolle. Hinzu kommt nach und nach ein kompetitiver Druck innerhalb der Disziplin ins Spiel. Experte 4 spricht hier davon, dass die Forschungen zwar interdisziplinär angelegt seien, die Karrieren jedoch monodisziplinär, also Interdisziplinarität vor dem Hintergrund der eigenen Profession gedacht und praktiziert werde.

Dass das Streben nach Interdisziplinarität mit ihren verschiedenen Ausformungen einen Einfluss auf die Disziplin „Pflegewissenschaft" genommen hat, formuliert Remmers (2011) folgendermaßen: „Schon jetzt zeichnet sich ab, dass die Pflegewissenschaft im Prozess interdisziplinärer Zusammenarbeit noch vor Klärung ihrer disziplinären Gestalt sich verändern wird" (Remmers 2011: 25).

Es stellt sich bei letzterer Frage nach Klärung der disziplinären Gestalt zum wiederholten Male die Frage nach dem, was der „Kern" pflegerischer Aufgabe ist, um die Grundfesten der Disziplin abzustecken. Diese Debatte muss besonders und aufgrund des Einzugs der Interdisziplinarität grundlagentheoretisch und differenziert ***innerwissenschaftlich***[150] erörtert werden (vgl. Remmers 2011: 27). Remmers nennt hierzu folgenden Fokus, der wissenschaftstheoretisch und im Hinblick auf innerwissenschaftliche Theoriebildung diskutiert werden muss. Er ist in das Spannungsfeld „Status der Disziplinarität vs. Interdisziplinarität" eingelassen: im Rekurs auf die

> *„(...) epistemischen Besonderheiten einer Handlungswissenschaft, die – neben einer Fülle von Berührungsflächen mit verwandten „Praxisdisziplinen", wie Medizin, Sozialarbeitswissenschaft, abgeschwächt auch mit etlichen Therapiewissenschaften – hinsichtlich ihres identitätsstiftenden Kerns auf pflegerische Arbeitsprozesse zugeschnitten ist, welche ohne jenes mimetische[151], in körperlich-leibliche Ausdrucksschichten des Gegenüber [sic!] eingelassene Wahrnehmungsvermögen mit spezifischen Informationsgehalten auf lediglich formale ebenso wie formelhafte Prozeduren herabsänke (...)"* (Remmers 2011: 30)

verstünde es sich von selbst, dass pflegerische Expertise nicht auf diesen Handlungsradius beschränkt werden könne. Ebenso würden erhebliche professionelle Abgrenzungsschwierigkeiten erwachsen, wenn pflegerische Expertise das dualistische Konzept der Schulmedizin (Körper als physikalisch-biochemischer Datenträger)[152], nicht ohne einen epistemologischen Sonderstatus geltend zu machen, übersteigen würde (vgl. ebd.).

Diese Maßgaben stellen einen von bisherigen Emanzipations- und Professionalisierungsbestrebungen (vgl. Krampe 2009) differenten Weg dar. Um sich disziplinär von anderen profilierteren Professionen, wie etwa der Medizin, abzugrenzen, ist es wenig hilfreich, sich einem anderen, stärker und prominenter werdenden Diskurs (hier: Ökonomie, insbesondere New Public Management) zu unterwerfen. Dem wird angesichts der vorliegenden historischen Entwicklung grundsätzlich die theoretische Selbstfindungsarbeit entgegengesetzt.

Als einen Ausweg im Hinblick auf weitere Theoriebildung in der Pflege schlägt Remmers (2010) die Orientierung an soziologischen Theorievorschlägen, wie denen von Emile Durkheim, vor. Sie thematisierten die disparaten Verhältnisse von Individuum und Gesellschaft. Eine andere und nicht weniger wichtige Herausforderung stellten die „Fragen einer ökonomischen Rationalisierung sämtlicher Felder pflegerischer Tätigkeiten und damit zusammenhängende Probleme der subjektiven Bewältigung ihrer Folgen dar" (Remmers 2010: 58).

[150] Hervorhebung durch den Verfasser.

[151] Hierunter ist das „Sinnverstehen auf einer körperlich-leiblichen Ebene als eine Form des Ausdrucksverstehens zu begreifen", die bei Hülsken-Giesler (2008) ausführlich als eine Hermeneutik der Mimesis konzipiert wird (Hülsken-Giesler 2010: 162).

[152] Hier sei auf Barbara Dudens wegweisenden Aufsatz verwiesen, der die „Medizin in der Krise" und Umbruchszenarien des Medizin- und Klinikbetriebs beschreibt (Duden 2010).

Die „Theorie des kommunikativen Handelns" von Habermas biete hierzu eine Vorlage, mit der sich das strukturelle Eindringen der über Geld und Macht gesteuerten Systemimperative in hochsensible Bereiche der sozialen Integration und Reproduktion als ein Prozess der Funktionalisierung elementarer Lebensbereiche und schließlich auch ihrer „Kolonialisierung" mit erheblichen desintegrierenden Effekten genauer analysieren und in größere Trenddiagnosen moderner gesellschaftlicher Entwicklungen einordnen ließe (vgl. Remmers 2010: 58 f.).

Ein weiterer Vorschlag von Remmers (2011) sieht die Entfaltung der Pflegewissenschaft als „transdisziplinäres Fach" vor. Sie werde der Komplexität „beruflich zu lösender Problem- und Krisensituationen", den Folgen der ökonomischen Trendwende und einer über rein naturwissenschaftliche Begriffsbildung hinausgehenden grundlagentheoretische zu entfaltenden Körperlehre als Substrat pflegerischen Handelns am ehesten gerecht (vgl. Remmers 2011: 31).

Als Anregungen, die Pflegewissenschaft motivational zur Interdisziplinarität anregen zu können, sollen hier zwei Beispiele gezeigt werden:

- Die Kooperation mit der Heilpädagogik/Behindertenhilfe

Eine Möglichkeit, statt die bisher tradierten zumeist medizinisch-funktionalen Annäherungen zu suchen, wäre es, diejenigen Sektoren in den Blick zu nehmen, die von anderen Professionen besetzt sind und pflegespezifische Probleme mit sich bringen. Im Vorfeld wurde bereits auf die Spezifität im Feld der Behindertenhilfe im Zusammenhang mit der Altersthematik eingegangen (Brandenburg 2002, Jahnke-Lattek et al. 2004). Dieser Zugang entspräche einem Vorschlag von Experten 2 aus der Gruppendiskussion, der das Thema des alten Menschen verstärkt im Fokus der Pflegewissenschaft sehen möchte.

> *„Um zur Praxis zu kommen: das Thema „alter Mensch" ist oder wäre ein sehr dankbares Thema, wo sich die Pflegewissenschaft beweisen kann, um Interdisziplinarität zu zeigen: sowohl nach innen, als auch nach außen"* [E2.2.5].

Auch ist der Exkurs von Experten 3 im Workshop zu nennen:

> *„Es gab aber in der Behindertenarbeit immer eine große Theorietradition im Bezug auf Recht, Philosophie und Ethik (...) In der Pflege hingegen gibt es sehr viel empirische Forschung, wenig Theorie, in der Behindertenarbeit sehr viel Theorie (Inklusion, Teilhabeschaft) und auch Therapieforschung, nicht aber empirische Sozialforschung. Disability-Forschung ist eher kulturwissenschaftlich"* [E3.2.7].

Eine Sichtweise der „ergänzenden oder gar vereinigenden Interdisziplinarität" (Heckhausen in: Jungert 2010: 6) wäre hier durchaus vorstellbar und auch praktikabel, wie es Jahnke-Lattek et al. (2004) am Beispiel beratender Tätigkeit der Pflege in diesem Setting deutlich machen. Ergänzend und horizonterweiternd für die Pflegewissenschaft wären hier die Zugänge über theoretische sozial- und kulturwissenschaftliche Konstruktionen, wie Situationsdeutung, Lebensweltorientierung, Normalität (Jahnke-Lattek et al. 2008) oder Inklusion und Exklusion. Für die Heil- bzw. Sozial- und Sonderpädagogik käme die Erweiterung ihres Spektrums um spezifische Erfahrungen in der empirischen

Forschung hinzu. Eine solche Annäherung könnte bestenfalls zur Verschmelzung theoretischer Integrationsniveaus und Methoden verschiedener Disziplinen führen und damit zur Vorstufe für eine gelingende Transdisziplinarität werden, die zu andauernden, fachlichen und disziplinären Orientierungen und selbst verändernden, wissenschaftssystematischen Ordnungen führen kann (vgl. Mittelstraß in: Jungert 2010: 10).

- Die Randstrukturthematik

Experte 3 ging hierzu auf die Bedeutung tiefgreifender Wandungsszenarien ein.

> *„Über den Sektor der Epidemiologie werden „Randstrukturen" inszeniert. Im Zusammenhang mit dem Alter kommen demografische Gesichtspunkt mit ins Spiel"* [E3.1.3].

Die Epidemiologie als breite, quer liegende und im Wandel begriffene Szenerie ist auch wegen historischer und berufssoziologischer Ursachen für die Pflege und die Pflegewissenschaft von besonderem Interesse. Dies zeigt auch nachdrücklich die Analyse der Zeitschriften in dieser Arbeit. Das Krankheitspanorama ist aber nicht ausschließlich für die Pflege von Belang, schenkt man einem Verständnis von Pflege ein Vertrauen, das sich laut WHO auch auf die Förderung der Gesundheit bezieht (vgl. Bartholomeyczik 2010: 137). Neue Professionen befinden sich im Bereich der Gesundheitsförderung im Aufbruch; als Beispiel seien hier die Gesundheitswissenschaften, wie Public Health, Ernährungs- oder Sportwissenschaften genannt.

Mit Göpel (2006) ließe sich dieses Feld der Gesundheitsförderung auch mit einer pflegerelevanten Perspektive belegen, auch wenn es darum geht, neue berufs- und akademische Bildungswege über die Gesundheitsberufe hinweg zu entwerfen. Eine Zusammenfassung verwandter Ausbildungsgänge in der Grundbildung mit unterscheidbaren und abgrenzbaren Kernkompetenzen für didaktische Innovationen zur Entwicklung gesundheitsfördernder Bildungsinstitutionen, für ziel- und leitbildorientierte hochschulübergreifende Kooperationen im tertiären Bereich, für integrierende Forschung und Entwicklung im Bereich der Gesundheitsförderung im regionalen, nationalen und internationalen Raum (Göpel 2006) erscheint auf den ersten Blick noch als Zukunftsmusik. Konsequent und ernsthaft zu Ende gedacht, kann sie zu vielfältigen transdisziplinären Erscheinungen führen, bei dem auch die Pflegewissenschaft zu einem nicht zu unterschätzenden Stellenwert vordringen kann. Die Devise ist, nicht einen Rückschritt im Rahmen disziplinärer Bemühungen zu sehen, sondern eine Chance, die Sektoren zu anderen Disziplinen zu überschreiten.

Einschränkend und deutlich muss hier allerdings auch erwähnt werden, dass eine Neukonzeption erst dann sinnvoll ist, wenn die einzelnen monodisziplinären Stati als geklärt angesehen werden können. Trotzdem wäre hier als Zukunftsvision auch die Aussage von Experte 3 aus der Gruppendiskussion als Vorlage hilfreich, wenn er meint:

„Den noch nicht abgeschlossenen Prozess der Selbstkonzeptfindung ausleben, den Spagat zwischen Selbstkonzept und Umweltoffenheit allerdings eingehen, ohne sich verkrampft der eigenen Innerlichkeit zuzuwenden" [E3.3.1].

16.3.3

Zusammenfassung zum Interdisziplinaritätsproblem der deutschen Pflegewissenschaft

1. Die Interdisziplinarität kann nicht losgelöst vom disziplinaren Status eines Faches betrachtet und eingeschätzt werden. Sie ist für die deutsche Pflegewissenschaft von zunehmender Bedeutung und muss im Verständnis deutlich operationalisiert und expliziert sein, um eine Verständigung zwischen den Disziplinen zu erreichen. Das heißt: Interdisziplinarität als Etikette genügt nicht für ernstzunehmende interdisziplinäre Arbeitsbündnisse.
2. Die Interdisziplinarität hängt von sowohl externen als auch von wissenschaftsinternen Motiven ab. Eine drängende, interne Verständigung der Pflegewissenschaft hat ihre maßgeblichen Ursachen in wenigen bis deutlich unterrepräsentierten disziplinären Stellungnahmen zu wissenschaftstheoretischen Bestimmungen und in einer Theoriebildung, die über naturwissenschaftliche Denkweisen hinausgeht.
3. Zum noch unterbestimmten disziplinären Status der Pflegewissenschaft kommen schon jetzt über ergänzende oder vereinigende Formen der Interdisziplinarität, transdisziplinäre Formen der Verständigung zu Gegenständen, Methoden und Theorien zu finden, große Chancen hinzu, die langfristig in die Pflegewissenschaft integriert werden können.
4. Tiefgreifende Wandlungsszenarien der Gesellschaft können nicht von Erkenntnisinteresse und Gegenstandsbereich der Pflegewissenschaft entkoppelt betrachtet werden. Dies bedeutet, dass sich dadurch sektorenübergreifende wissenschaftliche Pfade bieten, die der Pflegewissenschaft ernst zu nehmende Eintrittspforten in Bereiche wie Gesundheitsförderung (Public Health/Gesundheitswissenschaften), Behindertenarbeit (Heil- bzw. Sonderpädagogik) oder Beratungssettings (Psychologie, Pädagogik, soziale Arbeit) bieten, um hier nur exemplarische Felder zu nennen.

17

Limitierungen und Grenzen: Methodenkritik

An diese Stelle treten nun methodische einschränkende Bemerkungen, die sich auf alle durchgeführten inhaltsanalytischen Verfahren beziehen. Die methodische Kritik nimmt nacheinander Bezug auf die Gutachtenanalyse, die Zeitschriften- und Frequenzanalyse sowie auf die Gruppendiskussion mit Experten.

17.1

Gutachtenanalyse

Die empirische Untersuchung startet mit den sogenannten „Nachrichten und Signalen", die interdisziplinär für das Untersuchungsfeld „Alter(n) und Pflege" „gesandt" wurden. Es ist hierbei zu beachten, dass das Untersuchungsfeld von einem monodisziplinären, pflegewissenschaftlich-sozialisierten Verständnis des Forschers beschrieben und eingegrenzt wurde. Trotz aller Reflexion und Offenheit für die Forschungsfrage und den Forschungsprozess bleibt der monodisziplinäre Fokus von blinden Flecken umstellt, die auch trotz eines regelmäßigen Austausches und Diskussionen in der Kolloquiumgruppe an der PTH Vallendar bestehen bleiben, denn auch hier wurden nur, durch die Diversität der beruflichen Felder gekennzeichnet, monodisziplinäre Sichtweisen mit spezifischen wissenschaftlichen und beruflichen Hintergründe verhandelt.

In der Retrospektive treten zudem für den Untersuchungszeitraum spezifisch-historische Gegebenheiten auf, die in den Texten nur „zwischen den Zeilen" oder „im Kleingedruckten" aufzufinden sind. Hierzu gehören parteipolitische Spannungsfelder,

Kurswechsel in zuständigen Ministerien (Gesundheit und Familie und Soziales) wie auch die kritischen Diskurse außerhalb der untersuchten Papiere, die – ob bewusst oder unterbewusst – die Urteile und Expertenmeinungen des damaligen Zeitraums beeinflusst haben. Solche, vor allem historisch und politisch zu verstehende Geschehnisse wurden bis auf kleine Ausnahmen[153] ignoriert, obwohl sie auch zu Entscheidungen beitragen, welche Experten in die Sachverständigengremien berufen. Da sich die Dissertation im Entstehungsprozess im methodischen Design weg von der Diskursanalyse hin zur Triangulation verschiedener Inhaltsanalysen mit Tiefeninterpretation entwickelt hat, ist diese Tatsache zwar festzuhalten, aber nicht überzubewerten. Im qualitativen Forschungsprozess wurden die Merkmale „Offenheit", „Regelgeleitetheit", „Kontextualität" und „Gegenstandsangemessenheit" (Flick et al. 2009: 22 f.) innerhalb der einzelnen Analysen, insbesondere der Gutachtenanalyse, stets eingehalten und aufgrund des Forschungsfokus über zeithistorische oder politische Deutungsperspektiven, wie Machtaspekte, gestellt.

Insgesamt, und bei aller Kritik, wurde aus Forscherperspektive der Tatsache, dass die Dissertation im empirischen Teil mit einem interdisziplinären Blickwinkel beginnt und mit einer interdisziplinären Perspektive in der Gruppendiskussion endet, mehr Relevanz zugestanden als den vorher angeführten und mit Sicherheit zu Recht zu kritisierenden Gegebenheiten. Eine interdisziplinäre Auswertung der Befunde der Gutachten hätte der Arbeit gerade wegen der Breite und Tiefe innerhalb der Gesundheitswesenforschung noch mehr Trennschärfe und Deutungsvielfalt verleihen können. Mit dem hier gewählten methodischen Vorgehen konnte die Arbeit unter den bestehenden Voraussetzungen vor allem dem zeitlichen Kontinuum, das der Fragestellung innewohnt, bestmöglich gerecht werden – sei es in der Vergangenheit, der Gegenwart oder auch in den entwickelten Zukunftsprognosen.

17.2 Zeitschriftenanalyse

Zur Zeitschriftenanalyse ist anzumerken, dass der Recherchezeitraum bis ins Jahr 2008 nur bedingt geeignet war, um aus den Gutachten die eruierten Prognosen abzubilden. Das Jahr 2005 konnte mit Einschränkung der *Zeitschrift für Gerontologie und Geriatrie*

[153] Auftraggebende Minister und Parteizugehörigkeit der einzelnen Gutachten wurden zu Beginn des laufenden Forschungsprotokolls vermerkt, oppositionelle Gegendarstellungen konnten aufgrund der Fülle des Datenmaterials nicht berücksichtigt werden.

(ZfGG) als zeitlicher Bruch für die Prognosen identifiziert werden. Dies wurde im Rahmen des Forschungsprozesses bemerkbar, indem sich die einzelnen Vorhersagen weniger oft oder vom Bedeutungsgehalt weniger differenziert in der Befundlage der Zeitschriften niederschlugen. Das Forschungsprotokoll macht dies deutlich, indem es hauptsächlich dem epidemiologischen Sektor und mit Einschränkung dem ökonomischen Sektor zuzurechnende Befunde zeigt. Es darf hier angenommen werden, dass sich Prognosen aus später erscheinenden Gutachten mit Sicherheit in anderer Ausprägung in den Zeitschriften abgebildet hätten. Im Forschungsprozess wurde dies reflektiert, das Zeitfenster aber, um eine gesamte Dekade abzubilden, trotzdem beibehalten. Naisbitts These, dass ein Megatrend seinen Einfluss zwischen sieben bis zehn Jahre ausübe, wenn er einmal wirksam geworden sei (Naisbitt et al. 1990: 10), muss an dieser Stelle allerdings mit deutlicher Kritik versehen werden.

17.3 Frequenzanalyse

Zweifelsfrei kann auch die Frequenzanalyse nicht ohne methodische Kritik bleiben. Hier sind Vorgehen und methodische Entscheidungen wiederum eng mit den Voraussetzungen im Forschungsprozess verbunden. Wie bereits in der Gutachtenanalyse angemerkt, wäre für eine Untersuchung der hier vorliegenden Größenordnung eine bestenfalls interdisziplinäre Forschergruppe der Idealfall. Als zusätzliche Validierungsmöglichkeit muss an dieser Stelle allerdings noch auf die Gruppendiskussion mit Experten hingewiesen werden: Sie kann nicht nur als eigenes methodisches Verfahren, sondern durchaus auch als Validierungskriterium durch Experten aus interdisziplinären Zusammenhängen gewertet werden. Allen beteiligten Experten lagen die Ergebnisse aus den drei inhaltsanalytischen Verfahren samt methodischem Hintergrund rechtzeitig im Vorfeld vor. Überdies trägt der Modus der Triangulation zur Validitätssteigerung bei (vgl. Lamnek 2005a: 160).

17.4

Expertenworkshop (Gruppendiskussion mit Experten)

Zur Auswahl der Experten für die Gruppendiskussion müssen drei Dinge angeführt werden:

1. Die Expertengruppe wurde auch mit Teilnehmern aus Österreich besetzt, obwohl sich der Forschungsfokus auf die deutsche Entwicklung bezieht. Hierzu muss entlastend bemerkt werden, dass beiden Experten die Situation in der Bundesrepublik Deutschland nicht unbekannt ist. Expertin 1 ist seit mehreren Jahren Mitglied der *Deutschen Dekanekonferenz*, Experte 2 in seiner akademischen Laufbahn in Deutschland sozialisiert). Auch die Tatsache, dass die deutsche und österreichische pflegewissenschaftliche Entwicklung Parallelen aufweisen, lässt diese Entscheidung nachvollziehbar erscheinen.
2. Expertenmeinungen gelten als anerkannte Wissensquelle. Polit et al. (2004) sprechen von „Autoritäten". Hierzu wird im gleichen Atemzug angemerkt, dass auch Autoritäten trotz langer Erfahrung und bester Reputation nicht unfehlbar sind (vgl. Polit et al. 2004: 43); insofern müssen die Aussagen der Experten immer auch teilweise als subjektiv geprägt und geformt angesehen werden.
3. Es ist zudem legitim, über die konkrete Besetzung des Workshops zu diskutieren. Die höchste Priorität besaß die Forderung, Experten aus den tangierten Disziplinen der Forschungsfrage an einen Tisch zu bringen. Der Bereich „Wissenschaftsjournalismus" war nach Absage des ursprünglich geladenen Experten unbesetzt, was sicher zu einer Schmälerung der Aussagekraft führte. Mit der „Ersatzperson" konnte der Schnittstelle „Alter(n) und Pflege" jedoch noch zusätzlich Geltung verschafft werden. Allerdings muss bei aller Kritik auch der Forschungspragmatik Rechnung getragen werden. Trotz eingeschränkter finanzieller Möglichkeiten und beengter terminlicher Situation ist es gelungen, einen sehr ambitionierten, interdisziplinären Workshop durchzuführen. Diese Tatsache muss vor Kriterien wie Herkunft oder potentielle Subjektivität besondere Beachtung verdienen.

18

Abschluss: Implikationen und Empfehlungen für die deutsche Pflegewissenschaft – Ein Zukunftskatalog

Für die nun folgenden Zukunftsaussichten der deutschen Pflegewissenschaft werden differenziert Chancen, Gefahren und potentielle Forschungsfelder identifiziert, die sich aus der Gutachtenanalyse („Nachrichten und Signale") und der Zeitschriften- sowie der Frequenzanalyse („Früherkennungsarchitektur") ergeben (vgl. Pilkahn 2007). Überdies werden zentrale Beiträge aus der Gruppendiskussion mit den Experten („Dynamisches Netzwerk") einbezogen. Als Szenarien werden potentielle Auswirkungen („Konsequenzen"), die sich aus einer Bearbeitung der analysierten Gefahren ergeben (können), weiterentwickelt.

18.1

Chancen

Die folgende Tabelle 13 zeigt, welche Chancen sich zur interdisziplinären, bestenfalls transdisziplinären Zusammenarbeit ergeben können. In die Tabelle wurden solche Befunde aus den Analysen eingeführt, die überrepräsentiert erschienen („Befund +"), und solche, die in Anlehnung an die Gutachtenanalyse in den untersuchten Zeitschriftenartikeln kaum oder gar nicht erschienen („Befund – "). Aus diesen Befunden wurden grobe Themenfoki oder Fragestellungen formuliert, bei („Befund +") solche, die inhaltlich die bereits existierenden Sichtweisen ergänzen und/oder kritisch beleuchten, bei („Befund – ") solche, die einen neuen Aspekt in die Diskurslandschaft der Pflegewissenschaft einführen. Unter der Rubrik „Disziplinäre Sektoren" werden die benachbarten Disziplinen aufgeführt, die für eine inter- bzw. transdisziplinäre Zusammenarbeit infrage kämen.

Chance	Befund +	Befund –	Herausforderung/ mögl. Fragestellungen/ thematischer Fokus	Disziplinäre Sektoren
Inter- und Transdisziplinarität	Krankheitsinduzierte Auswirkungen, versorgungsspezifische Fragestellungen zur Handhabbarkeit von Pflegebedarf und -bedürftigkeit sowie Settingfragen in der Pflege		Pflegerisch-klinische Professionalität und Expertise im Bereich Beratung, Koordination und regionaler Netzwerkarbeit vertiefen, auf- und ausbauen (Care- und Case-Management ambulant/ stationär)	Soziale Arbeit, Medizin, Medizinische Epidemiologie, (Öko-) -Gerontologie, Architektur
		Wachstums- und Fortschrittsanalysen für den Bereich der Pflege	Analyse: Inwieweit unterscheidet sich ein spezifisch pflegerisches Fortschrittsverständnis von herkömmlichen Denkweisen; welche Vorteile bringt es für Betroffene (Klienten, Patienten und Angehörige)?	Soziologie, Sozialpolitik, Wirtschaftswissenschaften, Kulturwissenschaft, Philosophie, Geschichtswissenschaft
		Auswirkungen eines New Public Management auf die Pflegepädagogik	Wie wirken sich ziel- und ergebnisorientierte Steuerung, wie persönliche Ergebnisverantwortung, Orientierung an Qualitätsmaßstäben und ein Personalmanagement, das vor allem auf Leistungsmotivation und Personalentwicklung abstellt, auf die Lehre aus?	Erziehungswissenschaften, Neurowissenschaften, Psychologie, Wirtschaftswissenschaften
		Interessenvielfalt im Bereich technischer Innovationen in/für der/die Pflege	Welche Vorteile bringen technische Hilfen und Lösungen konkret für die Pflegepraxis?	Ingenieurwissenschaften, Rechtswissenschaften, Wirtschaftswissenschaften, Philosophie, Soziologie

Tab. 13: Chancen der deutschen Pflegewissenschaft zur inter- und transdisziplinären Kooperation

Chance	Befund +	Befund –	Herausforderung/ mögl. Fragestellungen/ thematischer Fokus	Disziplinäre Sektoren
Inter- und Transdisziplinarität		Negative Anteile und Phänomene des Alter(n)s und ihre Auswirkungen auf die Pflege	Exemplarische Analysen negativ besetzter Phänomene, wie Angst, Einsamkeit, Hoffnungslosigkeit, Schmerz	Gerontologie [insb. Philosophie, Soziologie (insb. Thanatosoziologie), Psychologie], Theologie, Kulturwissenschaften
		Rückgehende Geburtenraten und ihre Auswirkungen auf Nachwuchsrekrutierung	(Statistisch)-regionale Analysen und Auswirkungen auf Strategien der Nachwuchsrekrutierung und -förderung in der Pflege	Marktforschung, Psychologie, Wirtschaftswissenschaften, Erziehungswissenschaften, Politologie
		Auswirkungen der Feminisierungsphänomene für die Pflege	Welche Bedeutung hat die Feminisierung für Pflege und Versorgungsszenarios?	Soziologie, Kulturwissenschaften, Geschichtswissenschaft, Sozialpolitik
	Alter und Hochaltrigkeit und deren Auswirkungen auf Pflege		Spezifische Versorgungs- und Handhabbarkeitsfragen eigenständig therapieren und verantworten	Gerontologie [insb. Medizin (insb. Geriatrie, Palliativmedizin), Psychologie], Rechts- u. Kulturwissenschaft, Soziologie (insb. Thanatosoziologie), Biologie
	Sicherung Pflegequalität mit Ziel- und Ergebnisorientierung		Entwicklung und Verantwortung der Frage von „guter Pflege"	Wirtschaftswissenschaften, Philosophie, Kultur- und Geschichtswissenschaft
		Unterschiedliche Interessen im Zusammenhang mit Fortschritt und Kostenentwicklung	Welches Verständnis von „Fortschritt" herrscht in der Pflege, welche Vorteile ergeben sich über Fortschrittsszenarios?	Wirtschafts- und Kulturwissenschaften, (Wissenschafts)-Soziologie, Psychologie, Geschichtswissenschaft
		Zunehmende Bedeutung von Wirtschaftlichkeitsreserven im Kontext mit mangelnder Zielorientierung	Analyse: Wie politisch-kritisch muss/kann Pflegewissenschaft in Bezug auf Einsparmöglichkeiten im Gesundheitswesen werden?	Wirtschaftswissenschaften, Politologie, Sozialpolitik, Recht
		Einbezug von Betroffenen in Gremien	Welches Verständnis von Demokratisierung und Mitbestimmung von Betroffenen herrscht in der Pflege?	Sozialpolitik, Recht, Soziologie, Kulturwissenschaften

Tab. 13: Chancen der deutschen Pflegewissenschaft zur inter- und transdisziplinären Kooperation

Chance	Befund +	Befund –	Herausforderung/ mögl. Fragestellungen/ thematischer Fokus	Disziplinäre Sektoren
Inter- und Transdisziplinarität		Zunehmende Bedeutung primärer Prävention u. Umweltbedingung	Welche Möglichkeiten der Gesundheitsförderung sind für die Pflege relevant?	Gesundheitswissenschaften, Sozialpolitik, Recht, Umweltmedizin, Pädagogik
	Pflege als moderne Gesundheitsprofession		Welcher Art ist ein entsprechend neuer Habitus der Profession Pflege?	Soziologie, Recht, Sozialpolitik, Geschichts- und Wirtschaftswissenschaft
	Das Laienpflegepotential und seine Bedeutung für die Pflege		Welche Maßnahmen werden künftig nötig sein, um verstärkt Laienpflegekonzepte zu entwickeln und Laien zu gewinnen?	Soziologie, Sozialpolitik, Recht, Pädagogik, Kulturwissenschaft
		Das Wohnen und seine Bedeutung für die Pflege	Welche Phänomene nehmen Einfluss auf die wohnliche Lebensqualität zu Pflegender?	Kulturwissenschaft, Öko-Gerontologie, Architektur, Marktforschung, Philosophie, Ingenieurwissenschaften
		Bedeutung von Verteilungsaspekten und Ungleichheit von Gesundheitschancen sowie dem Zielbereich der Lebensqualität	Welche Bedeutung haben Begriffe wie Gerechtigkeit und Solidarität für eine „gute" pflegerische Versorgung?	Sozialpolitik, Recht, Soziologie, Philosophie, Kulturwissenschaften

Tab. 13: Chancen der deutschen Pflegewissenschaft zur inter- und transdisziplinären Kooperation

18.2

Gefahren

Die nächste Tabelle 14 zeigt mögliche Gefahren, deren Erkennung und Bearbeitung zu einer stabileren und tragfähigen disziplinären Identität führen können. Mit Remmers (2011) wird so der These gefolgt, dass eine gute Disziplinarität stets eine Voraussetzung für Interdisziplinarität bleiben wird (vgl. Remmers 2011: 24).

Im Unterschied zur vorhergehenden Tabelle wird allerdings bei den Befunden in der Bedeutung im Sinne eines positiven („Entwicklung +") und eines negativen Entwicklungsstandes („Entwicklung – ") unterschieden. Daraus werden Strategien abgeleitet, die den disziplinären Status stärken. Es werden solche angeführt, die bereits in der Science community angekommen sind (z. B. Kerncurriculum Pflegewissenschaft) oder solche, die noch entwickelt werden sollten (z. B. Agenda für grundlagentheoretische Forschung).

Gefahr	Entwicklung +	Entwicklung –	Strategie
Disziplinarität		Die Gegenstandsbestimmung innerhalb der deutschen Pflegewissenschaft ist nicht abgeschlossen	Theoretisches Integrationsniveau über Anwendungsbezüge hinaus mittels geisteswissenschaftlicher Aspekte, leibtheoretischer Konzepte oder wissenschaftstheoretischen und wissenssoziologischen Denkgebäuden erweitern: ***Vorschlag***: Agenda für grundlagentheoretische Forschung entwickeln, Kerncurriculum Pflegewissenschaft eng damit abgestimmt vorantreiben
	Zunehmende Bestimmung der Methoden in Richtung Empirie, Reviews, Interventionsforschung mit Trend zu experimentellen Designs		Andere Methoden, wie qualitative Sozialforschung oder historische und grundlagentheoretische Forschung, parallel zu „Kernmethoden" weiter entwickeln. ***Vorschlag***: Gezielte Publikationsmöglichkeiten schaffen, Zeitschriftengründungen, Open Access Medien einführen

Tab. 14: Risiken der deutschen Pflegewissenschaft bei inter- und transdisziplinärer Kooperation

Gefahr	Entwicklung +	Entwicklung –	Strategie
Disziplinarität	Wissenschaftstheoretisches Verständnis im Bereich angewandter Forschung, überwiegend dem natur- und sozialwissenschaftlichen Paradigma anhängig		Kontextualisierte, meta- wissenschaftstheoretische Vorstellungen zum pluralistischen Erkenntnisinteresse bilden den Rahmen für ein Verständnis angewandter Forschung; sie werden der Komplexität des Gegenstandsbereiches gerecht. ***Vorschlag***: Querliegende, öffentlich als dringend und relevant beurteilte Probleme mit politischem Interesse im gesellschaftlich-öffentlichen Raum und solche, die disziplinäre Unzulänglichkeiten offen legen, um gewissen Problemlagen gerecht zu werden, verstärkt in Bezug auf Pflege erforschen (vgl. Mittelstraß in Remmers 2011: 23).
		Die theoretische Positionierung muss voran getrieben werden; dies hängt davon ab, ob sich die Pflegewissenschaft als eigenständige Profession oder modernen Dienstleistungsberuf versteht	Im Lichte einer zunehmenden Gegenstandsbestimmung und Spezifizierung methodischer Kernelemente und den dadurch deutlich werdenden spezifischen Erkenntnisinteresse kann die Pflegewissenschaft der Gegenwart Disziplinarität und Identität stiftende Theorien entwerfen, die inter- und transdisziplinäre „Einfallstore" bilden. ***Vorschlag***: Universitäre Infrastrukturen vermehrt mit Grundlagen- und Theoriearbeit betrauen, angewandte Forschungsstrukturen an Fachhochschulen etablieren, Sektion für Grundlagen- und Theoriearbeit innerhalb der DG Pflegewissenschaft begründen
		Professionspolitisches Paradoxon (vgl. Bollinger et al. 2006: 83) zeigt heterogene Karrierewege in der Pflege, „sowohl, als auch"-Situation (akademisch, nicht-akademisch)	Berufliche und akademische Bildungswege weiterhin beibehalten und damit die Absolventen aller allgemeinbildender Schultypen ansprechen, die Durchgängigkeit und Übergänge jedoch so flexibel wie möglich gestalten. ***Vorschlag***: Akademisierung der Erstausbildung weiter fortsetzen, weiterbildende Studiengänge auf Masterniveau etablieren, universitäre Promotions- und Habilitationsmöglichkeiten ausbauen; berufsbildend generalistische Ausrichtung anstreben.

Tab. 14: Risiken der deutschen Pflegewissenschaft bei inter- und transdisziplinärer Kooperation

18.3 Szenarien

Der folgende Abschnitt ergänzt mit Tabelle 15 die Vorschläge aus der vorangegangenen Tabelle 14 und entwickelt Zukunftsszenarios samt Zielen und Konsequenzen, die sich daraus bestenfalls ergeben können.

Für die Pflegewissenschaft steht somit eine Arbeit an zwei Polen an: die disziplinäre Gestalt weiterzuentwickeln und zu konturieren und die interdisziplinäre Herausforderung nicht aus den Augen zu verlieren. Beide Pole dürfen nicht als „entweder-oder" oder zeitlich priorisiert betrachtet werden, sondern es muss für die Pflegewissenschaft der Zukunft gelten, beide Pole zu bearbeiten, um im Kern der Disziplin robuster und für Andockungsprozesse an andere disziplinäre Grenzen attraktiver zu werden. Bildlich wäre ein Oszillieren zwischen beiden Polen idealtypisch gezeichnet. Um diese Herausforderung in die Tat umzusetzen, braucht es dringend der notwendigen wissenschaftlichen Infrastruktur, die dieser Herausforderung gerecht wird.

Szenario	Ziel	Konsequenzen
Agenda für Grundlagentheoretische Forschung	Höheres theoretisches Integrationsniveau	Augenhöhe mit Disziplinen mit ähnlichem theoretischen Integrationsniveau, erleichterte Voraussetzung für Inter- oder Transdisziplinarität, deutlichere Gegenstandsakzentuierung
Kerncurriculum für pflegebezogene Studiengänge	Konsentierung wichtiger wissenschaftstheoretischer und theoretischer Bestandteile für pflegewissenschaftliche Lehre	Theoretischer Hintergrund der Absolventen wird nachvollziehbarer und homogener
Gezielte Publikationsmöglichkeiten für andere potentielle „Kernmethoden", Zeitschriftengründungen, Open Access Medien	Historische und Grundlagenforschung von Herausgeber-Philosophie und Zeitschriftenausrichtung unabhängig machen	Grundlagentheoretische oder historische Arbeiten werden vermehrt publiziert und anerkannt, Pflegewissenschaft versteht sich nicht ausschließlich als Praxiswissenschaft, die sich klinischen Themen verschreibt
Quer liegende Problembereiche verstärkt in Bezug auf Pflege erforschen: • öffentlich als dringend und relevant beurteilte, • mit politischem Interesse im gesellschaftlich- öffentlichen Raum besetzte Themen und • die disziplinäre Unzulänglichkeiten, gewisse Problemlagen genau zu definieren, deutlich machen (vgl. Mittelstraß in Remmers 2011: 23)[154]	Die gesellschaftliche und politische Notwendigkeit von Pflege nicht nur aus praktischer, sondern auch aus theoretischer Perspektive darstellen	Gegenstandsbestimmung innerhalb der Pflegewissenschaft wird geschärft und trägt zur Legitimierung und Konturierung pflegewissenschaftlicher Beiträge in inter- und transdisziplinären Forschungskooperationen bei
Universitäre Forschungsstrukturen reformieren, Sektion für Grundlagen- und Theoriearbeit innerhalb der DG Pflegewissenschaft begründen	Genuine Theoriekerne aus der Pflegewissenschaft heraus entwickeln, Pflegewissenschaft als eigenständige Disziplin und Profession etablieren	Theoretischer Nährboden der Pflegewissenschaft entsteht, Identität und Disziplinarität der Pflegewissenschaft nimmt zu, Einfallstore für Interdisziplinariät und Transdisziplinarität sind gegeben, Forschungsinfrastruktur kann weiter expandieren
Akademisierung der Erstausbildung fortsetzen, weiterbildende Studiengänge auf Masterniveau etablieren, universitäre Promotions- und Habilitationsmöglichkeiten ausbauen; berufsbildend generalistische Ausrichtung anstreben	Akademische Nachwuchsarbeit und berufliche Reformierung gehen nebeneinander weiter, Durchlässigkeit im Pflegebildungssystem wird erleichtert	Pflegeakademiker agieren in der Praxis als Change Agents und mildern die Theorie-Praxis-Problematik vorerst ab. These: Je höher die Quote akademisierten Personals in der Praxis, desto besser die Chancen einer wissenschaftlichen Praxis.

Tab. 15: Zukunftsszenarien und Entwicklungspotential der deutschen Pflegewissenschaft

[154] Remmers (2011) nennt hierzu konkret folgende Bereiche: Krankheit und Krankheitsbewältigung, Umgang mit Alter, Altern, Lebensende und Organisation sowie Technik.

19 Schlusswort

Zum Abschluss steht der Weg dieser Arbeit als das eigentliche Ergebnis und Quintessenz dieser Dissertation. Es soll zu diesem Zweck nach der Fülle wissenschaftlicher Empirie an dieser Stelle ein eher poetisches Bild einer Flussreise gezeichnet werden, auch, um einen ästhetischen Ausblick in die Zukunft zu ermöglichen.

Will man die chronologische Entwicklung des Gesundheitswesens mit einem Strom und die Pflegewissenschaft als Schiff vergleichen, so muss man aller Nachholbedarfe zum Trotz bestätigen, dass die Pflegewissenschaft schon eines erreicht hat: Sie ist nicht untergegangen und sie hat es bei aller Geschwindigkeit des Stroms geschafft, an beiden Seiten des Ufers Anlegespuren zu hinterlassen. Wäre die Pflegewissenschaft nur ein Beiboot oder eine kleine Scholle mit Hilfsmotor, so wäre sie inzwischen gekentert. Die Pflegewissenschaft kann deswegen in diesem Bild mit Sicherheit bereits als ein kleines Ausflugsschiff gelten. Es ist robust und bietet Platz. In naher Zukunft kann es aber schon zu klein sein, denn die Unberechenbarkeiten des Stroms werden ebenso weiter zunehmen wie auch die Zahl anderer Ausflugsschiffe und deren Ausflugsangebot. Die Pflegewissenschaft muss sich somit wappnen. Es heißt, sich den Gegebenheiten anzupassen, zu expandieren, sich zu erweitern und zu öffnen. Das erfordert Mut, Investition und Ideen.

Ob die Pflegewissenschaft jemals ein Ozeanriese werden wird, darf bezweifelt werden, aber dass sie eine kleine Flotte mehrerer Ausflugsschiffe von größerer Kapazität werden könnte, scheint beim eruierten Potential als nicht zu weit hergeholt. Die deutsche Pflegewissenschaft hat schon viele wichtige Ziele angesteuert: Sie hat methodisches Know-how, sie hat enormes gesellschaftlich-politisches Relevanzpotential und sie hat eine inzwischen nicht zu verachtende Infrastruktur in der Pflegebildung entwickelt. An gewissen Stellen müssen aber zeitnah Kurskorrekturen vorgenommen werden: Es geht jetzt um die Häfen an den Universitäten, es geht um zusätzliche Lotsenstellen an Hochschulen und in der Praxis, die für die Rekrutierung und Bildung des Nachwuchses, zur Erforschung und Lösung gesellschaftlicher Herausforderungen sowie für die verantwortungsbewussten Versorgung der „Kunden" verantwortlich sind. Es braucht Verständigung darüber, wie gesteuert wird und wohin noch zu steuern ist.

Mit zunehmendem Verkehr auf dem Strom werden die Anlegestellen begehrter, aber viele dieser Orte sind auch noch nicht entdeckt. Insofern muss die Wissenschaft auf dem Mast Ausschau halten und Radar für das Organisations-, Bildungs-, Praxis-, Forschungs- und Geschichtssystem der Pflege sein. Das Alter(n) wird dabei von ganz besonderer Bedeutung sein.

Sämtliche Anhänge zu diesem Buch erhalten Sie kostenlos unter

www.pflege-wissenschaft.info/shop

> Buchreihe

Abkürzungsverzeichnis

ANP	Advanced Nursing Practice
ARDRG's	Australian Refined Diagnosis Related Groups
BfArM	Bundesinstitut für Arzneimittel und Medizinprodukte
BfLR	Bundesforschungsanstalt für Landeskunde und Raumordnung
BGM	Bundesministerium für Gesundheit
BIP	Bruttoinlandsprodukt
BMFSFJ	Bundesministerium für Familie, Frauen, Soziales und Jugend
BzgA	Bundeszentrale für gesundheitliche Aufklärung
DCM	Dementia Care Mapping
DG	Deutsche Gesellschaft
DGGG	Deutsche Gesellschaft für Gerontologie und Geriatrie
DIMDI	Deutsches Institut für medizinische Dokumentation und Information
DNQP	Deutsches Netzwerk für Qualitätsicherung in der Pflege
DPR	Deutscher Pflegerat
DRG	Diagnosis Related Groups
DW	Demografischer Wandel
EBM	Evidence Based Medicine
EBN	Evidence Based Nursing
EW	Epidemiologischer Wandel
FPG	Fallpauschalengesetz
G-BA	Gemeinsamer Bundesausschuss
GBE	Gesundheitsberichterstattung des Bundes
GPV	Gesetzliche Pflegeversicherung
GKV	Gesetzliche Krankversicherung
GVR	Gesetzliche Rentenversicherung
HTA	Health Technology Assessment
IQWiG	Institut für Qualität und Wirtschaftlichkeit im Gesundheitswesen

IF	Impact Factor
i. S.	im Sinne
ISOE	Institut für Sozialökologische Forschung
MDK	Medizinischer Dienst der Krankenkassen
NGO	Non-Governmental Organization (Nichtregierungsorganisation)
ÖW	Ökonomischer Wandel
PEI	Paul Ehrlich Institut
PfWG	Pflegeweiterentwicklungsgesetz
PPR	Pflege-Personalregelung
QM	Qualitätsmanagement
RCT	Randomised Controlled Trials (Randomisiert kontrollierte Studien)
RKI	Robert Koch Institut
RSA	Risikostrukturausgleich
RSAV	Risikostrukturausgleichsverordnung
SGB	Sozialgesetzbuch
SRI	Stanford Research Institute
SVR	Sachverständigenrat der konzertierten Aktion des Gesundheitswesens
SW	Sozialer Wandel
VÖ	Veröffentlichung
vs.	versus
WHO	Weltgesundheitsorganisation
WSG	Wettbewerbsstärkungsgesetz
ZfGG	Zeitschrift für Gerontologie und Geriatrie

Literatur- und Quellenverzeichnis

Bals, Thomas (2006): Lehrerstudiengänge für Gesundheits- und Pflegeberufe – Gestaltungsoptionen und -restriktionen auf der Grundlage des BA/MA-Konzepts. Herausgegeben von Hochschulrektorenkonferenz: Tagung von Bologna nach Quedlinburg – Die Reform des Lehramtsstudiums in Deutschland. HRK. Online verfügbar unter http://www.hrk.de/bologna/de/download/dateien/Vortrag_Bals.pdf, zuletzt geprüft am 10.08.2011.

Bartholomeyczik, Sabine (2004): Pflegeforschung: Entwicklung und Perspektiven in deutschsprachigen Ländern. In: Polit, Denise F.; Beck, Cheryl T.; Hungler, Bernadette P. (Hg.): Lehrbuch Pflegeforschung. Methodik, Beurteilung und Anwendung. 1. Aufl. Bern: Hans Huber, S. 25–34.

Bartholomeyczik, Sabine (2010): Professionelle Pflege heute. Einige Thesen. In: Kreutzer, Susanne (Hg.): Transformationen pflegerischen Handelns. Institutionelle Kontexte und soziale Praxis vom 19.-21. Jahrhundert. Osnabrück: Universitätsverlag Osnabrück (Pflegewissenschaft und Pflegebildung, 5), S. 133–154.

Bartholomeyczik, Sabine (2011): Pflegeforschung: Entwicklung, Themenstellungen und Perspektiven. In: Schaeffer, Doris; Wingenfeld, Klaus (Hg.): Handbuch Pflegewissenschaft. Neuausgabe 2011. Weinheim, München: Juventa, S. 67–94.

Bartholomeyczik, Sabine; Linhart, Monika; Mayer, Hanna; Mayer, Herbert (2008): Lexikon der Pflegeforschung. Begriffe aus Forschung und Theorie. München und Wien: Elsevier und Facultas.

Bayerisches Kultusministerium (2008): Abteilung Berufliche Schulen im Staatsministerium, laufende Projekte. via E-Mail Verteiler an die Schulleitungen der beruflichen Schulen Bayerns. Unter Mitarbeit von Peter Müller. Herausgegeben von Bayerisches Staatsministerium für Unterricht und Kultus. Online verfügbar unter http://www.sbndb.de/web-content/materialien/berufl_sch_projekte.pdf, zuletzt geprüft am 10.08.2011.

Becker-Wenzel, Anke: Gefährliche Nebenwirkungen – Medikamente im Alter (Frontal 21, Politmagazin). Ausgestrahlt am 04.11.2008. ZDF.

Bergmann, Matthias; Jahn, Thomas; Knobloch, Tobias et al (2010): Methoden transdisziplinärer Forschung. Ein Überblick mit Anwendungsbeispielen. Frankfurt a. Main, New York: Campus.

Beske, Fritz; Hallauer, Johannes F. (2004): Das Gesundheitswesen in Deutschland. Struktur – Leistung – Weiterentwicklung. 3. Aufl. Köln: Deutscher Ärzte Verlag.

Bidder, Julia (2006): Klinische Studien. Im Zweifelsfall für den Sponsor. Focus-Online vom 06.10.2006. Online verfügbar unter http://www.focus.de/gesundheit/ratgeber/medikamente/news/klinische-studien-im-zweifelsfall-fuer-den-sponsor_aid_116924.html, zuletzt geprüft am 25.01.2011.

Birg, Herwig; Flöthmann Jürgen (2002): Langfristige Trends der demographischen Alterung in Deutschland. In: Zeitschrift für Gerontologie und Geriatrie, Jg. 35, S. 387–399.

Blinkert, Baldo; Klie, Thomas (2005): Solidarität in Gefahr? Veränderung der Pflegebereitschaften und Konsequenzen für die Altenhilfe und Pflege. In: Klie, Thomas; Buhl, Anke; Entzian, Hildegard; Hedtke-Becker, Astrid; Wallrafen-Dreisow, Helmut (Hg.): Die Zukunft der gesundheitlichen, sozialen und pflegerischen Versorgung älterer Menschen. 1. Aufl. Frankfurt a. Main: Mabuse, S. 293–315.

Bögemann-Großheim, Ellen (2004): Zum Verhältnis von Akademisierung, Professionalisierung und Ausbildung im Kontext der Weiterentwicklung pflegerischer Berufskompetenz in Deutschland. In: Pflege und Gesellschaft, Jg. 9, H. 3, S. 100–107.

Bohnsack, Ralf (2009): Gruppendiskussion. In: Flick, Uwe; Kardoff, Ernst von; Steinke, Ines (Hg.): Qualitative Forschung. Ein Handbuch. 7. Aufl. Hamburg: Rowohlt, S. 369–384.

Bollinger, Heinrich; Gerlach, Anke; Grewe, Annette (2006): Die Professionalisierung der Pflege zwischen Traum und Wirklichkeit. In: Pundt, Johanne (Hg.): Professionalisierung im Gesundheitswesen. 1. Aufl. Bern: Hans Huber, S. 76–92.

Borutta, Manfred; Ketzer, Ruth (2008): Die Prüfkonstrukte des Medizinischen Dienstes in der ambulanten und stationären Pflege – eine genealogische Analyse. Masterthesis an der Fakultät für Pflegewissenschaft, PTH Vallendar. Vallendar.

Bossle, Michael (2008): Theorienbildung in der deutschsprachigen Gerontologie. Eine Analyse der Zeitschrift für Gerontologie und Geriatrie der Jahre 1994 bis 2007. PTH Vallendar (unveröffentlicht). Vallendar.

Bossle, Michael; Beer, Monika; Geyer Maren; Grünfeldt, Lena Stark Jessica; Zeller, Sabine (2010): Licht und Farbe – Phänomenologie in Anwendung. Arbeitsergebnisse und Reflexionen. In: PADUA, o. Jg., H. 1, S. 14–22.

Brandenburg, Hermann (2000): Gerontologie und Pflegewissenschaft. Anmerkungen zum Wissenschaftscharakter, zum Verhältnis von Theorie und Praxis und zu einem neuen Studienschwerpunkt in Freiburg. In: Zeitschrift für Pflegewissenschaft/PrInterNet, H. 3, S. 70–80.

Brandenburg, Hermann (2001): Gerontologie und Pflege. In: Zeitschrift für Gerontologie und Geriatrie, Jg. 34, S. 129–139.

Brandenburg, Hermann (2002): Zukunft der Pflege – der soziale Wandel und neue Tätigkeitsfelder in der professionellen Pflege alter Menschen. In: Zeitschrift für Pflegewissenschaft/PrInterNet, H. 7–8, S. 133–148.

Brandenburg, Hermann (2007): Gerontologische Pflege – Herausforderungen und Grundlegung. Antrittsvorlesung im Rahmen der feierlichen Eröffnung der Pflegewissenschaftlichen Fakultät am 18.10.2007. PTH Vallendar. Vallendar.

Brandenburg, Hermann; Dorschner, Stefan et al (Hg.) (2003): Pflegewissenschaft 1. 1. Aufl. Bern: Hans Huber.

Brandenburg, Hermann; Huneke, Michael (2006): Professionelle Pflege alter Menschen. Eine Einführung. Stuttgart: Kohlhammer.

Brandenburg, Hermann; Panfil, Eva-Maria; Mayer, Herbert (Hg.) (2007): Pflegewissenschaft 2. Lehr- und Arbeitsbuch zur Einführung in die Pflegeforschung. Bern: Hans Huber.

Braun, Günther E.; Schulz-Nieswandt, Frank (Hg.) (2006): Liberalisierung im Gesundheitswesen. Einrichtungen des Gesundheitswesens zwischen Wettbewerb und Regulierung. Baden-Baden: Nomos.

Bundesministerium für Familie, Senioren Frauen und Jugend (BMFSFJ) (1998): Zweiter Bericht zur Lage der älteren Generation in der Bundesrepublik Deutschland. Wohnen im Alter. Bonn.

Bundesministerium für Familie, Senioren Frauen und Jugend (BMFSFJ) (2001): Dritter Bericht zur Lage der älteren Generation in der Bundesrepublik Deutschland. Alter und Gesellschaft. Bonn.

Bundesministerium für Gesundheit (BMG) (Hg.) (2006): Rahmenempfehlungen zum Umgang mit herausforderndem Verhalten bei Menschen mit Demenz in der stationären Altenhilfe. Unter Mitarbeit von Sabine Bartholomeyczik, Margareta Halek und Christine et al Sowinski. Witten.

Clemens, Wolfgang (2004): Die Arbeitswelt von morgen: Eine „Altenwelt". In: Sozialer Fortschritt, Jg. 53, H. 11-12, S. 280–285.

Dackweiler, Regina-Maria (2008): „Demografischer Wandel" als soziales Problem. Feministische Perspektiven auf eine gesellschaftspolitische Debatte. In: Gröning, Katharina; Bauer, Annemarie (Hg.): Gerechtigkeit, Geschlecht und demografischer Wandel. 1. Aufl. Frankfurt a. Main: Mabuse, S. 219–240.

Dangel, Bärbel (2010): Von der wissenschaftlichen Krankenpflege zur evidenzbasierten Pflegewissenschaft. Historische und systematische Anmerkungen zu einhundert Jahren Pflegewissenschaft. Aachen: Shaker.

Deppe, Hans-Ulrich (2008): Solidarität statt Kommerzialisierung. In: Gerhard, Moritz et al (Hg.): Medizin und Gewissen. Im Streit zwischen Markt und Solidarität. Frankfurt a. Main: Mabuse, S. 133–148.

Deutsches Institut für angewandte Pflegeforschung (DIP) (2011): Pflegepersonal in Nordrhein-Westfalen gewinnen und halten. Online verfügbar unter http://www.dip.de/presse/pressemitteilungen/pressemitteilung/?tx_ttnews%5BbackPid%5D=62&tx_ttnews%5Btt_news%5D=140&cHash=7edb68bace407c6b9693780362ad011c, zuletzt geprüft am 21.07.2011.

Dibelius, Olivia; Uzarewicz, Charlotte (Hg.) (2006): Pflege von Menschen höherer Lebensalter. Stuttgart: Kohlhammer.

Dickersin, Kay; Ssemanda, Elizabeth; Mansell, Catherine; Drummond, Rennie (2007): What do the JAMA editors say when they discuss manuscripts that they are considering for publication. Developing a schema for classifying the content of editorial discussion. In: BMC Medical Research Methodology, H. Vol. 7, S. 1–7. Online verfügbar unter http://www.biomedcentral.com/1471-2288/7/44.

Ding-Greiner, Christina; Lang, Erich (2004): Alternsprozesse und Krankheitsprozesse – Grundlagen. In: Kruse, Andreas; Martin, Mike (Hg.): Enzyklopädie der Gerontologie. Alternsprozesse in multidisziplinärer Sicht. Bern: Hans Huber, S. 182–206.

Dornheim, Jutta et al (1999): Pflegewissenschaft als Praxiswissenschaft und Handlungswissenschaft. In: Pflege und Gesellschaft, Jg. 4, S. 73–79.

Dörpinghaus, Sabine; Weidner, Frank (2003): Pflegeberichterstattung im Überblick. Eine Studie über Pflegedaten im In- und Ausland. Hannover: Schlütersche.

Duden, Barbara (2010): Mit Kopf, Sinnen, mit Händen und Verstand. Ein Versuch zur Bedeutsamkeit der Pflegenden im modernen Medizinsystem. In: Kreutzer, Susanne (Hg.): Transformationen pflegerischen Handelns. Institutionelle Kontexte und soziale Praxis vom 19.-21. Jahrhundert. Osnabrück: Universitätsverlag Osnabrück (Pflegewissenschaft und Pflegebildung, 5), S. 19–31.

Elkeles, Thomas (2000): Gesundheits- und Pflegeberichterstattung in Deutschland. In: Pflege, Jg. 13, H. 1, S. 27–32.

Fleischmann, Nina (2011): Pflege studieren – und dann. Arbeitsmarktperspektiven für Absolventen pflegebezogener Studiengänge. In: PADUA, Jg. o. Jg., H. 4, S. 21–25.

Flick, Uwe; Kardoff, Ernst von; Steinke, Ines (Hg.) (2009): Qualitative Forschung. Ein Handbuch. 7. Aufl. Hamburg: Rowohlt.

Foucault, Michel (1973): Wahnsinn und Gesellschaft. Frankfurt a. Main: Suhrkamp.

Friesacher, Heiner (2004): Foucaults Konzept der Gouvernementalität als Analyseinstrument für die Pflegewissenschaft. In: Pflege, Jg. 17, S. 364–374.

Friesacher, Heiner (2008): Theorie und Praxis pflegerischen Handelns. Begründung und Entwurf einer kritischen Theorie der Pflegewissenschaft. Göttingen: V&R Unipress.

Friesacher, Heiner (2009): Ethik und Ökonomie. Zur kritisch-normativen Grundlegung des Pflegemanagements und der Qualitätsentwicklung. In: Pflege und Gesellschaft, Jg. 14, H. 1, S. 5–23.

Friesacher, Heiner (2011): Macht durch Steuerung – zur Kybernetisierung von Pflege und Gesundheit. In: Remmers, Hartmut (Hg.): Pflegewissenschaft im interdisziplinären Dialog. Eine Forschungsbilanz. Göttingen: V&R Unipress, S. 343–367.

Friesacher, Heiner; Rux-Haase, Andrea (1998b): Der Paradigmabegriff in der Pflegewissenschaft. Teil 2. In: Pflege, Jg. 11, S. 61–70.

Friesacher, Heiner; Rux-Haase, Andrea (1998a): Der Paradigmabegriff in der Pflegewissenschaft. Teil 1. In: Pflege, Jg. 11, H. 1, S. 15–20.

Garms-Hormolovà, Vjenka (2011): Pflege im Alter. In: Schaeffer, Doris; Wingenfeld, Klaus (Hg.): Handbuch Pflegewissenschaft. Neuausgabe 2011. Weinheim, München: Juventa, S. 405–427.

Gerhard, Moritz et al (Hg.) (2008): Medizin und Gewissen. Im Streit zwischen Markt und Solidarität. Frankfurt a. Main: Mabuse.

Gläser, Jochen; Laudel, Grit (2009): Experteninterviews und qualitative Inhaltsanalyse. 3. Aufl. Wiesbaden: VS Verlag für Sozialwissenschaften.

Görres, Stefan; Martin, Sabine (2004): Prävention und Rehabilitation. In: Kruse, Andreas; Martin, Mike (Hg.): Enzyklopädie der Gerontologie. Alternsprozesse in multidisziplinärer Sicht. Bern: Hans Huber, S. 462–476.

Gröning, Katharina (2005): Therapeutisierung der familialen Altenfürsorge? Formulierung eines Unbehagens. In: Sozialer Fortschritt, Jg. 54, H. 3, S. 69–76.

Gröning, Katharina (2007): Der demografische Wandel und die Bildung der Generationen. Ein bedeutendes Thema im Diskurs zur Zukunft der Generationenbeziehungen. In: Sozialer Fortschritt, Jg. 56, H. 2, S. 27–32.

Gröning, Katharina; Bauer, Annemarie (Hg.) (2008): Gerechtigkeit, Geschlecht und demografischer Wandel. 1. Aufl. Frankfurt a. Main: Mabuse.

Hausner, Elke; Halek, Margareta; Bartholomeyczik, Sabine (2010): Entwicklungen der deutschsprachigen Pflegewissenschaft im Spiegel der PFLEGE – Veröffentlichung von 1988–2007. In: Pflege, Jg. 23, H. 5, S. 339–345.

Hülsken-Giesler, Manfred (2008): Der Zugang zum Anderen. Zur theoretischen Rekonstruktion von Professionalisierungsstrategien pflegerischen Handelns im Spannungsfeld von Mimesis und Maschinenlogik. Osnabrück: V&R Unipress.

Hülsken-Giesler, Manfred (2011): Qualifikationsrahmen in der Pflege – zwischen politischem Telos und fachwissenschaftlichen Anforderungen. In: Berufs- und Wirtschaftspädagogik, H. unveröffentlichtes Manuskript. Online verfügbar unter http://www.bwpat.de/content/home/.

Hülsken-Giesler, Manfred; Brinker-Meyendriesch, E.; Keogh, J. et al. (2010): Kerncurriculum Pflegewissenschaft für pflegebezogene Studiengänge – eine Initiative zur Weiterentwicklung der hochschulischen Pflegebildung in Deutschland. In: Pflege und Gesellschaft, Jg. 15, H. 3, S. 216–236.

Imhof, Lorenz; Naef, Rahel; Mahrer-Imhof, Romy (2008): Forschungsprioritäten der gerontologischen Pflege. In: Pflege, Jg. 21, H. 6, S. 435–451.

Jahnke-Lattek, Änne-Dörte; Weber, Petra (2004): Pflegeberatung in Wohngruppen der Behindertenhilfe. Erfahrungen und Erkenntnisse aus einem Hamburger Projekt. In: Zeitschrift für Pflegewissenschaft/ PrInterNet, H. 10, S. 548–555.

Jungert, Michael (2010): Was zwischen wem und warum eigentlich? Grundsätzliche Fragen der Interdisziplinarität. In: Jungert, Michael; Romfeld, Elsa; Sukopp, Thomas; Voigt, Uwe (Hg.): Interdisziplinarität. Theorie, Praxis, Probleme. Darmstadt: WBG, Wissenschaftliche Buchgesellschaft, S. 1–12.

Jungert, Michael; Romfeld, Elsa; Sukopp, Thomas, et al. (Hg.) (2010): Interdisziplinarität. Theorie, Praxis, Probleme. Darmstadt: WBG, Wissenschaftliche Buchgesellschaft.

Jungk, Robert (1952): Die Zukunft hat schon begonnen. Amerikas Allmacht und Ohnmacht. Berlin und Darmstadt: Deutsche Buch-Gemeinschaft.

Käppeli, Silvia (1999): Was für eine Wissenschaft braucht die Pflege. In: Pflege, Jg. 12, H. 3, S. 153–157.

Käppeli, Silvia (Hg.) (2011): Pflegewissenschaft in der Praxis. Eine kritische Reflexion. Bern: Hans Huber.

Käppeli, Silvia; Rettke, Horst et al. (2009): Dialogische Phänomenologie im Rahmen der Pflegewissenschaft. Eine kritische Auseinandersetzung mit einer wenig bekannten Forschungsmethode. In: Pflege, Jg. 22, H. 3, S. 217–228.

Keßler, Mario (2007): Ossip K. Flechtheim. Politischer Wissenschaftler und Zukunftsdenker (1909-1998). Köln, Weimar und Wien: Böhlau.

Kickbusch, Ilona (2006): Die Gesundheitsgesellschaft. Megatrends der Gesundheit und deren Konsequenzen für Politik und Gesellschaft. 1. Aufl. Werbach-Gamburg: Verlag für Gesundheitsförderung.

Klein, Thomas (2004): Lebenserwartung – gesellschaftliche und gerontologische Bedeutung eines demografischen Konzepts. In: Kruse, Andreas; Martin, Mike (Hg.): Enzyklopädie der Gerontologie. Alternsprozesse in multidisziplinärer Sicht. Bern: Hans Huber, S. 66–81.

Kleining, Gerhard; Witt, Harald (2000): Qualitativ-heuristische Forschung als Entdeckungsmethodologie für Psychologie und Sozialwissenschaften. Die Wiederentdeckung der Methode der Introspektion als Beispiel. In: Forum Qualitative Sozialforschung, Jg. 1, H. 1. Online verfügbar unter http://www.qualitative-research.net/index.php/fqs/article/view/1123/2493.

Klie, Thomas (2009): Nachhaltige Sicherung der Pflege. In: Klusen, Norbert; Meusch, Andreas (Hg.): Zukunft der Pflege in einer alternden Gesellschaft. Konzepte, Kosten, Kompetenzen. 1. Aufl. Baden-Baden: Nomos, S. 51–61.

Klie, Thomas; Buhl, Anke; Entzian, Hildegard, et al. (Hg.) (2005): Die Zukunft der gesundheitlichen, sozialen und pflegerischen Versorgung älterer Menschen. 1. Aufl. Frankfurt a. Main: Mabuse.

Klusen, Norbert; Meusch, Andreas (Hg.) (2009): Zukunft der Pflege in einer alternden Gesellschaft. Konzepte, Kosten, Kompetenzen. 1. Aufl. Baden-Baden: Nomos.

Krampe, Eva-Maria (2009): Emanzipation durch Professionalisierung (Frauenberuf Pflege). 1. Aufl. Frankfurt a. Main: Mabuse.

Krebser, Joachim (2010): Akademisierung der Gesundheitsberufe: Chance und Herausforderung für die Gesundheitsforschung. Dokumentation der 3. Werkstatt-Tagung „Zukunft der Hochschulbildung für Gesundheitsberufe im europäischen Kontext" vom 24. und 25.06.2010 in Bochum. Herausgegeben von Hochschulen für Gesundheit e. V. Hochschule Magdeburg-Stendal (FH). Magdeburg.

Kreutzer, Susanne (Hg.) (2010): Transformationen pflegerischen Handelns. Institutionelle Kontexte und soziale Praxis vom 19.–21. Jahrhundert. Osnabrück: Universitätsverlag Osnabrück (Pflegewissenschaft und Pflegebildung, 5).

Krüger, Helga; Piechotta, Gudrun; Remmers, Hartmut (Hg.) (1996): Innovation der Pflege durch Wissenschaft. Perspektiven und Positionen. Unter Mitarbeit von Stefan Görres, Helga Krüger und Hanneke van Maanen. Bremen: Altera (Forum Pflegewissenschaft 1).

Kruse, Andreas; Martin, Mike (Hg.) (2004): Enzyklopädie der Gerontologie. Alternsprozesse in multidisziplinärer Sicht. Bern: Hans Huber.

Kruse, Andreas; Wahl, Hans-Werner (2010): Zukunft Altern. Individuelle und gesellschaftliche Weichenstellungen. 1. Aufl. Heidelberg: Spektrum Wissenschaftsverlag (Springer).

Kuhn, Thomas S. (1976): Die Struktur wissenschaftlicher Revolutionen. Frankfurt a. Main: Suhrkamp.

Kuhn, Thomas S. (Hg.) (1978): Die Entstehung des Neuen. Studien zur Struktur der Wissenschaftsgeschichte. Unter Mitarbeit von L. Krüger. Frankfurt a. Main: Suhrkamp.

Kuhn, Thomas S. (1978): Die historische Struktur wissenschaftlicher Entdeckungen. In: Kuhn, Thomas S. (Hg.): Die Entstehung des Neuen. Studien zur Struktur der Wissenschaftsgeschichte. Frankfurt a. Main: Suhrkamp, S. 389–420.

Kumbruck, Christel; Rumpf, Mechthild; Senghaas-Knobloch, Eva (Hg.) (2010): Unsichtbare Pflegearbeit. Fürsorgliche Praxis auf der Suche nach Anerkennung. Berlin: Lit-Verlag.

Lamnek, Siegfried (2005b): Gruppendiskussion. Theorie und Praxis. 2. Aufl. Weinheim und Basel: Beltz.

Lamnek, Siegfried (2005a): Qualitative Sozialforschung. 4. Aufl. Weinheim und Basel: Beltz.

Lang, Armin (2009): Pflegstützpunkte – eine nachhaltig wirkende soziale Innovation in einer älter werdenden Gesellschaft. In: Klusen, Norbert; Meusch, Andreas (Hg.): Zukunft der Pflege in einer alternden Gesellschaft. Konzepte, Kosten, Kompetenzen. 1. Aufl. Baden-Baden: Nomos.

Mangold, Werner (1960): Gegenstand und Methode des Gruppendiskussionsverfahrens. Frankfurt a. Main: Europäische Verlagsanstalt.

Mayer, Hanna (Hg.) (2009): Pflegewissenschaft – von der Ausnahme zur Normalität. Ein Beitrag zur inhaltlichen und methodischen Standortbestimmung. 1. Aufl. Wien: Facultas.

Mayring, Philipp (2001): Kombination und Integration qualitativer und quantitativer Analyse. In: Forum Qualitative Sozialforschung, Jg. 2, H. 1, S. Art. 6. Online verfügbar unter http://www.qualitative-research.net/index.php/fqs/article/view/967/2110.

Mayring, Philipp (2008): Qualitative Inhaltsanalyse. Grundlagen und Techniken. Weinheim und Basel: Beltz.

Mayring, Philipp (2009): Qualitative Inhaltsanalyse. In: Flick, Uwe; Kardoff, Ernst von; Steinke, Ines (Hg.): Qualitative Forschung. Ein Handbuch. 7. Aufl. Hamburg: Rowohlt, S. 468–475.

Meleis, Afaf Ibrahim (1999): Pflegetheorie. Gegenstand, Entwicklung und Perspektiven des theoretischen Denkens in der Pflege. 3. Aufl. Bern, Göttingen, Toronto, Seattle: Hans Huber.

Moers, Martin; Schaeffer, Doris (2011): Pflegetheorien. In: Schaeffer, Doris; Wingenfeld, Klaus (Hg.): Handbuch Pflegewissenschaft. Neuausgabe 2011. Weinheim, München: Juventa, S. 37–66.

Mühlenkamp, Holger (2006): Ökonomische Überlegungen zur Messung und Bewertung der Qualität von Gesundheitsleistungen. In: Braun, Günther E.; Schulz-Nieswandt, Frank (Hg.): Liberalisierung im Gesundheitswesen. Einrichtungen des Gesundheitswesens zwischen Wettbewerb und Regulierung. Baden-Baden: Nomos, S. 165–193.

Müller, Elke (1996): Pflege im Spannungsfeld zwischen amerikanischem Theorie-Import und deutscher Pflegetradition. In: Krüger, Helga; Piechotta, Gudrun; Remmers, Hartmut (Hg.): Innovation der Pflege durch Wissenschaft. Perspektiven und Positionen. Bremen: Altera (Forum Pflegewissenschaft 1), S. 137–146.

Müller, Hardy (2009): Soll-Bruch-Stellen für eine humane und zukunftsfähige Pflege in einem zukunftsfähigen Gesundheitssystem. In: Klusen, Norbert; Meusch, Andreas (Hg.): Zukunft der Pflege in einer alternden Gesellschaft. Konzepte, Kosten, Kompetenzen. 1. Aufl. Baden-Baden: Nomos, S. 121–135.

Müller, Marianne (2009): Der Impact Factor. In: Pflege, Jg. 22, H. 1, S. 3–5.

Naisbitt, John (1984): Megatrends. Vorhersagen für morgen. 2. Aufl. Bayreuth: Hestia.

Naisbitt, John; Aburdene, Patricia (1990): Megatrends 2000. Zehn Perspektiven für den Weg ins nächste Jahrtausend. 4. Aufl. Düsseldorf, Wien, New York: ECON.

Oettle, Karl (2006): Zusammenhänge zwischen Marktöffnungen und Regulierungen im Gesundheitswesen im Hinblick auf den Bürger. In: Braun, Günther E.; Schulz-Nieswandt, Frank (Hg.): Liberalisierung im Gesundheitswesen. Einrichtungen des Gesundheitswesens zwischen Wettbewerb und Regulierung. Baden-Baden: Nomos, S. 19–25.

Oswald, Wolf D.; Lehr, Ursula; et. al. (Hg.) (2006): Gerontologie. Medizinische, psychologische und sozialwissenschaftliche Grundbegriffe. 3. Aufl. Stuttgart: Kohlhammer.

Panfil, Eva-Maria (Hg.) (2011): Wissenschaftliches Arbeiten in der Pflege. Bern.

Pfadenhauer, Michaela (2004): Wie forschen Trendforscher? Zur Wissensproduktion in einer umstrittenen Branche. In: Forum Qualitative Sozialforschung, Jg. 5, H. 2, 36, S. 1–22. Online verfügbar unter http://nbn-resolving.de/urn:nbn:de:0114-fqs0402366.

Pillkahn, Ulf (2007): Trends und Szenarien als Werkzeuge zur Strategieentwicklung. 1. Aufl. Erlangen: Publicis.

Polit, Denise F.; Beck, Cheryl T.; Hungler, Bernadette P. (Hg.) (2004): Lehrbuch Pflegeforschung. Methodik, Beurteilung und Anwendung. 1. Aufl. Bern: Hans Huber.

Popper, Karl R.; Lorenz K. (1994): Die Zukunft ist offen. 6. Aufl. München: Serie Piper.

Pundt, Johanne (Hg.) (2006): Professionalisierung im Gesundheitswesen. 1. Aufl. Bern: Hans Huber.

Reiners, Hartmut (2011): Mythen der Gesundheitspolitik. 2. Aufl. Bern: Hans Huber.

Remmers, Hartmut (1999): Pflegewissenschaft und ihre Bezugswissenschaften. Fragen pflegewissenschaftlicher Zentrierung interdisziplinären Wissens. In: Pflege, Jg. 12, H. 6, S. 367–376.

Remmers, Hartmut (2010): Transformationen pflegerischen Handelns. Entwurf einer theoretischen Erklärungsskizze. In: Kreutzer, Susanne (Hg.): Transformationen pflegerischen Handelns. Institutionelle Kontexte und soziale Praxis vom 19.-21. Jahrhundert. Osnabrück: Universitätsverlag Osnabrück (Pflegewissenschaft und Pflegebildung, 5), S. 33–64.

Remmers, Hartmut (Hg.) (2011): Pflegewissenschaft im interdisziplinären Dialog. Eine Forschungsbilanz. Göttingen: V&R Unipress.

Rennen-Allhoff, Beate; Schaeffer, Doris (Hg.) (2003): Handbuch Pflegewissenschaft. 1. Aufl. Weinheim, München: Juventa.

Riedel, Annette (2007): Professionelle Pflege alter Menschen. Marburg: Tectum.

Robert Bosch Stiftung (1992): Pflege braucht Eliten. Gerl: Bleicher.

Rothgang, Heinz (2000): Die Pflegeversicherung: Kernstück der Altenpflegepolitik der letzten drei Dekaden. In: Schulz-Nieswandt, Frank; Schewe, Gisela (Hg.): Sozialpolitische Trends in Deutschland in den letzten drei Dekaden. Berlin: Duncker und Humblot, S. 59–86.

Rott, Christoph (2004): Demografie des hohen und sehr hohen Alters. In: Kruse, Andreas; Martin, Mike (Hg.): Enzyklopädie der Gerontologie. Alternsprozesse in multidisziplinärer Sicht. Bern: Hans Huber, S. 51–65.

Ryll, Andreas (2000): Zur Entwicklung der Gesundheitsausgaben und ihrer gesundheitspolitischen Steuerung 1970–1996. In: Schulz-Nieswandt, Frank; Schewe, Gisela (Hg.): Sozialpolitische Trends in Deutschland in den letzten drei Dekaden. Berlin: Duncker und Humblot, S. 33–57.

Sachverständigenrat für die Konzertierte Aktion im Gesundheitswesen (SVR) (1996): Gesundheitswesen in Deutschland. Kostenfaktor und Zukunftsbranche. Demographie, Morbidität, Wirtschaftlichkeitsreserven und Beschäftigung. Kurzfassung. Baden-Baden (1).

Sachverständigenrat für die Konzertierte Aktion im Gesundheitswesen (SVR) (1997): Gesundheitswesen in Deutschland. Kostenfaktor und Zukunftsbranche. Fortschritt, Wachstumsmärkte, Finanzierung und Vergütung. Kurzfassung. Baden-Baden (2).

Sachverständigenrat für die Konzertierte Aktion im Gesundheitswesen (SVR) (2000): Bedarfsgerechtigkeit und Wirtschaftlichkeit. Zielbildung, Prävention, Nutzerorientierung und Partizipation. Kurzfassung. 1. Aufl. Baden-Baden.

Sachverständigenrat für die Konzertierte Aktion im Gesundheitswesen (SVR) (2001): Bedarfsgerechtigkeit und Wirtschaftlichkeit. Qualitätsentwicklung in Medizin und Pflege. Kurzfassung. Baden-Baden (2).

Saß, A. -C; Wurm, S.; Ziese, T. (2009): Somatische und psychische Gesundheit. In: Statistisches Bundesamt, DZA und Robert Koch Institut (Hg.): Gesundheit und Krankheit im Alter. Beiträge zur Gesundheitsberichterstattung des Bundes. Berlin, S. 31–36.

Schaeffer, Doris (2009): Bewältigung chronischer Erkrankung – Status Quo der Theoriediskussion. In: Schaeffer, Doris (Hg.): Bewältigung chronischer Krankheit im Lebenslauf. Bern: Hans Huber, S. 15–51.

Schaeffer, Doris (Hg.) (2009): Bewältigung chronischer Krankheit im Lebenslauf. Bern: Hans Huber.

Schaeffer, Doris (2011): Entwicklung von Pflegewissenschaft in Deutschland. In: Schaeffer, Doris; Wingenfeld, Klaus (Hg.): Handbuch Pflegewissenschaft. Neuausgabe 2011. Weinheim, München: Juventa, S. 9–15.

Schaeffer, Doris; Wingenfeld, Klaus (2004): Pflegerische Versorgung alter Menschen. In: Kruse, Andreas; Martin, Mike (Hg.): Enzyklopädie der Gerontologie. Alternsprozesse in multidisziplinärer Sicht. Bern: Hans Huber, S. 477–490.

Schaeffer, Doris; Wingenfeld, Klaus (Hg.) (2011): Handbuch Pflegewissenschaft. Neuausgabe 2011. Weinheim, München: Juventa.

Schober, Madrean; Affara, Fadwa (2008): Advanced Nursing Practice (ANP). 1. Aufl. Bern: Hans Huber.

Schreiber, Alfred (2007/2008): Heuristik: Kunst des Problemlösens. Grundzüge der Mathematikdidaktik 1994-2008. Fachdidaktische Vorlesungen Universität Flensburg. Herausgegeben von Alfred Schreiber. Online verfügbar unter http://www.gefilde.de/ashome/vorlesungen/gzmadi/heuristik_problemloesen/heuristik_problemloesen.html#Heuristik, zuletzt geprüft am 10.08.2011.

Schrems, Berta (2009): Wissensproduktion in der Pflege. In: Mayer, Hanna (Hg.): Pflegewissenschaft – von der Ausnahme zur Normalität. Ein Beitrag zur inhaltlichen und methodischen Standortbestimmung. 1. Aufl. Wien: Facultas, S. 47–71.

Schröder, Klaus Theo (2009): Die Pflege im Gesundheits- und Sozialsystem: Erwartungen und Ansprüche aus Sicht der Politik. In: Klusen, Norbert; Meusch, Andreas (Hg.): Zukunft der Pflege in einer alternden Gesellschaft. Konzepte, Kosten, Kompetenzen. 1. Aufl. Baden-Baden: Nomos, S. 15–32.

Schulz-Nieswandt, Frank (2000): Trends – zwischen Vergangenheit und Zukunft. Sozialpolitik – Feldbetrachtungen zwischen Sozialstaatlichkeit und ökonomischen Entwicklungen. In: Schulz-Nieswandt, Frank; Schewe, Gisela (Hg.): Sozialpolitische Trends in Deutschland in den letzten drei Dekaden. Berlin: Duncker und Humblot, S. 9–13.

Schulz-Nieswandt, Frank (2004): Zur Zukunft der gesundheitlichen Versorgung von alten Menschen. In: Sozialer Fortschritt, Jg. 53, H. 11-12, S. 310–319.

Schulz-Nieswandt, Frank (2006): Sozialpolitik und Alter. Stuttgart: Kohlhammer.

Schulz-Nieswandt, Frank (2010): Wandel der Medizinkultur. Anthropologie und Tiefenpsychologie der Integrationsversorgung als Organisationsentwicklung. in Druck. Berlin: Duncker und Humblot.

Schulz-Nieswandt, Frank; Schewe, Gisela (Hg.) (2000): Sozialpolitische Trends in Deutschland in den letzten drei Dekaden. Berlin: Duncker und Humblot.

Seidl, Elisabeth (Hg.) (1993): Betrifft: Pflegewissenschaft. Wien, München, Bern: Maudrich.

Seidl, Elisabeth (1993): Pflegewissenschaft – Eine Annäherung an Begriff und Bedeutung. In: Seidl, Elisabeth (Hg.): Betrifft: Pflegewissenschaft. Wien, München, Bern: Maudrich, S. 99–117.

Shaha, Maya (2009): Heideggers Ontologie des Daseins in Pflegeforschung und Theoriebildung. In: Mayer, Hanna (Hg.): Pflegewissenschaft – von der Ausnahme zur Normalität. Ein Beitrag zur inhaltlichen und methodischen Standortbestimmung. 1. Aufl. Wien: Facultas, S. 89–105.

Sieger, Margot (2011): Akademische Erstausbildung in der Pflege. In: PADUA, o. Jg., H. 4, S. 53–57.

Simon, Michael (2010): Das Gesundheitssystem in Deutschland. Eine Eiführung in Struktur und Funktionsweise. 3. Aufl. Bern.

Spirig, Rebecca; Fierz, Katharina (2011): In einem Journal veröffentlichen. In: Panfil, Eva-Maria (Hg.): Wissenschaftliches Arbeiten in der Pflege. Bern, S. 325–336.

Statistisches Bundesamt, DZA und Robert Koch Institut (Hg.) (2009): Gesundheit und Krankheit im Alter. Beiträge zur Gesundheitsberichterstattung des Bundes. Berlin.

Statistisches Bundesamt (Hg.) (1998): Gesundheitsbericht für Deutschland. Gesundheitsberichterstattung des Bundes (GBE). Stuttgart.

Statistisches Bundesamt und Robert Koch Institut (2004): Schwerpunktbericht der Gesundheitsberichterstattung des Bundes. Pflege. Berlin.

Stemmer, Renate (2001): Anmerkungen zu wissenschaftstheoretischen Fragestellungen in Pflegewissenschaft und -forschung. In: Pflege und Gesellschaft, Jg. 6, H. 1, S. 5–7.

Stemmer, Renate (2011): Pflegewissenschaft als Player im Gesundheitswesen. In: Käppeli, Silvia (Hg.): Pflegewissenschaft in der Praxis. Eine kritische Reflexion. Bern: Hans Huber, S. 281–294.

Sukopp, Thomas (2010): Interdisziplinarität und Transdisziplinarität. Definitionen und Konzepte. In: Jungert, Michael; Romfeld, Elsa; Sukopp, Thomas; Voigt, Uwe (Hg.): Interdisziplinarität. Theorie, Praxis, Probleme. Darmstadt: WBG, Wissenschaftliche Buchgesellschaft, S. 13–29.

Uzarewicz, Charlotte (2010): Zwischen Subjektivität und Wissenschaftlichkeit. Phänomenologische Methode in der Pflegebildung – eine Annäherung. In: PADUA, o. Jg., H. 1, S. 6–13.

Uzarewicz, Charlotte; Uzarewicz, Michael (2005): Das Weite suchen. Einführung in eine phänomenologische Anthropologie für Pflege. 1. Aufl. Stuttgart: Lucius und Lucius.

van Maanen, Hanneke (1996): Pflegewissenschaft in den USA: Ihre Entwicklung und Ergebnisse. In: Krüger, Helga; Piechotta, Gudrun; Remmers, Hartmut (Hg.): Innovation der Pflege durch Wissenschaft. Perspektiven und Positionen. Bremen: Altera (Forum Pflegewissenschaft 1), S. 147–158.

Vollstedt, Inge (2001): „Pflegewissenschaft als Praxiswissenschaft und Handlungswissenschaft" von Jutta Dornheim und KollegInnen. Eine kritische Betrachtung. In: Pflege und Gesellschaft, Jg. 6, S. 8–17.

Wagner, Franz: Quo vadis Pflege? Berufsrecht – Generalistik – Akademisierung; aus der Reihe „Frühjahrsakademie 2011". München. Online verfügbar unter http://www.bay-arge-pflege.de/upload/Wagner-DBfK-DPR.pdf, zuletzt geprüft am 10.08.2011.

Wahl, Hans-Werner (2004): Zur Zukunft des Alterns. Allgemeine Überlegungen und ein Szenarienspiel. In: Sozialer Fortschritt, Jg. 53, S. 274–279.

Ware, Mark (2008): Peer Review: benefits, perceptions and alternatives. PRC (Publishing research consortium). (PRC Summary Papers 4). Online verfügbar unter http://www.publishingresearch.net.

Weidner, Frank (2011): Grundlagen und Erfahrungen anwendungsorientierter Forschung in der Pflege. In: Käppeli, Silvia (Hg.): Pflegewissenschaft in der Praxis. Eine kritische Reflexion. Bern: Hans Huber, S. 260–280.

Weih, Markus; Wiltfang, Jens (2006): Grundlagen der Alzheimerdemenz. In: Oswald, Wolf D.; Lehr, Ursula; et. al. (Hg.): Gerontologie. Medizinische, psychologische und sozialwissenschaftliche Grundbegriffe. 3. Aufl. Stuttgart: Kohlhammer.

Wingenfeld, Klaus; Büscher, Andreas; Schaeffer, Doris (2007): Recherche und Analyse von Pflegebedürftigkeitsbegriffen und Einschätzungsinstrumenten. Herausgegeben von Institut für Pflegewissenschaft an der Universität Bielefeld. Bielefeld. Online verfügbar unter http://www.gkv.info/site/fileadmin/user_upload/PDF/Pflegeversicherung/ipw_bericht_20070323.pdf.

Zegelin, Angelika (2005): „Festgenagelt sein" – Der Prozess des Bettlägerigwerdens durch allmähliche Ortsfixierung. In: Pflege, Jg. 18, H. 5, S. 281–288.

Zeuner, Margitta (2003): Integrative Ausbildung für Pflegefachberufe mit gleichzeitiger Vorbereitung auf die Fachhochschulreife. In: Pflege&Gesellschaft, Jg. 8, H. 3, S. 118–122.

INTERNETQUELLEN

INTERNETANGABEN DES EXPERTENFORUMS

Prof. Dr. Hanna Mayer: (http://www.dieuniversitaet-online.at/professuren/curricula-vitae/beitrag/news/univ-prof-mag-dr-hanna-mayer/80.html, Zugriff vom 19.07.2011).

Prof. Dr. Bernd Seeberger: (http://pw.umit.at/page.cfm?pageid=477, Zugriff vom 19.07.2011).

Prof. Dr. Frank Schulz-Nieswandt:(http://www.wiso.uni-koeln.de/home/inhalt.asp?l=fak&m=dek2&e=d, Zugriff vom 19.07.2011).

Prof. Dr. Andreas Lauterbach: (http://www.hs-gesundheit.de/de/thema/die-hochschule/ueber-uns/personen-von-a-bis-z/g-l/andreas-lauterbach/, Zugriff vom 19.07.2011).

ALLGEMEINE INTERNETQUELLEN

Deutsche Gesellschaft für Pflegewissenschaft: (www.dg-pflegewissenschaft.de, Zugriff vom 31.07.2011).

Katholische Hochschule Freiburg:(http://www.kh-freiburg.de/studium/studiengaenge/bachelorstudiengaenge/pflege/, Zugriff vom 10.07.2011).

Deutsches Institut für angewandte Pflegeforschung: (http://www.dip.de/presse/pressemitteilungen/pressemitteilung/?tx_ttnews%5BbackPid%5D=62&tx_ttnews%5Btt_news%5D=140&cHash=7edb68bace407c6b9693780362ad011c, Zugriff vom 21.07.2011).

Hochschule für angewandte Wissenschaften Hamburg: (http://www.pflege.haw-hamburg.de/index.php?id=1488, Zugriff vom 20.07.2011).

FOCUS online vom 06.10.06: (http://www.focus.de/gesundheit/ratgeber/medikamente/news/klinische-studien-im-zweifelsfall-fuer-den-sponsor_aid_116924.html, Zugriff vom 09.11.08).

Sachverständigenrat zur Begutachtung der Entwicklung im Gesundheitswesen (www.svr-gesundheit.de, Zugriff vom 02.10. 2011).

Der Gemeinsame Bundesausschuss: (www.g-ba.de, Zugriff vom 02.10.2011).

Verein zur Förderung demokratischer Zukunftsgestaltung e.V.: (www.zwverein.de, Zugriff vom 21.03.2011).

Robert Koch Institut: (www.rki.de, Zugriff vom 10.11.2010).

VERZEICHNIS DER ANALYSIERTEN ZEITSCHRIFTEN

Ahnis, Anne; Boguth, Katja; Braumann, Antje; Kummer, Katja; Seizmair, Nicoletta; Seither Corinna (2008): Inkontinenz bei alten Menschen. In: Pflege und Gesellschaft, Jg. 13, H. 3, S. 62–76.

Albiez, Thomas; Bächle, Bernadette; Grässle, Birgit; Naegele, Matthias; Schramm, Kerstin; Treiber, Jörg (2005): Pflegequalifikation bestimmt Pflegequalität?! In: Zeitschrift für Pflege- und Gesundheitswissenschaft/ PrInterNet, Jg. 7, H. 11, S. 613–622.

Arens, Frank (2003): „Lebensweltlich-kommunikatives Handeln". Ein Ansatz zur Situationsbewältigung zwischen Pflegenden und dementierenden alten Menschen. In: Pflege und Gesellschaft, Jg. 8, H. 2, S. 68–73.

Arens, Frank (2004): Umgang mit Emotionen in der Pflege von dementierenden alten Menschen. Ergebnisse aus einem Pflegeforschungsprojekt. In: Zeitschrift für Pflege- und Gesundheitswissenschaft/ PrInterNet, Jg. 6, H. 12, S. 677–686.

Arens, Frank (2007): Anregungen zur didaktisch methodischen Umsetzung des nationalen Expertenstandards Sturzprophylaxe in den Schulformen des Berufsfelds Pflege. In: Zeitschrift für Pflege- und Gesundheitswissenschaft/ PrInterNet, Jg. 9, H. 11, S. 677–685.

Balzer, Katrin; Schmiedl, C.; Dassen, Theo (2001): Instrumente zur Einschätzung des Dekubitusrisikos im Vergleich. In: Zeitschrift für Pflege- und Gesundheitswissenschaft/PrInterNet, Jg. 3, H. 7–8, S. 41–44.

Bär, Marion; Böggemann, Marlies; Kruse, Andreas (2005): Demenzkranke Menschen in individuell bedeutsamen Alltagssituationen – Entwicklung einer Methode zur Förderung der Lebensqualität durch Stimulierung positiver Emotionen. In: Pflege und Gesellschaft, Jg. 10, H. 1, S. 60–61.

Bartholomeyczik, S. (2004): Pflegebedarf und Pflegebedürftigkeit. In: Zeitschrift für Pflege- und Gesundheitswissenschaft/PrInterNet, Jg. 6, H. 7–8, S. 389–395.

Bartholomeyczik, Sabine (2003): Zusammenhänge zwischen Personal- und Bewohnerstruktur in Altenpflegeheimen. In: Zeitschrift für Pflege- und Gesundheitswissenschaft/PrInterNet, Jg. 5, H. 6, S. 73–81.

Bartholomeyczik, Sabine (2004): Qualitätsdimensionen in der Pflegedokumentation – eine standardisierte Analyse von Dokumenten in Altenpflegeheimen. In: Pflege, Jg. 17, H. 3, S. 187–195.

Bartholomeyczik, Sabine; Halek, Margarete; Müller-Hergl, Christian; Riesner, Christine; Rüsing, Detlef; Vollmar, Host Christian; Wilm, Stefan (2008): Institut für Forschung und Transfer in der Pflege und Behandlung von Menschen mit Demenz: Konzept. In: Pflege und Gesellschaft, Jg. 13, H. 4, S. 337–349.

Bartholomeyczik, Sabine; Hunstein, Dirk (2000): Erforderliche Pflege – zu den Grundlagen einer Personalbemessung. In: Pflege und Gesellschaft, Jg. 5, H. 4, S. 105–109.

Becker, Wolfgang (2003): Integrierte Ausbildung von Krankenpflege und Altenpflege: Pflege neu denken reicht nicht aus – es muss auch anders qualifiziert werden! Konzept eines neuen Ausbildungsgangs in Brandenburg. In: Pflege und Gesellschaft, Jg. 8, H. 3, S. 97–100.

Behrens, Johann; Zimmermann, Markus (2006): Das Bedürfnis nach Selbstbestimmung bei Pflegebedürftigkeit Konzept und Forschungsperspektiven. In: Zeitschrift für Gerontologie und Geriatrie/ZfGG, Jg. 39, H. 3, S. 165–172.

Beiner, Elvira (2000): Marketing – Ein Muss für jedes Pflegeunternehmen. In: Zeitschrift für Pflege- und Gesundheitswissenschaft/PrInterNet, Jg. 2, H. 11, S. 246–254.

Beyer, Gerrit (2002): Zu Hause in einer fremden Welt. Studie zum Wirklichkeitserleben eines dementen alten Menschen im Heim: eine Interpretation verschiedener Sichtweisen. In: Pflege, Jg. 15, H. 3, S. 122–130.

Biendarra, Ilona; Weeren, Marc (2008): Wenn der Patient „Nein" sagt. Impuls für eine veränderte Sicht auf behandlungsverwehrende Entscheidungen und das daraus resultierende Potenzial für die Pflege am Beispiel der Patientenverfügung. In: Zeitschrift für Pflege- und Gesundheitswissenschaft/PrInterNet, Jg. 10, H. 1, S. 50–58.

Blaschke, Karin (2007): Die Situation von Wohnbereichsleitungen in der stationären Altenhilfe und die Bedeutung von Weiterbildungsangeboten. In: Zeitschrift für Pflege- und Gesundheitswissenschaft/ PrInterNet, Jg. 9, H. 1, S. 26–32.

Blinkert, Baldo (2007): Bedarf und Chancen. Die Versorgungssituation pflegebedürftiger Menschen im Prozess des demografischen und sozialen Wandels. In: Pflege und Gesellschaft, Jg. 12, H. 3, S. 227–239.

Boes, Charlotte (2003): Der Beitrag von Pflegefachpersonen ambulanter Pflegedienste in häuslichen Pflegesituationen. In: Pflege, Jg. 16, H. 6, S. 349–356.

Bönsch, Manfred (2000): Patientenorientierung zwischen Kundenwerbung und konstruktiv-systemischer Menschenbehandlung. In: Zeitschrift für Pflege- und Gesundheitswissenschaft/PrInterNet, Jg. 2, H. 1, S. 19–26.

Borutta, Manfred (2006): Mit der Bürokratie gegen die Bürokratie. Die Entbürokratisierungsdebatte in der Altenpflege aus der Perspektive der neueren Systemtheorie nach Niklas Luhmann. In: Zeitschrift für Pflege- und Gesundheitswissenschaft/PrInterNet, Jg. 8, H. 6, S. 334–340.

Borutta, Manfred (2007): Von der lernenden zur kompetenten Organisation Wissensmanagement in Pflegeeinrichtungen aus systemtheoretischer Perspektive. In: Zeitschrift für Pflege- und Gesundheitswissenschaft/ PrInterNet, Jg. 9, H. 2, S. 77–84.

Böttger, Andreas W. (2005): Im Zwielicht von Strafrecht und Autonomie: Die Einstellung der Bevölkerung zur Sterbehilfe. In: Zeitschrift für Pflege- und Gesundheitswissenschaft/PrInterNet, Jg. 7, H. 6, S. 359–370.

Brandenburg, Hermann (2000): Gerontologie und Pflege. In: Zeitschrift für Pflege- und Gesundheitswissenschaft/PrInterNet, Jg. 2, H. 3, S. 70–80.

Brandenburg, Hermann (2000): Pflege im Spannungsfeld zwischen fachlichen Anforderungen und begrenzten Budgets. In: Zeitschrift für Pflege- und Gesundheitswissenschaft/PrInterNet, Jg. 2, H. 8, S. o. A.

Brandenburg, Hermann (2001): Gerontologie und Pflege. In: Zeitschrift für Gerontologie und Geriatrie/ ZfGG, Jg. 34, H. 2, S. 129–139.

Brandenburg, Hermann (2002): Das Resident Assessment Instrument (RAI). In: Zeitschrift für Pflege- und Gesundheitswissenschaft/PrInterNet, Jg. 4, H. 12, S. 114–123.

Brandenburg, Hermann (2002): Das Resident Assessment Instrument (RAI): Ausgewählte empirische Befunde und Konsequenzen für die pflegewissenschaftliche Diskussion in Deutschland. In: Pflege und Gesellschaft, Jg. 7, H. 3, S. 95–102.

Brandenburg, Hermann (2002): Zukunft der Pflege – der soziale Wandel und neue Tätigkeitsfelder in der professionellen Pflege alter Menschen. In: Zeitschrift für Pflege- und Gesundheitswissenschaft/ PrInterNet, Jg. 4, H. 7-8, S. 133–148.

Bräutigam, Christoph; Bergmann-Tyacke, Inge; Rustemeier-Holtwick, Annette; Schönlau, Kerstin Sieger Margot (2005): Verstehen statt Etikettieren: Ein professioneller Zugang zur Situation von Pflegebedürftigen mit Demenz in kommunikativ schwierigen Situationen. In: Pflege und Gesellschaft, Jg. 10, H. 2, S. 83–89.

Bräutigam, Katrin; Flemming, Anke; Halfens, Ruud; Dassen, Theo (2003): Dekubitusprävention: Theorie und Praxis. In: Pflege, Jg. 16, H. 2, S. 75–82.

Brinker-Meyendriesch, Elfriede (2006): Ausgewählte Inhalts- und Strukturelemente von Wohngemeinschaften, in denen Menschen mit Demenz leben. In: Zeitschrift für Pflege- und Gesundheitswissenschaft/PrInterNet, Jg. 8, H. 4, S. 240–246.

Brüggemann, Ruth; Osterbrink, Jürgen; Benkenstein, Jana (2002): Pflegeüberleitung: die Sicht der Patienten und notwendige Konsequenzen für die Organisation Krankenhaus. In: Pflege, Jg. 15, H. 2, S. 79–85.

Büscher, Andreas; Budroni, Helmut; Hartenstein Almut; Bernhard Holle; Vosseler, Birgit (2007): Auswirkungen von Vergütungsregelungen in der häuslichen Pflege. Ein Modelprojekt zur Einführung personenbezogener Budgets. In: Pflege und Gesellschaft, Jg. 12, H. 4, S. 343–359.

Büssing, André; Giesenbauer, Björn; Glaser, Jürgen (2003): Gefühlsarbeit. Beeinflussung der Gefühle von Bewohnern und Patienten in der stationären und ambulanten Altenpflege. In: Pflege, Jg. 16, H. 6, S. 357–365.

Compton, Friederike; Strauß, Matthias; Hortig, Tino; Frey, Judith; Hoffmann, Falko; Zidek, Walter; Schäfer, Jürgen-Heiner (2008): Validität der Waterlow-Skala zur Dekubitusrisikoeinschätzung auf der Intensivstation: eine prospektive Untersuchung an 698 Patienten. In: Pflege, Jg. 21, H. 1, S. 37–48.

Dangel, Bärbel; Korporal, Johannes (2003): Kann Pflege im Rahmen der Pflegeversicherung Grundlage eines spezifischen pflegerischen Ansatzes der Rehabilitation sein. In: Zeitschrift für Gerontologie und Geriatrie/ZfGG, Jg. 36, H. 1, S. 50–62.

Deittert, Ch.; Lammerding, A.; Stienen, U.; Temme, P.; Urbanek, R.; Steenblock, M. et al. (2000): Projekt zur Unterstützung sehbehinderter alter Menschen: „Entwicklung eines Ratgebers für den kommunalen Bereich Münster". In: Pflege, Jg. 13, H. 3, S. 160–168.

Dibelius, Olivia (2001): Pflegemanagement im Spannungsfeld zwischen Ethik und Ökonomie: Eine qualitative Untersuchung in der stationären und teilstationären Altenpflege. In: Pflege, Jg. 14, H. 6, S. 407–413.

Dörpinghaus, Sabine (2006): Evaluation von Pflegekursen: Stärken und Herausforderungen. In: Pflege und Gesellschaft, Jg. 11, H. 3, S. 223–239.

Dräger, Dagmar; Geister, Christina; Kuhlmey, Adelheid (2003): Auswirkungen der Pflegeversicherung auf die Situation pflegender Töchter – Die Rolle der professionellen Pflegedienste. In: Pflege, Jg. 16, H. 6, S. 342–348.

Ehmann, Marcus (2002): Die Anwendung des RAI-Systems in der pflegerischen Praxis. In: Zeitschrift für Pflege- und Gesundheitswissenschaft/ PrInterNet, Jg. 4, H. 12, S. 124–133.

Eurich, Johannes (2008): Eingeschränkte Menschenwürde. Unterschiedliche Menschenbilder in der Pflege und ihre Folgen für Menschen mit Demenzerkrankungen. In: Pflege und Gesellschaft, Jg. 13, H. 4, S. 350–362.

Ewers, Michael (2000): Häusliche Infusionstherapie (HIT): Herausforderung für Pflege und Public Health in Wissenschaft und Praxis. In: Pflege und Gesellschaft, Jg. 5, H. 2, S. 37–41.

Faust, Robert (2004): Indikatoren zur Beurteilung pflegesensitiver Ergebnisqualität in Pflegeheimvergleichen. In: Zeitschrift für Pflege- und Gesundheitswissenschaft/PrInterNet, Jg. 6, H. 4, S. 222–230.

Fehr, Jörn (1999): Grundüberlegungen zum Pflegemarketing. In: Zeitschrift für Pflege- und Gesundheitswissenschaft/PrInterNet, Jg. 1, H. 6, S. 159–163.

Fischer, Michael; Neubert Thomas R. (2004): Vom nationalen Expertenstandard „Dekubitusprophylaxe in der Pflege" zu der internen Leitlinie „Dekubitus". Ein Hilfsmittel zur workflowunterstützenden elektronischen Pflegedokumentation. In: Zeitschrift für Pflege- und Gesundheitswissenschaft/ PrInterNet, Jg. 6, H. 9, S. 495–502.

Frank, Michael (1999): Geriatrieunterricht : Enttabuisierung der Alterssexualität. In: Zeitschrift für Pflege- und Gesundheitswissenschaft/PrInterNet, Jg. 1, H. 5, S. 140–152.

Friesacher, Heiner (2004): Foucaults Konzept der Gouvernementalität als Analyseinstrument für die Pflegewissenschaft. In: Pflege, Jg. 17, H. 6, S. 364–374.

Fuchs, Claudia; Willems, Carmen; Panfil, Eva Maria (2007): Entwicklung und Evaluation einer Informationsbroschüre für pflegende Angehörige zum Thema „Dekubitusprophylaxe". In: Zeitschrift für Pflege- und Gesundheitswissenschaft/PrInterNet, Jg. 9, H. 3, S. 184–190.

Fünfstück, Mathias; Haupt, Christiane; Dietsche, Stefan; Löschmann, Christoph (2008): Angehörigenbefragung – Ein Instrument zur Erhebung von subjektiv empfundener Qualität in stationären Pflegeeinrichtungen. In: Zeitschrift für Pflege- und Gesundheitswissenschaft/PrInterNet, Jg. 10, H. 7-8, S. 395–400.

Geisler, Uwe (1999): Biographiearbeit als Gegenstand und Methode im Unterricht an Kranken- und Altenpflegeschulen. In: Zeitschrift für Pflege- und Gesundheitswissenschaft/PrInterNet, Jg. 1, H. 4, S. 113–120.

Geister, Christina (2005): Sich-verantwortlich-Fühlen als zentrale Pflegemotivation. In: Pflege, Jg. 18, H. 1, S. 5–14.

Gennrich, Rolf (2000): Ergebnisse der wissenschaftlichen Begleitung des Verfahrens PLAISIR. In: Pflege und Gesellschaft, Jg. 5, H. 4, S. 101–104.

Görres, Stefan; Bohns, Stefanie; Stöver, Martina; Krippner, Antje (2003): Modellprojekt »Integrierte Pflegeausbildung in Bremen«. In: Pflege und Gesellschaft, Jg. 8, H. 3, S. 91–96.

Görres, Stefan; Reif, Karl; Biedermann, H.; Habermann, M.; Borchert, C.; Köpke, Sascha et al. (2006): Optimierung des Pflegeprozesses durch neue Steuerungsinstrumente – Der Pflegeforschungsverbund Nord. In: Zeitschrift für Gerontologie und Geriatrie/ZfGG, Jg. 39, H. 3, S. 159–164.

Gottschalck, Thomas (2003): Mundpflege – Untersuchung eines pflegerischen Handlungsfeldes. In: Zeitschrift für Pflege- und Gesundheitswissenschaft/PrInterNet, Jg. 5, H. 3, S. 61–73.

Gottschalck, Thomas; Dassen, Theo (2002): Welche Mittel werden zur Behandlung von Mundproblemen in der Literatur beschrieben? – Eine Analyse von deutsch und englischsprachigen Veröffentlichungen zwischen 1990 und 2001. In: Pflege, Jg. 15, H. 3, S. 137–145.

Gräßel, Elmar; Schirmer, Barbara (2003): Freiwillige Helferinnen und Helfer in der stundenweisen häuslichen Betreuung von Demenzkranken. In: Pflege, Jg. 16, H. 4, S. 216–221.

Grebe, Christian (2004): Pflegeklassen nach SGB XI und RUG-III. In: Zeitschrift für Pflege- und Gesundheitswissenschaft/PrInterNet, Jg. 6, H. 3, S. 177–184.

Grimm, Karl-Heinz (2002): Das Home Health Care Classification System. In: Zeitschrift für Pflege- und Gesundheitswissenschaft/PrInterNet, Jg. 4, H. 9, S. 59–74.

Grimm, Karl-Heinz (2003): Das Home Health Care Classification System – Teil 2. In: Zeitschrift für Pflege- und Gesundheitswissenschaft/PrInterNet, Jg. 5, H. 5, S. 12–20.

Güttler, Karen; Lehmann, Almut (2003): Eine Typologie für Pflegeprozesse am Beispiel des Projektes «Pflegeprozess, Standardisierung und Qualität im Dienstleistungssektor Pflege». In: Pflege, Jg. 16, H. 3, S. 153–160.

Haastert, Frank (2005): Pflegeversicherung und Demenz – wohin entwickelt sich die Pflegeversicherung. In: Zeitschrift für Pflege- und Gesundheitswissenschaft/PrInterNet, Jg. 7, H. 10, S. 542–548.

Hackmann, Mathilde (2000): Stellenwert des Praxiseinsatzes in der ambulanten Pflege für Pflegeschülerinnen – eine Forschungsübung. In: Zeitschrift für Pflege- und Gesundheitswissenschaft/PrInterNet, Jg. 2, H. 1, S. 27–36.

Halek, Margarete; Mayer, Herbert (2002): Die prädiktive Validität der originalen und erweiterten Norton-Skala in der Altenpflege. In: Pflege, Jg. 15, H. 6, S. 309–317.

Hallensleben, Jörg (2002): Pflegequalität auf dem Prüfstand. Neue Regelungen zur Qualitätssicherung und zur Stärkung des Verbraucherschutzes im SGB XI und im Heimgesetz. In: Pflege und Gesellschaft, Jg. 7, H. 1, S. 1–20.

Hallensleben, Jörg (2004): 10 Jahre Pflegeversicherung – Ein Blick zurück in die Zukunft. In: Pflege und Gesellschaft, Jg. 9, H. 4, S. 138–146.

Hallensleben, Jörg; Jaskulewicz, Gisela (2005): Begleitforschung für ambulant betreute Wohngemeinschaften für demenzkranke Menschen. In: Pflege und Gesellschaft, Jg. 10, H. 2, S. 97–102.

Hanns, Stephanie; Kuske, Bettina; Riedel-Heller, Steffi; Behrens, Johann; Angermeyer, Matthias C. (2005): Entwicklung und Evaluation eines Trainingsprogramms für das Pflegepersonal in Altenpflegeheimen zum Umgang mit Demenzkranken. In: Pflege und Gesellschaft, Jg. 10, H. 1, S. 20–22.

Happel, W. (2001): Qualität in der Pflege beginnt in der Altenpflegeausbildung. In: Zeitschrift für Pflege- und Gesundheitswissenschaft/PrInterNet, Jg. 3, H. 6, S. 120–125.

Härlein, Jürgen; Scheffel, Edith; Heinze, Cornelia; Dassen, Theo (2007): Sturzprävention bei Menschen mit Demenzerkrankungen. In: Zeitschrift für Gerontologie und Geriatrie/ZfGG, Jg. 40, H. 4, S. 185–191.

Hartwig, Jörg; Janzen, Petra; Waller, Heiko (2008): Entlassungsvorbereitung im Krankenhaus aus der Sicht älterer, pflegebedürftiger Patienten. In: Pflege, Jg. 21, H. 3, S. 157–162.

Hasseler, Martina (2003): Auswirkungen gesundheitspolitischer Maßnahmen auf die ambulante Pflege in Deutschland. In: Pflege, Jg. 16, H. 4, S. 222–229.

Haupt, Christiane; Löschmann, Christoph; Lamprecht, Friedhelm (2008): Depressive Störungen im Alter – Wissenstransfer von der Theorie in die Praxis. In: Zeitschrift für Pflege- und Gesundheitswissenschaft/ PrInterNet, Jg. 10, H. 12, S. 645–650.

Haupt, Tobias (2007): Ein modulares Angehörigentraining bei Morbus Parkinson und kognitiven Defiziten. In: Zeitschrift für Pflege- und Gesundheitswissenschaft/PrInterNet, Jg. 9, H. 1, S. 33–41.

Haux, Erika (2006): Erfolge und Probleme bei der Gutachtertätigkeit: Begutachtung von Menschen mit Demenz. In: Pflege und Gesellschaft, Jg. 11, H. 2, S. 141–150.

Hebel, Lars; Ostermann, Rüdiger (2005): Praxisorientierte Auswahl einer EDV-gestützten Pflegedokumentation durch ein Pflegeheim. In: Zeitschrift für Pflege- und Gesundheitswissenschaft/PrInterNet, Jg. 7, H. 7-8, S. 436–442.

Heinze, Cornelia; Rissmann, Ulrich; Dassen, Theo (2004): Stürze bei älteren Menschen. In: Zeitschrift für Pflege- und Gesundheitswissenschaft/ PrInterNet, Jg. 6, H. 2, S. 105–110.

Heuel, Guido (2006): Die personenbezogene Dienstleistung Pflege im sozialen Wandel der demografischen Veränderungen. Die Balance zwischen professioneller Pflege und Laienpflege. In: Zeitschrift für Pflege- und Gesundheitswissenschaft/PrInterNet, Jg. 8, H. 6, S. 341–351.

Heusinger, Josefine (2007): Freundin, Expertin oder Dienstmädchen – zu den Auswirkungen sozialer Ungleichheit auf die Funktion professioneller Pflegekräfte in häuslichen Pflegearrangements. In: Pflege und Gesellschaft, Jg. 12, H. 4, S. 318–329.

Hoffmann, Daniel; Scholl, Annette (2001): Senioren erobern das World-Wide-Web. In: Zeitschrift für Pflege- und Gesundheitswissenschaft/ PrInterNet, Jg. 3, H. 4, S. 57–67.

Hoffmann, Falk; Scharnetzky, Elke; Deitermann, Bernhilde; Glaeske, Gerd (2006): Analyse von Krankenkassendaten zur Inanspruchnahme von Hilfsmitteln gegen Dekubitus. In: Pflege, Jg. 19, H. 5, S. 308–313.

Höhmann, Ulrike (2007): Qualitätssiegel Geriatrie aus pflegewissenschaftlicher Perspektive. In: Zeitschrift für Gerontologie und Geriatrie/ZfGG, Jg. 40, H. 3, S. 141–146.

Jahncke-Latteck, Anne-Dörte; Weber, Petra (2004): Pflegeberatung in Wohngruppen der Behindertenhilfe. Erfahrungen und Erkenntnisse aus einem Hamburger Projekt. In: Zeitschrift für Pflege- und Gesundheitswissenschaft/PrInterNet, Jg. 6, H. 10, S. 548–555.

Jahncke-Latteck, Anne-Dörte; Weber, Petra; Halves, Edith (2008): Situationsdeutung, Lebensweltorientierung und Normalität im Mittelpunkt professionellen ambulanten Pflegehandelns. In: Zeitschrift für Pflege- und Gesundheitswissenschaft/PrInterNet, Jg. 10, H. 3, S. 140–147.

Josat, Sabine (2003): Soll-Vorgaben und Ergebnisindikatoren für Pflegequalität in ausgewählten Qualitätsprüfinstrumenten für die stationäre Altenpflege. In: Zeitschrift für Pflege- und Gesundheitswissenschaft/PrInterNet, Jg. 5, H. 4, S. 37–45.

Josat, Sabine (2005): Welche Qualitätskriterien sind Angehörigen in der stationären Altenpflege wichtig. In: Pflege, Jg. 18, H. 3, S. 169–175.

Josat, Sabine; Schubert, Hans-Joachim; Schnell, Martin W.; Köck, Christian (2006): Qualitätskriterien, die Altenpflegeheimbewohnern und Angehörigen wichtig sind. In: Pflege, Jg. 19, H. 2, S. 79–87.

Kämmer, Karla (2002): Der Beitrag professioneller Pflege zur Lebensweltgestaltung von Menschen mit Demenz. In: Zeitschrift für Gerontologie und Geriatrie/ZfGG, Jg. 35, H. 3, S. 186–189.

Katzy, Roland (2000): Zur Schnittstellenproblematik zwischen Pflege und Hauswirtschaft. In: Zeitschrift für Pflege- und Gesundheitswissenschaft/ PrInterNet, Jg. 2, H. 4, S. 97–104.

Klie, Thomas; Monzer Michael (2008): Case Management in der Pflege Die Aufgabe personen- und familienbezogener Unterstützung bei Pflegebedürftigkeit und ihre Realisierung in der Reform der Pflegeversicherung. In: Zeitschrift für Gerontologie und Geriatrie/ZfGG, Jg. 41, H. 2, S. 92–105.

Klünder, Monika; Witt-Gülpen, Kerstin (2007): Pflegebeziehungen gestalten kann jeder. Die Rolle der Qualifikation beruflich Pflegender für die Selbstbestimmungsmöglichkeiten Pflegebedürftiger in der Altenpflege. In: Zeitschrift für Pflege- und Gesundheitswissenschaft/PrInterNet, Jg. 9, H. 12, S. 750–757.

Koch-Straube, Ursula (1999): Fremde(s) in der Altenpflege. In: Pflege, Jg. 12, H. 5, S. 289–294.

Koeppe, Armin; Müller Klaus (2003): Modellversuch zur Entwicklung und Erprobung eines Praxis-Curriculums für die integrierte Berufsausbildung von Krankenpflege, Kinderkrankenpflege und Altenpflege. In: Pflege und Gesellschaft, Jg. 8, H. 3, S. 101–104.

Kolleck, Bernd (2007): Kultursensible Pflege in ambulanten Pflegediensten. In: Pflege und Gesellschaft, Jg. 12, H. 3, S. 263–275.

Kondratowitz, Hans-Joachim von (2005): Die Beschäftigung von Migranten/innen in der Pflege. In: Zeitschrift für Gerontologie und Geriatrie/ZfGG, Jg. 38, H. 6, S. 417–423.

Koser, Antje; Brauns, Hans-Jochen; Wolf-Ostermann, Karin (2008): Prävention von Pflegebedürftigkeit. In: Zeitschrift für Pflege- und Gesundheitswissenschaft/PrInterNet, Jg. 10, H. 10, S. 561–564.

Kottner, Jan; Dassen, Theo (2008): Dekubitusprävalenzmessungen und Interrater-Reliabilität. In: Zeitschrift für Pflege- und Gesundheitswissenschaft/PrInterNet, Jg. 10, H. 9, S. 499–503.

Kottner, Jan Tannen Antje; Dassen, Theo (2008): Die Interrater-Reliabilität der Braden-Skala. In: Pflege, Jg. 21, H. 2, S. 85–94.

Krause, Tom (2005): Sturzfolgen bei geriatrischen Krankenhauspatienten. In: Pflege, Jg. 18, H. 1, S. 39–42.

Krause, Tom; Anders, Jennifer; Renteln-Kruse, Wolfgang von (2005): Inkontinenz als Risikofaktor für Dekubitus hält kritischer Überprüfung nicht stand. In: Pflege, Jg. 18, H. 5, S. 299–303.

Kretschmar, Simone; Ostermann, Rüdiger (2006): E-Mail-Nutzung als Hilfsmittel der täglichen Arbeitsorganisation in der stationären Altenhilfe. In: Zeitschrift für Pflege- und Gesundheitswissenschaft/ PrInterNet, Jg. 8, H. 2, S. 91–97.

Kriz, David; Schmidt, Jürgen; Nübling, Rainer (2006): Zufriedenheit von Angehörigen mit der Versorgung in stationären Altenpflegeeinrichtungen. Entwicklung des Screening-Fragebogens ZUF-A-7. In: Pflege, Jg. 19, H. 2, S. 88–96.

Kruse, Anna Paula (2001): Pflege neu denken. In: Zeitschrift für Pflege- und Gesundheitswissenschaft/ PrInterNet, Jg. 3, H. 2, S. 30–39.

Kuhlmey, Adelheid; Winter, Maik (2000): Qualifikationsentwicklung in der deutschen Pflege ± Ergebnisse einer aktuellen Datenanalyse. In: Zeitschrift für Gerontologie und Geriatrie/ZfGG, Jg. 33, H. 6, S. 480–487.

Kuntze, Alexandra (2004): Evaluation der Home Health Care Classification für den praktischen Einsatz im deutschsprachigen Raum. In: Zeitschrift für Pflege- und Gesundheitswissenschaft/PrInterNet, Jg. 6, H. 11, S. 621–626.

Laaser, Ulrich; Röttger-Liepmann, Beate; Breckenkamp, Jürgen; Herwig-Stenzel, Eckehard (2000): Auswirkungen der 2. Stufe des Pflegeversicherungsgesetzes auf die Versorgung im stationären Bereich der Altenhilfe. In: Pflege, Jg. 13, H. 1, S. 4–8.

Larsen, Christa (2007): Nebenwirkungen von Innovationen auf dem Pflegearbeitsmarkt: Veränderung der Arbeitsmarktchancen von Altenpfleger/innen durch Prozessinnovationen in Krankenhäusern. In: Pflege und Gesellschaft, Jg. 12, H. 3, S. 197–209.

Lindenberg, Eveline; Mayer, Herbert; Panfil, Eva Maria; Evers, Georges E. (2003): Die Prävalenz von Dekubitus in der ambulanten Pflege – Eine epidemiologische Erhebung in NRW. In: Zeitschrift für Pflege- und Gesundheitswissenschaft/PrInterNet, Jg. 5, H. 3, S. 1–6.

Lohrmann, Christa; Balzer, Katrin; Dijkstra, Ate; Dassen, Theo (2003): Pflegeabhängigkeit im Pflegeheim – eine psychometrische Studie. In: Zeitschrift für Gerontologie und Geriatrie/ZfGG, Jg. 36, H. 4, S. 255–259.

Ludwig, Hans Peter; Burr, Doris (2003): Lebendiges Qualitätsmanagement – Wirkungsvolle Umsetzung mit Elementen des Change Managements. In: Zeitschrift für Pflege- und Gesundheitswissenschaft/PrInterNet, Jg. 5, H. 6, S. 82–86.

Lutz, Heidrun (2000): Lernzielkatalog „Gerontopsychiatrie". In: Zeitschrift für Pflege- und Gesundheitswissenschaft/PrInterNet, Jg. 2, H. 2, S. 44–49.

Mahnke, Robert; Lipinski, Hans-Gerd (2004): Mobile Kommunikationstechnologien für die ambulante Pflege. In: Zeitschrift für Pflege- und Gesundheitswissenschaft/PrInterNet, Jg. 6, H. 11, S. 605–609.

Maiwald, Christina (2008): Überblick über die Ausbildungssituation der Helferberufe in der Pflege. In: Zeitschrift für Pflege- und Gesundheitswissenschaft/PrInterNet, Jg. 10, H. 9, S. 453–464.

Meißner, Anne (2008): Das intelligente Heim: Spracherfassung in der Pflege. Ergebnisse einer Ist-Analyse. In: Zeitschrift für Pflege- und Gesundheitswissenschaft/PrInterNet, Jg. 10, H. 11, S. 622–630.

Meißner, Monika; Rennen-Allhoff, Beate (2003): Die Rolle ambulanter Pflegedienste bei der Versorgung alleinlebender Pflegebedürftiger. In: Zeitschrift für Pflege- und Gesundheitswissenschaft/PrInterNet, Jg. 5, H. 7-8, S. 42–51.

Meyer, Gabriele; Köpke, Sascha (2006): Expertenstandards in der Pflege. In: Zeitschrift für Gerontologie und Geriatrie/ZfGG, Jg. 39, H. 3, S. 211–216.

Meyer, Gabriele; Köpke, Sascha; Mühlhauser, Ingrid (2005): Effizienz pflegerischer Einschätzung im Vergleich zu empfohlenen Testinstrumenten zur Vorhersage des Sturzrisikos in Alten- und Pflegeheimen. In: Pflege und Gesellschaft, Jg. 10, H. 1, S. 41–44.

Meyer, Gabriele; Köpke, Sascha; Mühlhauser, Ingrid (2005): Mobilitätsrestriktionen in Alten- und Pflegeheimen: eine multizentrische Beobachtungsstudie. In: Pflege und Gesellschaft, Jg. 10, H. 1, S. 37–39.

Müller, Elke; Dutzi, Ilona; Hestermann, Ute; Oster, Peter; Specht-Leible, Norbert; Zieschang, Tania (2008): Herausforderung für die Pflege: Menschen mit Demenz im Krankenhaus. Bericht über das Interventionsprojekt „geriatrisch-internistische Station für akuterkrankte Demenzpatienten (GISAD)". In: Pflege und Gesellschaft, Jg. 13, H. 4, S. 321–336.

Müller, Klaus (2002): Gemeinsame Zukunft: Integrierte Grundausbildung in Theorie und Praxis. In: Zeitschrift für Pflege- und Gesundheitswissenschaft/ PrInterNet, Jg. 4, H. 10, S. 195–200.

Müller-Mundt, Gabriele; Schaeffer, Doris; Pleschberger, Sabine; Brinkhoff, Petra (2000): Patientenedukation – (k)ein zentrales Thema in der deutschen Pflege. In: Pflege und Gesellschaft, Jg. 5, H. 2, S. 42–53.

Naegele, Gerhard; Schönberg, Frauke; Schulz-Hausgenoss, Adelheid (2005): Entwicklung und Evaluation eines Instruments zur Erfassung des »patient view« von Demenzkranken in vollstationären Pflegeeinrichtungen als Grundlage für eine Ressourcen erhaltende Pflege. In: Pflege und Gesellschaft, Jg. 10, H. 1, S. 50–51.

Oelke, Uta (2003): Entwicklung und Konstruktion eines Curriculums für die gemeinsame theoretische Ausbildung in der Alten-, Kranken- und Kinderkrankenpflege. In: Pflege, Jg. 16, H. 1, S. 40–49.

Oelßner, Ursula (2002): Modellprojekt „Integrative Pflegeausbildung". In: Zeitschrift für Pflege- und Gesundheitswissenschaft/PrInterNet, Jg. 4, H. 10, S. 201–212.

Panfil, Eva-Maria; Mayer, Herbert; Junge, Wolfram; Laible, Jochen; Lindenberg, Eveline et al (2002): Die Wundversorgung von Menschen mit chronischen Wunden in der ambulanten Pflege – Pilotstudie. In: Pflege, Jg. 15, H. 4, S. 169–176.

Pfisterer, Mathias; Müller, Elke; Oster, Peter; Müller, Margit (2008): Die Situation von PflegeheimbewohnerInnen mit Kontinenzproblemen: eine Studie in 2 deutschen Pflegeheimen. In: Zeitschrift für Gerontologie und Geriatrie/ZfGG, Jg. 41, H. 4, S. 408–414.

Plenter, Cornelia; Uhlmann, Bärbel (2000): Förderung der Trauerarbeit für Angehörige durch Aufbahrung und Verabschiedung von Verstorbenen – ein Ziel professioneller Pflege. Vorstellung einer Evaluationsstudie zur Ermittlung der Auswirkungen von pflegerischer Aufbahrungsarbeit im Gemeinschaftskrankenhaus Herdecke. In: Pflege und Gesellschaft, Jg. 5, H. 3, S. 82–88.

Popp, Johann; Pröfener, Franz; Stappenbeck, Jens; Reintjes, Ralf; Weber, Petra (2006): Der Einfluss des Fachkräfteanteils auf die Dekubitusinzidenz in Pflegeheimen. In: Pflege, Jg. 19, H. 5, S. 303–307.

Raiß, Manuela (2001): Wohin geht der Trend der stationären Altenpflege bei den Anbietern von DV-gestützter Pflegeplanung und Dokumentation. In: Zeitschrift für Pflege- und Gesundheitswissenschaft/ PrInterNet, Jg. 3, H. 1, S. 9–14.

Raven, Uwe; Huismann, Adrienne (2000): Zur Situation ausländischer Demenzkranker und deren Pflege durch Familienangehörige in der Bundesrepublik Deutschland. In: Pflege, Jg. 13, H. 3, S. 187–196.

Reisach, Barbara (2000): Die japanische Pflegeversicherung Darstellung und Überlegungen aus bundesdeutscher Perspektive. In: Pflege und Gesellschaft, Jg. 5, H. 4, S. 110–122.

Remmers, Hartmut (2006): Zur Bedeutung biografischer Ansätze in der Pflegewissenschaft. In: Zeitschrift für Gerontologie und Geriatrie/ZfGG, Jg. 39, H. 3, S. 183–191.

Reus, Ulrike; Huber, Hermann; Heine, Ulrich (2005): Pflegebegutachtung und Dekubitus. Eine Datenerhebung aus der Pflegebegutachtung des MDK-WL. In: Zeitschrift für Gerontologie und Geriatrie/ ZfGG, Jg. 37, H. 3, S. 210–217.

Ried, S.; Gutzmann, H. (2003): Das Pflegephänomen „Chronische Verwirrtheit" im Kontext der Diagnose „Demenz". In: Zeitschrift für Gerontologie und Geriatrie/ZfGG, Jg. 36, H. 4, S. 297–302.

Rohleder, Christiane (1999): Qualifizierungsstrategien in Einrichtungen der Altenhilfe. In: Zeitschrift für Pflege- und Gesundheitswissenschaft/ PrInterNet, Jg. 1, H. 6, S. 172–178.

Rösler, Alexander; Schwerdt, Ruth; Renteln-Kruse, Wolfgang von (2005): Was die Sprache Alzheimer-Kranker mit der Celans verbindet. Über Kommunikation mit schwer betroffenen Demenzpatienten. In: Zeitschrift für Gerontologie und Geriatrie/ZfGG, Jg. 38, H. 5, S. 354–359.

Roth, Günter (2007): Qualitätsprobleme in der Altenpflege: Versuch einer soziologischen Aufklärung. In: Zeitschrift für Pflege- und Gesundheitswissenschaft/PrInterNet, Jg. 9, H. 1, S. 42–51.

Rothgang, Heinz; Borchert, Lars; Knorr, Kathrin (2005): Individuelle Pflegeverläufe älterer Menschen und ihre Determinanten. In: Pflege und Gesellschaft, Jg. 10, H. 1, S. 34–37.

Rullkötter, Petra; Winter, Frank (2007): Altenpflegeausbildung – auf dem Weg zu gerontopsychiatrischer Expertise. In: Zeitschrift für Pflege- und Gesundheitswissenschaft/PrInterNet, Jg. 9, H. 10, S. 629–635.

Rüsing, Detlef; Herder, Katrin; Müller-Hergl, Christian; Riesner, Christine (2008): Der Umgang mit Menschen mit Demenz in der (teil)stationären, ambulanten und Akutversorgung. Problematische Situationen, Wissensbedarfe und Selbsteinschätzungen. In: Pflege und Gesellschaft, Jg. 13, H. 4, S. 306–321.

Schaefer, Iris Luzie; Dorschner, Stephan (2007): „Zu Hospiz gehört doch der ganze Mensch!" – Ehrenamtliche Hospizbegleiter im Einsatz bei Demenzkranken. In: Pflege, Jg. 20, H. 3, S. 129–136.

Schaeffer, Doris (2000): Versorgungsintegration und -kontinuität. Implikationen für eine prioritär ambulante Versorgung chronisch Kranker. In: Pflege und Gesellschaft, Jg. 5, H. 2, S. 33–36.

Schaeffer, Doris (2004): Zum Verhältnis von Gerontopsychiatrie und Pflegewissenschaft. Gemeinsamkeiten und Unterschiede. In: Zeitschrift für Gerontologie und Geriatrie/ZfGG, Jg. 37, H. 4, S. 307–315.

Schaeffer, Doris; Kuhlmey, Adelheid (2008): Pflegestützpunkte – Impuls zur Weiterentwicklung der Pflege. In: Zeitschrift für Gerontologie und Geriatrie/ZfGG, Jg. 41, H. 2, S. 81–85.

Schaeffer, Doris; Wingenfeld, Klaus (2008): Qualität der Versorgung Demenzkranker: Strukturelle Probleme und Herausforderungen. In: Pflege und Gesellschaft, Jg. 13, H. 4, S. 293–305.

Schanz, Benno (2008): Pflege als Markt für Investoren – Ein Überblick über die Situation. In: Zeitschrift für Pflege- und Gesundheitswissenschaft/ PrInterNet, Jg. 10, H. 7-8, S. 408–414.

Schiff, Andrea (2006): Rückenmassage und verwandte Techniken zur Förderung des Schlafes bei älteren Menschen: Eine Literaturanalyse. In: Pflege, Jg. 19, H. 3, S. 163–173.

Schilder, Michael (2004): Die Bedeutung lebensgeschichtlicher Erfahrungen in der Situation der morgendlichen Pflege in der stationären Altenpflege. In: Pflege, Jg. 17, H. 6, S. 375–383.

Schmidt, Klaus-Helmut; Neubach, Barbara (2006): Zusammenhänge von körperlichen und psychischen Beeinträchtigungen mit Fehlzeiten und der Fluktuationsneigung bei Altenpflegekräften. In: Pflege und Gesellschaft, Jg. 11, H. 3, S. 267–274.

Schmitt, Bettina (2001): Pflegebedarf bei dementen alten Menschen – Welche Konzepte hält die Pflegewissenschaft bereit. In: Zeitschrift für Pflege- und Gesundheitswissenschaft/PrInterNet, Jg. 3, H. 6, S. 3–13.

Schneider, Nils; Amelung, Volker Eric; Buser, Kurt (2006): Wie schätzen leitende Mitarbeiter ambulanter Pflegedienste die Palliativversorgung ein. In: Pflege, Jg. 19, H. 6, S. 356–362.

Schnell, Martin W. (1999): Der Patient als Kunde? Genealogische Bemerkungen zu einem ethisch-ökonomischen Zwitter. In: Pflege und Gesellschaft, Jg. 4, H. 3, S. 65–68.

Schnepp, Wilfried; Duijnstee, Mia; Grypdonck, Mieke (2005): Migrationsspezifische Transitionen und Angehörigenpflege. In: Pflege, Jg. 18, H. 5, S. 305–312.

Schreier, Maria Magdalena (2005): Positionspapier zur Grundsatzstellungnahme „Ernährung und Flüssigkeitsversorgung älterer Menschen“. In: Zeitschrift für Pflege- und Gesundheitswissenschaft/PrInterNet, Jg. 7, H. 7–8, S. 423–429.

Schreier, Maria Magdalena (2007): Erfassung der Ernährungssituation bei alten Menschen in stationären Pflegeeinrichtungen. Vergleich einer Auswahl von veröffentlichten Erfassungsinstrumenten. In: Zeitschrift für Pflege- und Gesundheitswissenschaft/PrInterNet, Jg. 9, H. 1, S. 14–20.

Schulte-Steinicke, Barbara (2004): Erinnern, Schreiben, Bewahren: Kreatives Schreiben mit Seniorinnen und Senioren. In: Pflege und Gesellschaft, Jg. 9, H. 1, S. 6–11.

Schulze Kruschke, Christine; Steuber, Anke (2006): „Ich glaube, ich fahre in die Highlands“. Das Phänomen Verwirrtheit in der Familie McKay. In: Zeitschrift für Pflege- und Gesundheitswissenschaft/ PrInterNet, Jg. 8, H. 4, S. 227–239.

Schwerdt, Ruth (2005): Die Bedeutung ethischer und moralischer Kompetenz in Rationalisierungs- und Rationierungsentscheidungen über pflegerische Interventionen. In: Zeitschrift für Gerontologie und Geriatrie/ZfGG, Jg. 38, H. 4, S. 249–255.

Schwerdt, Ruth (2005): Probleme der Ernährung älterer Menschen mit Demenz: Aktueller Forschungs- und Entwicklungsbedarf. In: Pflege und Gesellschaft, Jg. 10, H. 2, S. 75–82.

Seelinger, Yvonne (2007): Berufliches Selbstverständnis und Sichtweisen von Praxisanleitern zu formalen und inhaltlichen Aspekten der Altenpflegeausbildung. In: Zeitschrift für Pflege- und Gesundheitswissenschaft/ PrInterNet, Jg. 9, H. 10, S. 608–621.

Seitz, Brigitte (2007): Optimierung der Ernährung und Flüssigkeitsversorgung in stationären Pflegeeinrichtungen in Rheinland-Pfalz. In: Zeitschrift für Pflege- und Gesundheitswissenschaft/PrInterNet, Jg. 9, H. 7–8, S. 473–480.

Siefert, Helmut (2005): Planung einer Unterrichtsreihe zum Thema: „Die Bedeutung der Musik für alte Menschen“. In: Zeitschrift für Pflege- und Gesundheitswissenschaft/PrInterNet, Jg. 7, H. 7–8, S. 400–409.

Sieger, Margot; Schönlau, Kerstin (2003): Pflege in Verantwortung – ein bildungstheoretisch orientiertes Curriculum für eine integrierte Pflegeausbildung. In: Pflege und Gesellschaft, Jg. 8, H. 3, S. 112–116.

Skiba, Alexander (2000): Pflege und Geragogik. In: Pflege, Jg. 13, H. 4, S. 253–257.

Stoffel, Olaf (2003): Projektarbeit zum Thema Wohnen im Alter nach der Lernfeldkonzeption. In: Zeitschrift für Pflege- und Gesundheitswissenschaft/ PrInterNet, Jg. 5, H. 9, S. 202–204.

Strupeit, Steve (2008): Schwester AGNES ist zurück!. Gemeindeschwestern in der DDR und die Übertragbarkeit des Berufsprofils auf die Versorgungsstrukturen der Bundesrepublik im Rahmen aktueller Modellversuche. In: Zeitschrift für Pflege- und Gesundheitswissenschaft/PrInterNet, Jg. 10, H. 3, S. 167–176.

Thomas, Birgit; Wirnitzer, Bruno; Behrens, Johann (2005): Schulung und Anleitung in der stationären Krankenpflege zur Förderung der Selbständigkeit bei älteren Menschen. mit eingeschränkter Mobilität nach hüftnahen Frakturen. In: Zeitschrift für Pflege- und Gesundheitswissenschaft/ PrInterNet, Jg. 7, H. 9, S. 472–479.

Trispel, Lars; Ostermann, Rüdiger (2007): Visualisierung von Pflegekennzahlen in der stationären Altenhilfe. In: Zeitschrift für Pflege- und Gesundheitswissenschaft/PrInterNet, Jg. 9, H. 1, S. 21–25.

Twenhöfel, Ralf (2007): Die Altenpflege im Zugriff der Disziplinen. Paradoxien und Perspektiven. In: Pflege und Gesellschaft, Jg. 12, H. 3, S. 210–226.

Vespermann, Silvia (1999): Qualitätsmanagement nach Normen der DIN ISO 9000-Familie – Eine Methode zur Qualitätssicherung in der Pflege. In: Pflege und Gesellschaft, Jg. 4, H. 1, S. 1–7.

Wagener-Floer, Bettina; Mayer, Herbert; Evers, Georges E. (2004): Vorkommen und Intensität von Schmerzen bei alten Menschen auf geriatrischen Stationen. In: Zeitschrift für Pflege- und Gesundheitswissenschaft/ PrInterNet, Jg. 6, H. 7-8, S. 420–425.

Werner, Burkhard (2004): Das pflegerelevante soziale Netzwerk demenzkranker alter Menschen. In: Zeitschrift für Pflege- und Gesundheitswissenschaft/PrInterNet, Jg. 6, H. 7-8, S. 410–419.

Werner, Burkhard (2008): Das Heim und die Angehörigen. Die Bedeutung des informellen sozialen Netzwerkes bei der Pflege und Versorgung demenzkranker Heimbewohner. In: Zeitschrift für Pflege- und Gesundheitswissenschaft/PrInterNet, Jg. 10, H. 4, S. 235–247.

Weyerer, Siegfried Schäufele Martina Hendlmeier Ingrid (2005): Lebens- und Betreuungsqualität demenzkranker Menschen in der besonderen stationären Betreuung in Hamburg. Segregative und teilsegregative Versorgung im Vergleich. In: Pflege und Gesellschaft, Jg. 10, H. 2, S. 90–96.

Wilhelm, Hans-Jürgen (1999): Die Bedeutung des Geldes in der stationären Altenpflege. In: Zeitschrift für Pflege- und Gesundheitswissenschaft/ PrInterNet, Jg. 1, H. 1, S. 32–34.

Wilhelm, Hans-Jürgen (2000): Begegnung in der Altenpflege. In: Zeitschrift für Pflege- und Gesundheitswissenschaft/PrInterNet, Jg. 2, H. 4, S. 91–97.

Wilhelm, Hans-Jürgen (2000): Das Alter – Ein neuer Lebensabschnitt entsteht. In: Zeitschrift für Pflege- und Gesundheitswissenschaft/PrInterNet, Jg. 2, H. 12, S. 255–264.

Wilhelm, Hans-Jürgen (2007): Gefangene ihrer Wahrheit. Wenn alles Wahrheit wird, wird die Wüste zum Weg. In: Zeitschrift für Pflege- und Gesundheitswissenschaft/PrInterNet, Jg. 9, H. 7-8, S. 491–494.

Wilhelm, Hans-Jürgen (2007): Unterschiedliche Wahrnehmung der Zeit in der stationären Altenpflege. Wie lange ist die Gegenwart. In: Zeitschrift für Pflege- und Gesundheitswissenschaft/PrInterNet, Jg. 9, H. 3, S. 191–195.

Wilz, Gabriele; Angermeyer, Matthias C.; Geister, Christina; Küssner, Christine; Kalytta, Tanja (2005): Förderung und Unterstützung der familiären Pflege – Schulung professioneller Berater und Pflegekräfte in der Durchführung eines therapeutischen Angehörigenberatungskonzepts sowie die Evaluation der therapeutischen Effekte der Interventionen. In: Pflege und Gesellschaft, Jg. 10, H. 1, S. 26–27.

Wingenfeld, Klaus (2005): Selbst- und fremdgefährdendes Verhalten bei psychisch veränderten Heimbewohnern als Pflegeproblem: Dimensionen, Assessment und Interventionskonzepte. In: Pflege und Gesellschaft, Jg. 10, H. 1, S. 52–53.

Wingenfeld, Klaus; Schaeffer, Doris (2001): Nutzerperspektive und Qualitätsentwicklung in der ambulanten Pflege. In: Zeitschrift für Gerontologie und Geriatrie/ZfGG, Jg. 34, H. 2, S. 140–146.

Winkler, Thomas (2000): Leistungsgerechte Pflegesätze im Bereich „Stationärer Altenhilfe" nach dem Pflegeversicherungsgesetz – Eine kritische Auseinandersetzung mit dem „Standard-Pflegesatz-Modell". In: Pflege und Gesellschaft, Jg. 5, H. 4, S. 95–100.

Winter, Frank (2008): Altenpflegeausbildung – Schulentwicklung im Dilemma. In: Zeitschrift für Pflege- und Gesundheitswissenschaft/PrInterNet, Jg. 10, H. 3, S. 177–183.

Wöhrmann, Elke; Käppner, Barbara (2002): Kann die Einführung von Qualitätsmanagementsystemen in ambulanten Pflegeeinrichtungen zur Professionalisierung beitragen. In: Zeitschrift für Pflege- und Gesundheitswissenschaft/PrInterNet, Jg. 4, H. 1, S. 1–11.

Wolke, Reinhold; Hennings Dagmar; Scheu, Peter (2007): Gesundheitsökonomische Evaluation in der Pflege. In: Zeitschrift für Gerontologie und Geriatrie/ZfGG, Jg. 40, H. 4, S. 158–177.

Zapp, Winfried; Oswald, Julia; Otten, Silja (2007): Forschungsprojekt: Konzeption und Gestaltung einer Qualitätskostenrechnung für die Stationäre Altenhilfe. In: Zeitschrift für Pflege- und Gesundheitswissenschaft/ PrInterNet, Jg. 9, H. 5, S. 304–313.

Zegelin, Angelika (2005): „Festgenagelt sein" – Der Prozess des Bettlägerigwerdens durch allmähliche Ortsfixierung. In: Pflege, Jg. 18, H. 4, S. 281–288.

Zentgraf, Ute; Ritz, Oliver; Bruland, Maria; Plonka, Karin; Helfer, Elke (1999): Marketing in vollstationären Einrichtungen der Altenhilfe. In: Zeitschrift für Pflege- und Gesundheitswissenschaft/PrInterNet, Jg. 1, H. 9, S. 216–225.

Zeuner, Margitta (2003): Integrative Ausbildung für Pflegefachberufe mit gleichzeitiger Vorbereitung auf die Fachhochschulreife. In: Pflege und Gesellschaft, Jg. 8, H. 3, S. 118–122.